Die unsichtbare Behinderung – Fluch oder Segen?

Leben mit einem Hydrocephalus („Wasserkopf")

Die unsichtbare Behinderung – Fluch oder Segen?

Leben mit einem Hydrocephalus („Wasserkopf")

Eine Autobiographie mit vielen Fachinformationen

von Caroline Hintzen

Bibliografische Information der Deutschen Nationalbibliothek
Die Deutsche Nationalbibliothek verzeichnet diese Publikation in der Deutschen Nationalbibliografie; detaillierte bibliografische Daten sind im Internet über http://dnb.d-nb.de abrufbar.

Titelfoto: www.bildwerk-koeln.de
Umschlagdesign, Satz, Herstellung und Verlag:
Books on Demand GmbH, Norderstedt
ISBN 978-3-8391-7602-3

In Erinnerung an Ilske
16. Juni 1974 – 3. Juli 2009

Inhaltsverzeichnis

Die Fünf Freiheiten

Sehen und Hören,
was da ist,
anstatt dessen, was sein sollte, war oder sein wird.

Sagen,
was Du fühlst und denkst,
anstatt dessen, was Du solltest.

Fühlen,
was Du fühlst,
anstatt dessen, was Du fühlen solltest.

Fragen,
wonach Du fragen möchtest,
anstatt immer zu warten
auf Erlaubnis.

Risiken eingehen –
In Deinem eigenen Interesse,
anstatt Sicherheit zu wählen
und das Boot nicht zum Kentern zu bringen.

Von Virgina Satir

Vorwort

Bereits im Rahmen meiner Diplomarbeit – zugleich meiner ersten Buchveröffentlichung im Jahr 2003 – habe ich mich mit der Lebenssituation von Erwachsenen mit Hydrocephalus befasst. Die Arbeit gab anhand von Interviews Einblick in die verschiedenen Lebensbereiche der Betroffenen (Schule, Ausbildung, Familie, Arzt-Patient-Verhältnis etc.) und leistete eine theoretische Einführung in den Bereich Krankheitsverarbeitung von Menschen mit chronischen Erkrankungen oder Behinderungen.

Dieses Buch spiegelt meine eigene Lebensgeschichte wider, die maßgeblich durch die Hydrocephaluserkrankung geprägt wurde. Die Beurteilung, ob es sich bei dieser Erkrankung nur um einen „Schnupfen" handelt, wie es mir ein Neurochirurg 1993 in einem Gespräch mitteilte, möchte ich den Leserinnen und Lesern selbst überlassen. Meine „Geschichte" ist eine subjektive Wiedergabe meiner persönlichen Erlebnisse und ist daher nicht auf andere übertragbar oder zu verallgemeinern.

Hydrocephalus ist seit Ende der 1950er Jahre behandelbar, was vielen Betroffenen einen „normalen" Lebensweg ermöglicht. 1973 haben die Kinderchirurgen meinen Eltern prognostiziert, dass ich nie laufen oder sprechen lernen werde oder gar eine Regelschule besuchen könne. Der Hydrocephalus war bei einem Kopfumfang von 51 Zentimetern im Alter von vier Monaten deutlich sichtbar. Das damalige Gesundheitsamt in Köln beschrieb dies mit folgenden Worten: „Wasserkopf mit Pumpventil, ständig wartungsbedürftig." Heute bin ich Diplom-Sozialpädagogin und berufstätig. Dieser Erfolg darf aber nicht darüber hinwegtäuschen, wie viel Energie mich dieser scheinbar „normale" Lebensweg gekostet hat. Denn die 48 Operationen, die bis heute durchgeführt wurden, und die vielen Jahre, die ich mit quälendem intermittierendem (also mit Unterbrechungen verlaufendem) Hirndruck meinen Alltag bestreiten musste, waren oft nicht einfach. Die Tatsache, dass diese Behinderung äußerlich nicht sichtbar ist, hat mir nicht nur Vorteile gebracht. Oft wurden Einschränkungen mit den Worten „Du siehst aber heute wieder gut aus!" abgetan, obwohl ich mir Hilfe und Unterstützung gewünscht hätte. Nicht selten endete das in einer unlösbaren Überforderung.

Der Hydrocephalus ist nach Ansicht der meisten Neurochirurgen gut behandelbar. Vergleicht man das mit den früheren Möglichkeiten und Konsequenzen für die betroffenen Kinder, ist diese Sichtweise nicht falsch, aber sie lässt auch viele Fragen offen. Vor den Behandlungsmöglichkeiten waren Kinder – sofern sie überlebt haben – schwerst mehrfachbehindert. Heute haben viele die Möglichkeit, eine Regelschule zu besuchen. Für die Betroffenen bedeutet das aber nicht selten, zahlreiche Operationen und Therapien überstehen zu müssen. Ich weiß aus eigenen Erfahrungen und durch Gespräche mit anderen Betroffenen, dass die operative Behandlung und vorhandene körperliche Einschränkungen von den Ärzten, aber auch vom sozialen Umfeld oft bagatellisiert werden. Ich würde mir hier eine psychosoziale Unterstützung wünschen, die von den Neurochirurgen nicht missbraucht werden sollte, wenn die Diagnostik zur Feststellung von Hirndruck versagt. Allzu oft wird dann die Krankheit als psychosomatisches Problem hingestellt! Die Forschung, die bis heute keine Möglichkeit bietet, gerade intermittierenden Hirndruck alltagsauthentisch sichtbar zu machen, wenn die Diagnostik von CT/MRT oder Augenhintergrund versagt, zeigt, dass die Medizin trotz aller bisherigen Fortschritte in der Behandlung des Hydrocephalus noch einen weiten Weg gehen muss. Eine Somatisierung von Hirndruck, das heißt eine Umkehr von Ursache und Wirkung, stellt für die Betroffenen eine massive, zusätzliche psychische Belastung dar, die kaum lösbar ist. Mein persönlicher Wunsch wäre deshalb, dass die behandelnden Ärzte diagnostische Defizite nicht negieren. Sie sollten diese Grenzen beim Namen nennen und somit den Betroffenen das Gefühl geben, ernst genommen zu werden! Bei mir ist oft der Eindruck entstanden, dass die behandelnden Ärzte eigene oder medizinische Grenzen und die damit verbundene Hilflosigkeit als psychosomatisches oder hormonelles Problem auf die Patienten oder deren Eltern zurückprojizieren!

Paul Bernhart, der Begründer der Arbeitsgemeinschaft Spina bifida und Hydrocephalus, wusste schon 1966: „Wohlklingende Argumente und Statistiken lassen sich wohl problemlos für nahezu alles finden. Und wer sich erdreistet, diesen nicht zu glauben und kritisch nachzufragen, ist als Querulant unerwünscht." Ich denke, als mündiger Patient sollte es erlaubt sein, Dinge in Frage zu stellen und Informationen einzufordern. Das ist heute noch genauso notwendig wie 1966. Denn nur wenn Dinge in Frage gestellt werden (dürfen), gibt es eine Chance auf Veränderung und Weiterentwicklung.

Mein Lebensweg war in vielerlei Hinsicht *anders*. Immer wieder musste ich Herausforderungen annehmen und schwere Zeiten bewältigen. Gängige Normen und Werte mussten überdacht werden. Gerade diese andere Wertigkeit, gängige Denkschemata zu verlassen, bot mir die Möglichkeit, über den eigenen Tellerrand hinauszuschauen. Diese Erfahrung habe ich als eine echte Bereicherung für mein Leben erlebt. Etwas, was ich heute nicht mehr missen möchte.

Ich möchte mit meiner Geschichte auch einen kritischen Blick auf die Problematik der Behandlungssituation und den Umgang mit dieser Erkrankung durch das Umfeld werfen. Ich würde mich freuen, wenn dieses Buch auch zum Nachdenken anregt!

Alle Namen und Orte im Text wurden verändert, um nicht Gefahr zu laufen, dass meine freie Meinungsäußerung juristische Folgen für mich hat.

Sommer 2010

Wer mir schreiben möchte, kann das gerne unter der E-Mail **Caroline.Hintzen@web.de** tun.

Bitte haben Sie Verständnis dafür, wenn ich nicht immer direkt antworten kann, da ich selbst immer auch Gefahr laufe, dass es mir aufgrund von Hirndruckproblemen nicht gut geht.

Besuchen Sie auch meine Homepage: **http://www.leben-mit-hydrocephalus.de/**

Herzliche Grüße
Ihre Caroline Hintzen

Vorwort

Leser und Leserinnen werden mit einer ganzen Fülle von Gefühlen in Berührung kommen, wenn sie sich wirklich auf die Lektüre des Buches einlassen.

Ohnmacht, Sarkasmus, Wut, Freude, Glück, Trauer – um nur einige zu nennen.

Es ist der Erfahrungsbericht einer jungen Frau, die nicht nur eine angeborene Störung ihrer Liquorzirkulation im Gehirn überlebt hat, sondern auch ein selbstherrliches und häufig ignorantes Medizinsystem. Obwohl möglicherweise sogar die Liquorabflussstörung mit der nachfolgenden Entwicklung eines Hydrocephalus auf Folgen einer – vielleicht vermeidbaren – Komplikation bei ihrer Entbindung zurückging, ist die Bitterkeit der Autorin bezogen auf das, was sie später erlebte: Ärzte, die grundsätzlich besser Bescheid wissen als ihre Patientinnen und Patienten, Krankenschwestern, die jemanden links liegen lassen, wenn Symptome einer Patientin als „psychosomatisch" etikettiert werden, insgesamt ein Gesundheitssystem, das sich um sich selber dreht und in dem Macht, Geld, Hierarchien und Karrieren seiner Führungskräfte wichtiger sind als die Wahrnehmung der Bedürfnisse derer, für die es da sein sollte.

Das ist die eine Seite. Aber glücklicherweise gibt es überall auch integre Menschen. Der Begegnung mit ihnen verdankt die Autorin ihr Leben – und ihrem eigenen unbedingten Wunsch zu leben. Das berührt die glückhafte Seite ihres Daseins, und auch dieses Gefühl teilt sich der Leserschaft mit, mitunter so intensiv, dass Leserinnen und Leser durchaus Gefahr laufen, affektiv ziemlich angerührt zu werden. Wenn nämlich die Schilderung derartiger Episoden, kurz und knapp und faktisch, die des Ausgeschlossenseins und der Todesnähe durch Lebensenergie durchbrechen.

Es ist ein sehr bewegendes Buch, das Zugehörigen der Gesundheitsberufe ebenso zu empfehlen ist wie, bei seiner Fülle von weiterführenden Literaturhinweisen, unmittelbar Betroffenen, Angehörigen und denen, die mit den Betroffenen diese Welt teilen.

Günter H. Seidler,
Leiter der Sektion Psychotraumatologie,
Universitätsklinikum Heidelberg

1. Ein schwieriger Start ins Leben (1973)

Am 17. Februar 1973, sechs Wochen vor dem errechneten Termin, wurde ich geboren. Als mitten in der Nacht plötzlich die Wehen einsetzten, fuhr meine Mutter in das kleine katholische Krankenhaus, in dem sie zuvor betreut worden war. Anfangs versuchten die Ärzte die Geburt zurückzuhalten. Als sie aber nach einer Weile keine Herztöne des Kindes mehr hörten, leiteten sie die Geburt ein. Ein Kaiserschnitt wurde nicht in Erwägung gezogen, und so wurde ich auf normalem Wege geholt. Meine Mutter bekam von dieser Prozedur nichts mit. Ein Ultraschallgerät, das mehr Klarheit hätte bringen können, gab es damals noch nicht.

Als ich auf die Welt kam, war ich durch akuten Sauerstoffmangel blau angelaufen, und die Nabelschnur war dreifach um meinen Hals gewickelt. Mein Kopfumfang betrug bei der Geburt 31 Zentimeter, mein Gewicht 2.000 Gramm. In den Unterlagen, in die ich circa 20 Jahre später Einblick genommen habe, war eine völlig problemlose Geburt dokumentiert, in der meine Mutter ein gesundes Mädchen zur Welt gebracht hatte. Ich war nach meiner älteren Schwester ihr zweites Kind.

Nach der Geburt wurde ich in eine Kinderklinik verlegt. Aus den Unterlagen ging hervor, dass der Krankentransport dorthin drei Stunden gedauert hatte.

Als mich mein Vater zum ersten Mal in der Kinderklinik sah, fiel ihm direkt mein großer Kopf auf. Er wusste dies natürlich erst einmal nicht einzuordnen.

Nach sechs Wochen in der Kinderklinik kam eine junge Ärztin zu meiner Mutter und teilte ihr mit, dass sie vermute, ich habe ein „Wasserköpfchen". Dann wurde ich aber mit dem Verdacht auf einen Magenpförtnerkrampf auf eine andere Station verlegt. Mein Kopf wuchs indessen ungehindert weiter, und obwohl eine deutliche Trinkunlust, Spucken und eine Augenfehlstellung weitere Hinweise auf einen Hydrocephalus gaben, verstrichen weitere Wochen ungenutzt. Nach drei Monaten in der Kinderklinik wurde ich dann erst einmal nach Hause entlassen. Meiner Mutter wurde aufgetragen, den Kopfumfang regelmäßig zu messen. Als dieser weiterwuchs und ich keinerlei Reaktionen zeigte, wurde, als ich vier Monate alt war, endlich die Diagnose „Hydrocephalus" gestellt, und ich wurde operativ mit einem Spitz-Holter-Ventil versorgt, einer Schlauchverbindung vom Kopf bis in den rechten Herzvorhof und einem Ventil zur Druckregulierung am Kopf, mit dem sich die überschüssige Gehirnflüssigkeit abführen lässt. Aber auch nach dieser Operation zeigte sich anfangs keine Besserung, und ich musste erneut in der Klinik bleiben. Meinen Eltern wurde nach diesem Eingriff mitgeteilt, dass ich nie laufen oder sprechen lernen werde oder gar eine Regelschule besuchen könne. Erst als ich im Alter von acht Monaten mit Antibiotika behandelt wurde, kam es zu einer schlagartigen Besserung. Plötzlich reagierte ich auf mein Umfeld und nahm Anteil an meiner Umwelt. Kurze Zeit später wurde ich im Alter von acht Monaten mit einem Kopfumfang von 51 Zentimetern entlassen, und es ging endlich aufwärts.

Rückblickend frage ich mich heute, welche Spuren die traumatische Geburt und ein fast achtmonatiger Krankenhausaufenthalt ohne Kontakt zur Mutter bei mir hinterlassen haben. Es gab strenge Besuchszeiten, und meine Mutter konnte mich in dieser Zeit nur durch eine Scheibe sehen. Ein direkter Kontakt wurde damals untersagt. Heute weiß man, wie wichtig ein enger Kontakt gerade für Frühchen ist. Und tatsächlich habe ich die Befürchtung, dass die fehlende Bindung in den ersten Monaten mein Urvertrauen bis heute erschüttert hat und sich dies bis in die Gegenwart in Partnerschaften deutlich bemerkbar macht.

Aus heutiger Sicht war ich mit 2.000 Gramm ein ziemlich großes Frühchen. Die Verkettung ungünstiger Umstände hatte wahrscheinlich eine Hirnblutung begünstigt, die dann zu einem Hydrocephalus geführt hat. Mit den heutigen Möglichkeiten der Pränataldiagnostik wäre ich wahrscheinlich ein gesundes Kind gewesen. Da Frühchen heute mit einem Geburtsgewicht von weit unter 1.000 Gramm eine Überlebenschance haben und es bei ihnen häufig zu Hirnblutungen kommt, gibt es aktuell vielleicht sogar mehr Hydrocephalus-Erkrankungen, als das 1973 der Fall war. Die körperliche und geistige Entwicklung von solchen Frühchen ist auch heute nicht vorhersehbar. Aus meiner Erfahrung wäre es empfehlenswert, wenn Ärzte keine frühzeitigen Prognosen stellen und den Eltern in dieser Situation psychosoziale Unterstützung anbieten, denn nicht nur für das Kind ist die Zukunft ungewiss.

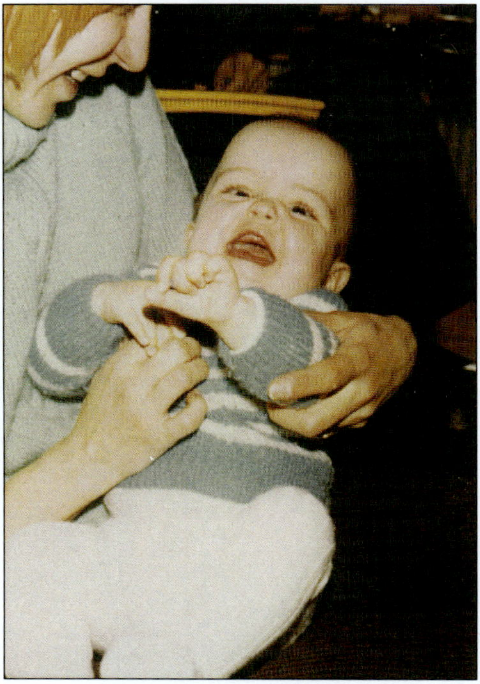

1973 kurz nach der Entlassung aus dem Krankenhaus mit acht Monaten.

Literatur zum Thema:

Daniel N. Stern: **„Tagebuch eines Babys" – Was ein Kind sieht, spürt, fühlt und denkt**
Piper 2009
ISBN 978-3-492218-43-6

Ratgeber der Arbeitsgemeinschaft Spina bifida und/oder Hydrocephalus e.V.
Hydrocephalus 3 (Eine Einführung zum Krankheitsbild)
Hg. von der ASbH e.V., 1996
ISBN 3-980 3513-1-9

Üben – Fördern – Beraten
Hilfen für Kinder mit Hydrocephalus und für Kinder mit Spina bifida
Hg. von der ASbH e.V., 1998
ISBN 3-980-3513-5-5

Pflegetagebuch für Kinder mit isoliertem Hydrocephalus mit Hinweisen zum Ausfüllen
Hg. von der ASbH e.V., 2004
ISBN 3-934 821-06-5

2. Entwicklungssprünge, oder: Was Prognosen nicht vorhersagen konnten (1976)

Viele Monate war meine körperliche und geistige Entwicklung nicht absehbar. Bei der Fortbewegung ließ ich lange Zeit die rechte Körperhälfte unbenutzt liegen und robbte schief über den Fußboden. Meine Mutter hatte die Befürchtung, dass ich so nicht laufen lernen würde. Eines Tages aber zog ich mich am Schrank hoch, stand auf meinen wackeligen Beinen und lief los, obwohl ich vorher nie krabbeln gelernt hatte. Als ich laufen lernte, zog ich lange Zeit das rechte Bein hinterher, und bis in die Grundschulzeit stieg ich Treppen wie ein Kleinkind Stufe für Stufe herauf.

Auch das Sprechen lernte ich relativ spät im Alter von fast drei Jahren. Anfangs konnte ich nur zwei Worte sagen: „Mama" und „Ball". Von einem Tag auf den anderen sprach ich aber dann plötzlich ganze Sätze in Ich-Form, als hätte ich im Stillen alles beobachtet und gespeichert.

Ich malte gerne und liebte es schon früh, mich zu bewegen. Beim Malen machten sich feinmotorische und Probleme mit der Augen-Hand-Koordination bemerkbar. Viele Jahre habe ich es zum Beispiel nicht geschafft, ein Haus mit einem spitzen Dach zu zeichnen. Deshalb sahen meine Häuser alle wie in Schlumpfhausen aus. Sie hatten pilzförmige Dächer. Später in der Schule verlor ich die Freude am Malen und auch am Basteln.

Unter Feinmotorik versteht man beabsichtigte Handlungen, die vor allem mit der Hand und den Fingern ausgeübt werden (Zeichnen, Schreiben, Basteln etc.) **(vgl. „Ihr Kind mit Hydrocephalus", S. 26 – 29).**

Mein Bewegungsdrang war trotz der motorischen Defizite schon früh ungebremst. Die deutlichen Gleichgewichtsprobleme wurden durch wildes Schaukeln auf einem Schaukelpferd „therapiert". Ab und zu überschlug ich mich damit, was meine Freude daran aber nicht schmälerte. Frühförderung gab es damals für mich nicht, da die Ärzte nach den anfänglichen Prognosen darin keinen Sinn sahen. Ich lernte wie andere Kinder Fahrradfahren und Rollschuhlaufen. Angst davor, dass etwas passieren könne, hatte wohl nur meine Mutter. Ich war völlig unbekümmert und aufgeschlossen und wollte immer wieder etwas Neues ausprobieren. Schon früh entwickelte ich mich zu einem Wildfang und habe damals schon gern – vielleicht unbewusst – meine Grenzen ausgetestet.

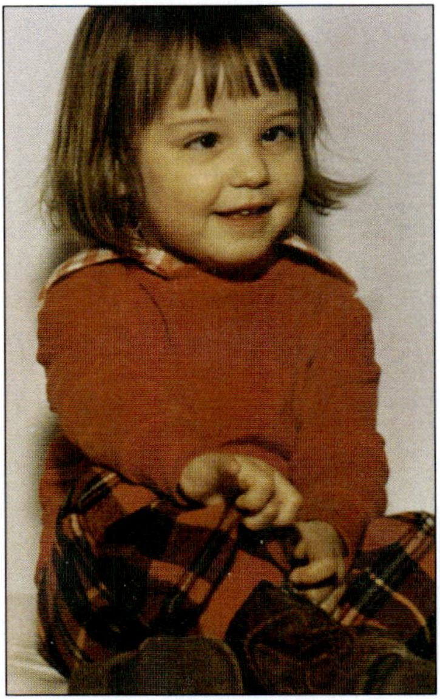

1976 im Alter von drei Jahren.

Bis zum Alter von sieben Jahren kannte ich keine Probleme mit dem Ventil. Deshalb wurde, als ich drei Jahre alt war, vermutet, dass ich es nicht mehr benötigen würde. Nachdem sich aber nach einer operativen Abbindung wieder Hirndruck entwickelt hatte, war klar, dass ich das Ventil doch noch brauchte. Damals teilten die Kinderchirurgen meinen Eltern mit, dass ich das Ventil, sobald ich in die Pubertät käme, nicht mehr brauchen würde. Daran klammerten sich meine Eltern. Leider sollte es aber anders kommen.

Alles in allem verlief mein Leben im Kleinkindalter fast normal. Ich besuchte den Regelkindergarten und war sehr unbeschwert. Der Kopfumfang normalisierte sich bis zur Einschulung weitestgehend. Die durch den größeren Kopfumfang verursachte hohe Stirn kaschierte ich mit einem Pony. Nur auf Bildern, auf denen ich gemeinsam mit meiner Schwester abgebildet war, war der im Vergleich größere Kopfumfang noch sichtbar.

Literatur zum Thema:

Wie erkläre ich es meinem Kind?
Titel: Tom & Gavin
Eine Kinderbroschüre zum Thema Hydrocephalus
Fa. B. Braun,
Asculap AG & Co. KG, 78532 Tuttlingen
Tel: 07461-95-0, Fax: 07461-95-2600

Ratgeber der Arbeitsgemeinschaft Spina bifida und/oder Hydrocephalus e.V.
Ihr Kind mit Hydrocephalus
Ein praktischer Ratgeber für Familien
Hg. von der ASbH e.V., 2006
ISBN 3-934821-09-X

3. Meine Grundschulzeit (1980 – 1984)

Aufgrund meiner zum Teil recht deutlichen Entwicklungsverzögerungen ging meine Mutter mit mir zur Einschulungsuntersuchung. Sie hatte überlegt, mir noch etwas Zeit zu geben und mich erst im Alter von sieben Jahren einschulen zu lassen. Die Ärztin bei der Schuluntersuchung fragte natürlich nach dem Grund. Als sie die Diagnose Hydrocephalus hörte, meinte sie zu meiner Mutter, dass ich überhaupt nicht auf eine Regelschule gehöre. Das Krankheitsbild gehe schließlich mit einer geistigen Behinderung einher. Ich müsse auf eine Sonderschule. Meine Mutter hat sich von dieser Ärztin glücklicherweise nicht einschüchtern lassen und entschied schließlich, dass ich noch ein Jahr auf eine Vorschule gehen solle. Im Alter von sieben Jahren wurde ich dann in eine Regelgrundschule eingeschult. Wahrscheinlich hatte ich Glück, dass es damals noch kein Sonderschulaufnahmeverfahren gab. Heute mag es deshalb zum Teil sogar schwieriger sein, ein Kind mit einer Behinderung auf eine Regelschule zu schicken, als das früher der Fall war.

Die Hürde der Einschulung war also geschafft. Mir machte die Schule anfangs viel Spaß. Ich kam gut mit und hatte keine Probleme beim Rechnen und Schreiben. Mein Lieblingsfach aber war Sport. Das Einzige, was schon früh zum „Problem" wurde, war meine schlecht leserliche Handschrift. Da ich mit links schrieb, wollte meine Klassenlehrerin, die schon etwas älter war, mich umtrainieren. Meine Mutter hat ihr diesen Zahn aber zum Glück früh gezogen. Mir selbst hat zu schaffen gemacht, dass ich als willentlich unordentlich bezeichnet wurde. Dabei konnte ich nichts für meine schlechte Handschrift! Ich gab mir Mühe, doch es ist bis heute nicht besser geworden. Die Probleme mit der Feinmotorik und der Augen-Hand-Koordination sollten aber auch später in Fächern wie Kunst, Textilgestaltung, Werken und Geometrie in der weiterführenden Schule bei den Lehrern auf Unverständnis stoßen und bei mir zu Frust und Verweigerung führen.

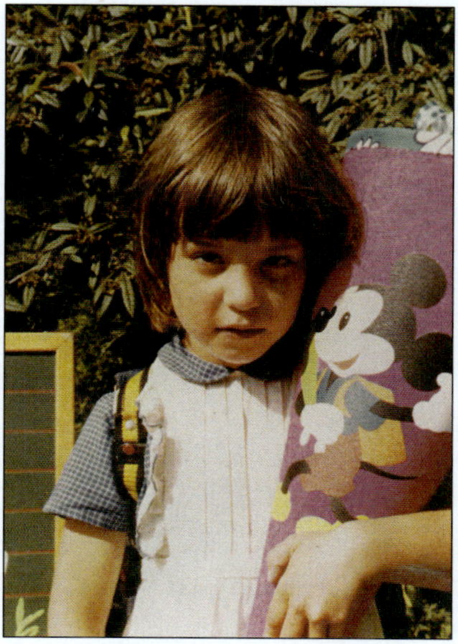

1980 am Tag meiner Einschulung.

In der ersten Klasse kam es zum ersten Mal zu massiven Problemen mit dem Ventil. Es mussten in kurzer Zeit sieben Operationen durchgeführt werden, und ich fehlte mehrere Monate in der Schule. Damals verfügte nur die Uniklinik über ein CT. Ohne mich darüber aufzuklären, was mit mir passiert, wurde ich auf die Intensivstation verlegt und unter anderem wegen einer operativen Druckmessung dreimal operiert. Die Tage auf der Intensivstation waren für mich ein traumatisches Ereignis. Besuch von Angehörigen war nicht erlaubt. Ich hatte panische Angst vor jedem, der im grünen Kittel hereinkam, da ich nicht wusste, was in der nächsten Minute passieren würde. Die Narkoseeinleitungen waren für mich ein Horror, und ich wehrte mich mit Händen und Füßen. Bis heute wird mir übel, wenn ich den Geruch von Gummimasken wahrnehme.

Bei den Eingriffen in der Uniklinik wurden mir zum ersten Mal alle Haare abrasiert. Darüber aufgeklärt wurde ich vorher nicht. Auch das war für mich ein Schock.

Nach diesem Krankenhausaufenthalt konnte ich über ein Jahr nicht ohne geöffnete Zimmertür und Licht im Flur schlafen. Wegen der fehlenden Haare trug ich eine Mütze. Als mir diese einmal von Jugendlichen vom Kopf gerissen wurde, war ich so erschüttert, dass ich monatelang, selbst beim Schlafen, meine Mütze nicht mehr absetzte. Die Folge war ein Ausschlag am ganzen Körper.

Den Anschluss in der Schule habe ich schnell wiedergefunden. Die Überbrückung der langen Fehlzeit hatte mir keine großen Schwierigkeiten im Lernstoff bereitet. Es folgten vier wirklich gute Jahre ohne Hirndruckprobleme oder Operationen.

In der dritten Klasse bekam ich dann einen neuen Sportlehrer. Es sollte das schönste Schuljahr werden, das ich je erlebt habe. Der Sportlehrer war jung und motiviert, und alle Schüler liebten ihn. Der Sportunterricht war unterteilt in Fußball für die Jungs (mit einer Ausnahme) und Trampolinspringen für die Mädels. Er brachte uns Saltospringen mit Hilfe eines Minitrampolins und Handstandüberschlag über einen großen Querkasten bei. Meine Eltern wussten nichts von diesen Übungen – sie wären wahrscheinlich nicht einverstanden gewesen, dass ich daran teilnehme – und dass wir uns auf einen Auftritt auf dem Sommerfest der Schule vorbereiteten. Der Sportlehrer wusste um mein „Problem“ und hat immer Hilfestellungen gegeben und uns abgesichert. Dann rückte das Sommerfest näher und unser großer Auftritt kam. Wir marschierten mit dem „Radetzkymarsch“ in Sträflingskleidung ein und machten ein paar unspektakuläre Gymnastikübungen. Dann wurde blitzschnell das Trampolin aufgestellt, und es ging zur Sache. Meine Mutter war wahrscheinlich schockiert, als sie mich dabei sah – für mich war es einfach nur genial! Der Sportlehrer hat meine Mutter dann beruhigt. Gegen meinen Dickkopf ist sie schon damals nicht angekommen.

In meiner Klasse war ich keine Außenseiterin. Ich habe aber lieber körperlich betonte Spiele und so manchen Unfug gemacht, als mit Puppen zu spielen. Die waren mir zu langweilig. Auch war ich damals das einzige Mädchen, das auf sämtlichen Geburtstagen der Jungs eingeladen war. Mit einem Jungen war ich oft unterwegs. Er war der Einzige, der im Sport lieber Trampolin gesprungen ist, als Fußball zu spielen. Seine Großeltern hatten damals einen Kiosk. Einmal haben wir bei ihm im Keller gesessen und uns genüsslich über den Süßigkeitenvorrat hergemacht. Das gab natürlich Ärger, was uns aber wenig gestört hat. Wir sprangen auch immer gerne beim Schaukeln aus der Schaukel und versuchten dabei, Äpfel zu pflücken; wir stiegen auf Garagendächer, bauten Hütten aus Holz und Stroh und machten Lagerfeuer. Das war eine schöne Zeit!

Literatur zum Thema:

Ratgeber der Arbeitsgemeinschaft Spina bifida und Hydrocephalus e.V.
Hydrocephalus und Du
Hg. von der ASbH e.V., 2004
ISBN 978-3-934821-04-0

Ursula Haupt, Marion Wieczorek: **Hydrocephalus bei Schülern**
Hilfen bei Schwierigkeiten im Schulalltag
Hg. von der ASbH e.V.
ISBN 978-3-934821-10-1

4. Die weiterführende Schule, oder: Das Ende der Normalität (1985 – 1986)

Im Alter von elf Jahren wechselte ich auf die weiterführende Schule und besuchte ein Gymnasium. Leider bestand meine Mutter darauf, auch hier die Lehrer über mein „Problem" aufzuklären. Sie war der Meinung (und ist es bis heute), dass andere Menschen – in diesem Fall die Lehrer – ein besonderes Verständnis für mich aufbringen müssten. Leider war diese Entscheidung fatal, denn in der Folge war ein Teil der Pädagogen der Auffassung, ich wolle mich auf diesem „Verständnis" ausruhen, was dazu führte, dass ich mehr leisten musste, um die gleiche Anerkennung wie meine Mitschüler zu bekommen. Andere wiederum meinten, mich mit Überfürsorglichkeit in Watte packen zu müssen, was ich auch ziemlich nervig fand. Zu einem neutralen Mittelweg war offenbar niemand in der Lage.

Meine Mitschüler nahmen das zum Anlass, mich zu hänseln. Sie verspotteten mich mit Sätzen wie „Lass dir doch dein Fahrradventil einbauen!" oder nannten mich „Missgeburt". Meine Englischlehrerin führte mein Heft als besonders unordentliches Beispiel in der Klasse vor, da ihr meine etwas krakelige Handschrift nicht gefiel. Ich fühlte mich vor allen anderen bloßgestellt und heruntergeputzt. Das machte es mir in meiner ohnehin schon schwierigen Rolle in der Klasse nicht gerade leichter. Zum Glück hatte ich aber eine gute Freundin, die fest zu mir hielt und mir damals das Gefühl gab, nicht völlig allein zu sein. Ich fand den Umgang der Lehrer mit mir allerdings belastender als das Verhältnis zu meinen Mitschülern. In diesem Jahr begriff ich zum ersten Mal bewusst, dass meine „Normalität", wie ich sie kannte, nicht der Norm der anderen entsprach. Das war eine entscheidende Erfahrung.

Im Laufe der sechsten Klasse bekam ich zunehmend Schulprobleme. Mathematik war für mich mittlerweile ein Buch mit sieben Siegeln und logisch nicht mehr nachvollziehbar. Im Prinzip hat sich das bis heute nicht geändert. Ob der Hydrocephalus für diese Probleme verantwortlich war, weiß ich nicht. Ich hatte und habe einfach im sprachlichen Bereich mehr Talent als im Umgang mit Zahlen. Für die Alltagspraxis reicht mein Verständnis hierfür aber völlig aus, und Mathematik studieren wollte ich ohnehin nie.

Eine klare Folge der Hydrocephaluserkrankung waren, wie schon erwähnt, Probleme mit der Feinmotorik und der Augen-Hand-Koordination. Meine Handschrift war relativ schlecht. Dazu kam, dass ich in Geometrie, Kunst und Textilgestaltung nicht in der Lage war, genau zu arbeiten. Alles, was ich machte, war krumm und schief. Die Folge waren schlechte Noten und immer wieder der Vorwurf, unordentlich zu arbeiten. In Textilgestaltung behalf ich mir, indem ich in der Schule etwas arbeitete, was ich dann zu Hause wieder rückgängig machte und meine Mutter für mich fertigstellen ließ. In Geometrie war mein Frust irgendwann so groß, dass ich aus Protest meine „Zeichnungen" von vornherein mit einem dicken, schmierigen Kugelschreiber anfertigte.

Unabhängig von den Schwierigkeiten in Mathematik bekam ich aber auch in den anderen Fächern zunehmend Probleme, den Schulstoff zu bewältigen. Ursache waren zunehmende Kopfschmerzen, die mir eine Konzentration oft unmöglich machten. Die damaligen Kinderchirurgen erklärten dies mit Schulstress. Die Ursache sei die Schule und nicht das Ventil. Das führte so weit, dass ich am Ende der sechsten Klasse entschied, auf eine Realschule zu wechseln, in der Hoffung, die schulische Talfahrt finde ein Ende.

Nach den Sommerferien wechselte ich dann in die siebte Klasse einer Realschule. Teilweise kannte ich die Mitschüler bereits aus der Grundschule, was den Wechsel etwas einfacher machte.

Auch hier wollte meine Mutter ihre große „Aufklärungskampagne" starten. Diesmal schob ich ihr aber einen Riegel vor. Niemand erfuhr von meinem „Problemchen". Ich war in der Klasse voll akzeptiert und fühlte mich anfangs sehr wohl.

Aber auch hier sackte ich in allen Fächern weiter ab. Nach und nach musste ich meine heiß geliebten Sportaktivitäten wie Reiten, Ballett, Jazztanz und Trampolinspringen aufgeben. Ich versuchte trotzdem, so gut es ging, ein normales Leben weiterzuführen, und nahm über die Osterferien im Alter von gerade 14 Jahren an einem Schüleraustausch in den USA teil. Wir kamen in Gastfamilien unter und gingen dort mit in den Schulunterricht. Eine tolle Erfahrung, denn mich verschlug es als Kleinstadtkind direkt nach Chicago. Meine zweieinhalb Jahre Schulenglisch reichten zwar nicht für eine anspruchsvolle Kommunikation aus, aber irgendwie hat es funktioniert. Die anderen, durchweg älteren Jugendlichen, die an dem Austausch teilgenommen hatten, wurden dann auch Zeuge meiner „exzellenten" Englischkenntnisse. In einem Restaurant habe ich auf der Speisekarte „Potato skin with chilli" gelesen und dachte: „Oh, Kartoffeln magst du." Nur habe ich die Bedeutung des Wortes „skin" nicht gekannt. Als ich dann Kartoffelschalen mit scharfer Soße bekam, war das Gelächter groß. Damals entstand auch der Wunsch, nach der zehnten Klasse für ein Jahr ins Ausland zu gehen, was mir aber bis heute versagt blieb. Warum ich damals so begeistert von den USA war, weiß ich heute eigentlich nicht mehr. 1988 nahm ich dann nochmals an einem Austausch teil. Diesmal ging es nach Florida. Auch wenn ich damals noch immer nicht sehr gut Englisch konnte, hat mir gerade dieser Aufenthalt geholfen, die Sprache anwenden zu können und ein wenig unabhängiger zu werden.

Als ein ebenfalls vom Hydrocephalus verursachtes Phänomen setzte meine Pubertät sehr früh ein. Ich bekam meine erste Regel schon im Alter von knapp zehn Jahren und hatte als Einzige mit fraulichen Rundungen im Sport zu kämpfen. Ich war zu diesem Zeitpunkt eine der Größten in der Klasse und sogar größer als meine ein Jahr ältere Schwester. Leider kehrte sich dieses Phänomen später um, sodass ich dann mit 1,62 m immer zu den Kleinsten in der Klasse gezählt habe. Heute bin ich über meine Größe nicht mehr unglücklich, denn wenn ich größer wäre, hätte ich mehr Probleme mit einer Überdrainage. **(vgl. „Ihr Kind mit Hydrocephalus", S. 68 – 69)**

5. Eine unerwartete Bekanntschaft, oder: Gemeinsam geht es leichter (1988)

Gegen Ende der siebten Klasse wurde eine neue Mitschülerin angekündigt, die nach den Sommerferien in unsere Klasse kommen sollte. Diese sollte, wie man hörte, schwer krank sein. Die Nachricht überbrachte uns eine andere Mitschülerin, die sich immer sehr wichtig und hübsch vorkam und sich nun mit dieser Geschichte interessant machen wollte. „Du dumme Nuss!", dachte ich nur, „jetzt bist du bei mir untendurch!"

Das Mädchen, von dem die Rede war, hatte als Kind einen bösartigen Hirntumor, der damals nicht operiert werden konnte. Nach einer ersten Chemotherapie und Bestrahlung bekam sie ein Rezidiv. Anfangs wurde vermutet, dass psychosomatische Probleme für die jetzigen Schwierigkeiten verantwortlich seien. Dann wurde ein Tumor im Bereich der Wirbelsäule festgestellt. Sie hatte aufgrund ihrer Krankheit bereits das erste und das vierte Schuljahr wiederholen müssen. Im siebten Schuljahr musste sie sich dann wegen den Folgen des Tumors einer Skoliose-OP unterziehen, was dazu führte, dass sie auch die achte Klasse wiederholen musste.

Anfangs saß Sophie neben dem Mädchen, das sie so vollmundig angekündigt hatte. Schon bald verlor dieses Mädchen aber das Interesse an ihrer Nachbarin. Aufgrund einer Sehbehinderung musste sich Sophie in die erste Reihe direkt vors Lehrerpult setzen. Später saß ich aus demselben Grund dort. Wir haben diesen Platz gehasst, da die Lehrer immer direkt in unser Heft schauen konnten und wir uns so manch dumme Bemerkung anhören mussten. Abgesehen davon wollte auch kein anderer in der ersten Reihe sitzen. Nur wir beiden „Blindfische" hatten leider keine Wahl. Nur so konnten wir die Schrift an der Tafel mehr schlecht als recht erkennen. Doch richtig kennengelernt haben wir uns erst in einer Sportstunde. Sophie durfte damals nicht am Sportunterricht teilnehmen. Als sie wieder allein am Rand auf der Bank saß, ging ich zu ihr und setzte mich neben sie. Dann erzählte ich ihr, dass ich einen Hydrocephalus habe. Ihr war die Diagnose keinesfalls unbekannt. Sie sagte: „Ich habe auch ein Ventil." Da die Schüler und Lehrer zum damaligen Zeitpunkt nichts von meiner Erkrankung wussten, bat ich sie, darüber Stillschweigen zu bewahren. Ihre Mutter erzählte mir später, dass Sophie an diesem Tag völlig aufgeregt nach Hause gekommen sei und freudestrahlend von ihrer neuen Bekanntschaft berichtet habe. Das war der Beginn meiner ersten echten Freundschaft.

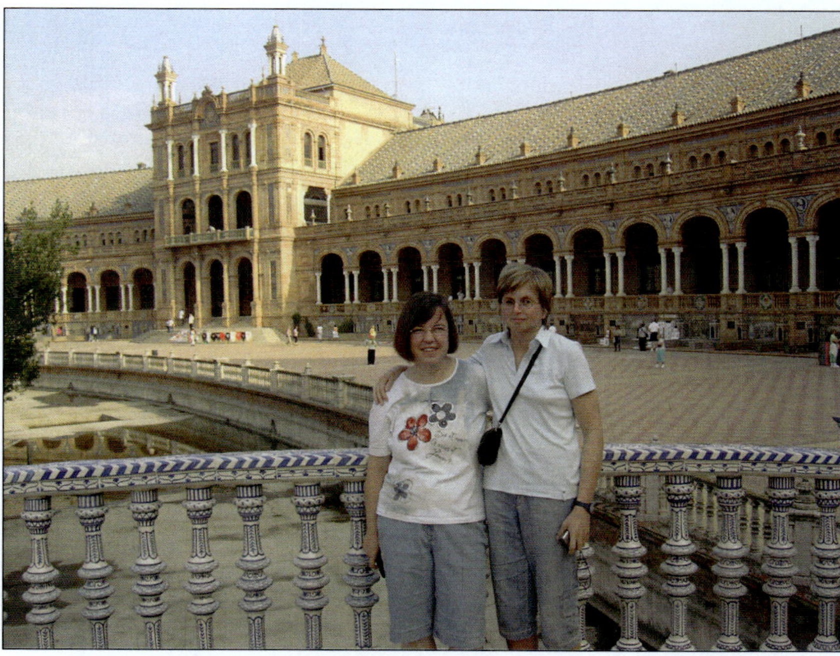

Sophie und ich in Andalusien 2007.

Sophie und ich waren und sind vom Charakter her sehr unterschiedlich. Sie war sehr schüchtern und eigentlich immer ein braves Mädchen. Ich war aufmüpfig und liebte es, meine Grenzen auch gegen Widerstände mit zum Teil verrückten Ideen auszutesten. Sophie war immer sehr angepasst, und ich setzte oft meinen Dickkopf durch. Ich war rebellisch, und Sophie war einfach nur lieb. Trotzdem verstanden wir uns oft ohne Worte. Sie war als Erste in der Lage, sich in meine Situation hineinzuversetzen, und ich denke, es war auch umgekehrt so. Wir waren anders als die anderen, aber jetzt eben nicht mehr allein. Bis heute stehen wir in engem Kontakt, auch wenn wir uns aufgrund der räumlichen Entfernung nur noch selten sehen können.

6. Das Coming-out, oder: Wie viel Energie kostet das Leben (1989)

In der Mitte der achten Klasse nahmen die Druckprobleme weiter zu, und meine schulischen Leistungen ließen immer mehr nach. Die damaligen Kinderchirurgen sahen aber weiterhin keinen Handlungsbedarf, und ich versuchte, so gut es ging, meinen Schulalltag zu bewältigen. Aus lauter Verzweifelung suchten wir Hilfe in einer anderen Klinik, die nicht so weit von unserem Heimatort entfernt war wie die Kinderklinik. Der dortige Neurochirurg saß mit blinzelnden Augen vor mir, und ich merkte, dass er mit meiner Situation überhaupt nichts anfangen konnte. Nachdem er dann anfing, meine Beschwerden abzuwiegeln, platzte mir der Kragen. Ich war völlig aufgelöst, da auch hier keine Hilfe zu erwarten war. Ich stand auf, schrie ihn an: „Sie verdammter Quacksalber!", und verließ wutentbrannt den Raum.

In diesem Jahr kam es dann, neben den Kopfschmerzen und einer deutlich reduzierten Belastbarkeit, zu einem extrem gestiegenen Schlafbedürfnis und deutlicher Nackensteifheit. Da wir keinen Zusammenhang mit meiner Erkrankung erkannten, ging ich zum Orthopäden, der mir eine Halskrause verordnete. Genützt hat die natürlich nichts. Wir wurden von den Kinderchirurgen nie darüber aufgeklärt, dass Hirndruck auch einen steifen Nacken verursachen kann.

Statt meine Aktivitäten zu reduzieren, stürzte ich mich als Ablenkung in sportliche Aktionen und powerte mich völlig aus. Das half mir, die ständigen Kopfschmerzen zu unterdrücken, die Situation erträglicher zu machen und nicht ständig darüber grübeln zu müssen. Die Folge war eine Zunahme der Hirndrucksymptomatik – aber das war mir egal. Für mich war in diesem Moment eine psychische Kompensation – oder genauer: ein körperlicher Ausgleich für meine psychischen Belastungen – wichtiger, da ich von Seiten der Ärzte ohnehin keine Hilfe mehr erwartete. Das ging einmal so weit, dass ich mit dem Bus in die nächstgelegene Stadt zum Jazztanz gefahren bin. Als ich ausstieg, wurde mir plötzlich schwarz vor Augen, und ich verlor das Bewusstsein. Es war halb sieben am Abend, die Geschäfte hatten gerade geschlossen, und die Straße war voller Menschen. Niemand kam mir zu Hilfe. Wahrscheinlich dachten die Leute, ich sei betrunken. Irgendwann kam ich dann wieder zu mir und ging daraufhin zur Tanzstunde, als wäre nichts passiert. Meiner Mutter erzählte ich nichts von diesem Vorfall.

Zu Beginn der neunten Klasse nahmen die Symptome deutlich zu. Ich hatte ständig ein lautes, wellenartiges Rauschen in den Ohren, das es mir oft schwer machte, mein Gegenüber zu verstehen. Zudem wurde mir immer wieder schwarz vor Augen, wenn ich von der Waagerechten in die Senkrechte kam. Ich verlor mehrfach das Bewusstsein. In der Schule passierte mir das aber nie – zum Glück, da die Lehrer und Mitschüler immer noch nichts von der Erkrankung wussten.

Auch jetzt vertrösteten die Kinderchirurgen uns. In den Briefen standen Sätze wie: „Die Patientin behauptet, dass ihr schwarz vor Augen wurde und sie das Bewusstsein verloren habe." Vor einer Untersuchung, bei der Kontrastmittel in den Ventrikelkatheter gespritzt werden musste, bin ich weggelaufen. Grund war eine Erfahrung, die ich im Alter von sieben Jahren gemacht hatte. Das Ventil war damals in den Knochen eingewachsen, und die Ärzte hatten versucht, dieses durch den Knochen zu punktieren. Ich wurde von mehreren Personen fixiert und hatte bei dieser Untersuchung höllische Schmerzen. Als ich hörte, dass diese Untersuchung jetzt – ich war nunmehr 16 Jahre alt – wieder durchgeführt werden sollte, bekam ich Panik und verschwand in den Park neben der Kinderklinik. Was ich nicht wusste war, dass ich jetzt andere Voraussetzungen mitbrachte, die diese Untersuchung leichter möglich machten. Der zynische Kommentar des

Kinderchirurgen war: „Ja, wenn sie noch so laufen kann, dann kann es ihr ja gar nicht so schlecht gehen!" Wir wurden also weiter vertröstet, und man sagte uns, wir könnten ohne Gefahr eine Fernreise antreten. Daher flog ich mit meinen Eltern nach Florida und besuchte meine Gasteltern vom Schüleraustausch. Während des Urlaubs kam es dann zu einem weiteren für mich dramatischen Zwischenfall. Von jetzt auf gleich war ich nicht mehr in der Lage zu sprechen. Ich war völlig klar im Kopf, konnte aber kein einziges Wort mehr herausbringen. Zum Glück hielt dieser Ausfall nur vorübergehend an. Er machte mir aber deutlich, dass jetzt endlich etwas passieren musste.

Nach der Rückkehr aus Florida fuhren wir umgehend in die Kinderklinik und übten deutlich Druck aus. Daraufhin wurde eine Ventilrevision vereinbart. Vor dieser Operation sagte der Kinderchirurg, er gehe davon aus, es sei alles in bester Ordnung. Nach der OP kam er zu meiner Mutter und sagte, der Hirndruck sei so stark gewesen, dass ihm das Hirnwasser entgegengespritzt sei. Anfangs ging es mir nach diesem Eingriff etwas besser, aber das sollte nicht lange so bleiben. Es begann eine Odyssee ungeahnten Ausmaßes, die fast tödlich enden sollte.

Nach dieser OP lagen auch in der Schule die Karten auf dem Tisch. Ich konnte die Erkrankung nicht mehr geheim halten. Die Reaktion von den Lehrern war ähnlich wie schon im Gymnasium. Einige meinten, ein „Wasserkopf" bedeute, ich hätte ein geistiges Defizit. Meine schulischen Leistungen der letzten Jahre bestätigten ihre Ansicht noch. Nur eine Englischlehrerin zeigte echtes Verständnis. Dieser Beistand sollte mir noch im Jahr darauf einige Hürden aus dem Weg räumen, wofür ich ihr noch heute sehr dankbar bin.

Am Anfang der zehnten Klasse stand unsere Klassenfahrt an. Meine Klasse wollte auf ein Hausboot nach Holland fahren und dort einige Städte besuchen. Da es mir zu diesem Zeitpunkt schon relativ schlecht ging, sah ich keinen Sinn darin, an dieser Klassenfahrt teilzunehmen. Auch meine Klassenlehrerin wäre im Notfall mit der Situation völlig überfordert gewesen. Die Schuldirektorin wollte anfangs, dass ich, während meine Mitschüler unterwegs waren, die Zeit in einer anderen Klasse absitzen sollte. Das lehnte meine Mutter ab, da ich ohnehin kaum mehr vor die Tür ging. Ich war ständig müde und kaputt und schlief fast nur noch. Als ich dann einmal mit meiner Mutter in die Stadt lief – was zu diesem Zeitpunkt Seltenheitswert hatte –, begegnete ich ausgerechnet meiner Deutschlehrerin. Am nächsten Tag kam dann prompt ein Anruf meiner Schuldirektorin, die „mal nachhören wollte, wie es mir geht". Schon hier habe ich schmerzlich erfahren müssen, dass, sofern äußerlich keine Einschränkungen zu sehen sind, diese auch nicht wahr- und ernst genommen werden.

Das Tauziehen mit den Kinderchirurgen ging weiter. Nachdem es im April 1989 zu der besagten Ventilrevision gekommen war, wurde im Oktober ein Termin für eine weitere Revision vereinbart. Ich sollte ein Antisiphon bekommen, das die durch die Schwerkraft entstehende Sogwirkung in aufrechter Körperhaltung auf das Ventil unterbinden sollte. Diese führt zu einem übermäßigen Abfluss des Hirnwassers und erzeugt dann Unterdruck, was auch als Überdrainage bezeichnet wird. Dieser Siphoneffekt kann mit einem Antisiphon (früher) oder einem Shuntassistenten (in heutiger Zeit) unterbunden werden. Meist ist die Überdrainage eine Folge schnellen Körperlängenwachstums, was besonders in der Pubertät zum Problem werden kann.

Aber auch nach dieser Operation ging es mir weiterhin schlecht, und es kam im November 1989 erneut zu akutem Hirndruck. Innerhalb von zwei Wochen wurden vier notfallmäßige Shuntrevisionen in der Kinderklinik durchgeführt. Nach jeder Shuntrevision ging es mir schlechter. Ich hatte massive Kopfschmerzen und musste mich Tag und Nacht erbrechen. An Schlaf war nicht mehr zu denken. Ich konnte nicht mehr liegen, da der Druck im Liegen noch weiter zunahm. Die Kinderchirurgen waren ratlos. Mein „Fall“ wurde auf einem großen Kongress von Kinderchirurgen vorgestellt. Eine Lösung konnte aber auch hier nicht gefunden werden. Medikamente gegen die Übelkeit oder gegen den hohen Druck im Kopf, die die Symptomatik hätten erleichtern können, wurden mir nicht gegeben.

Meine Mutter sprach den Kinderchirurgen an und fragte ihn, ob er irgendwo Ärzte kenne, die mir weiterhelfen könnten. Das verneinte er anfangs. Nach der vierten notfallmäßigen Revision kam er schließlich zu meiner Mutter und teilte ihr mit, dass sie beabsichtigen, mich in die Uniklinik zu verlegen. Mir selbst wurde mitgeteilt, dass man dort den Versuch machen wolle, das Ventil in den Rücken zu legen. Sollte das nicht klappen, wollte man versuchen, es in den Kopf zu legen, aber das habe wahrscheinlich zur Folge, dass ich ein Pflegefall werde. Zeitgleich schickte man mir den Krankenhausseelsorger, der mich fragte, ob ich Angst vor dem Tod habe. Ich weiß nicht, ob ihn meine Antwort verblüffte, denn ich sagte ihm, dass mir alles egal sei, wenn nur diese rasenden Kopfschmerzen und die Brecherei ein Ende hätten.

Am 30. November 1989 wurde ich mit dem Taxi (inklusive Infusion!) in die Uniklinik gebracht. Die Neurochirurgie befand sich in einem grauen Altbau. Die Atmosphäre war für mich ein Schock! Wir warteten in der schäbigen Eingangshalle vor dem Fahrstuhl auf den Neurochirurgen (Prof. Klaus), der über mein Kommen informiert war. Anfangs wurde ich in ein Patientenzimmer gebracht, in dem eine schwerkranke alte Frau lag, die ihre Umgebung kaum mehr wahrnahm. Ich wollte da nur wieder weg! Ich vermisste die Kinderkrankenschwestern, von denen sich besonders eine Schwester rührend um mich gekümmert hatte. Das Pflegepersonal in der Neurochirurgie machte einen sehr kalten und unfreundlichen Eindruck. Auf so junge Patienten waren sie offenbar kaum eingestellt.

Noch am selben Abend wurde eine operative Hirndruckmessung durchgeführt, und ich wurde auf die Intensivstation verlegt. Der Hirndruck stieg auf Werte von über 70 cmH_2O (normal sind 5/10 bis 15/20 cmH_2O). In der Nacht stand plötzlich Prof. Klaus vor mir, der mich am Tag zuvor aufgenommen hatte, und fragte mich nach der Telefonnummer meiner Mutter. Da wir damals fast 200 Kilometer entfernt von der Uniklinik wohnten, war meine Mutter zu diesem Zeitpunkt bei meiner Oma, die vor Ort wohnte. Ich war so verwirrt, dass mir die Telefonnummer von meiner Oma nicht einfiel, und ich gab ihm die Nummer von meinen Eltern. Meine Schwester ging in der Nacht ans Telefon und war über diesen Anruf sehr überrascht. Sie gab Prof. Klaus die Telefonnummer meiner Oma, und er erreichte dort meine Mutter. Er teilte ihr mit, dass sie am nächsten Morgen um 7.00 Uhr in der Klinik sein solle, da sie die Einwilligung zur OP unterschreiben müsse. In der Nacht auf der Intensivstation ging es mir zum ersten Mal etwas besser, da man mir Medikamente zur Entwässerung gegeben hatte, die den Druck etwas gesenkt hatten.

Ausgerechnet am nächsten Morgen ist meiner Mutter dann auch noch das Kupplungsseil ihres Wagens gerissen, und er musste abgeschleppt werden. So etwas passiert natürlich immer dann, wenn man es am wenigsten gebrauchen kann! Doch sie kam gerade noch rechtzeitig an. Vor der Operation sagte Prof. Klaus ihr: „Wollen wir die Daumen drücken, dass wir es noch mal schaffen!" Die Operation dauerte sechs Stunden, und ich wurde danach beatmet auf die Intensivstation verlegt. Als ich aufwachte, war anfangs niemand im Raum, und ich bekam Panik, weil ich nicht sprechen konnte. Die Worte des Kinderchirurgen, ich könne ein Pflegefall werden, waren schlagartig wieder in meinem Gedächtnis. Zum Glück kam dann aber schnell jemand und erklärte mir, dass ich nur wegen des Beatmungsschlauches nicht sprechen könne.

Da mein Vater zu diesem Zeitpunkt auf einer Dienstreise in Südostasien war, war meine Mutter allein bei mir im Krankenhaus. Nur mein

Cousin, der über einige Jahre bei uns gelebt hatte und nun in Berlin studierte, kam uns spontan besuchen. Das war gar nicht so einfach; so kurz nach der Maueröffnung. Mein Vater brach kurz danach seine Dienstreise ab und kam ebenfalls ins Krankenhaus. Da er beruflich sehr eingespannt war, musste meine Mutter diese akuten Krankheitsschübe in der Regel alleine „managen". Aber auch sie war mit der Situation überfordert, was dazu führte, das beide die Verantwortung blind an die Ärzte abgaben. Ein Konflikt, mit dem ich noch heute schwer umgehen kann.

Letztlich führte die akute Krankheitsphase zu sieben Operationen innerhalb von vier Wochen. Der lumbo-peritoneale Shunt (LP-Shunt) brachte eine deutliche Druckentlastung im Kopf, sodass sich die Hirndruckwerte wieder normalisierten und die kollabierten Ventrikel sich wieder entfalteten. Durch den Eingriff an der Lendenwirbelsäule bekam ich allerdings massive Rückenprobleme, die sich ähnlich wie bei einem Bandscheibenvorfall auswirkten. Kurz nach der Entlassung telefonierte meine Mutter mit Prof. Klaus und berichtete ihm von den Rückenproblemen. Daraufhin wollte er, dass ich zurück in die Klinik komme. Als ich das mitbekam, brüllte ich im Hintergrund, dass ich nicht zurück in die Klinik kommen würde und mich alle mal kreuzweise könnten. Der Neurochirurg vereinbarte daraufhin mit meiner Mutter, dass, sobald weitere Ausfälle wie Empfindungsstörungen oder Inkontinenzprobleme auftreten sollten, wir sofort in die Klinik kommen müssten. Es blieb bei den Rücken- und Beinschmerzen, die verglichen mit der Hirndrucksymptomatik eindeutig das kleinere Übel waren.

Von einem musste ich aber schmerzlich Abschied nehmen. Meine heißgeliebten Sportaktivitäten – vor allen Dingen das Tanzen – waren mit dem LP-Shunt nicht mehr möglich. Dieser Verlust war für mich damals sehr hart, da ich bis heute Sport brauche, um abschalten und mich spüren zu können.

In diesen Wochen hörte ich nicht viel von meinen Klassenkameraden. Meine sozialen Kontakte rissen fast völlig ab. Nur eine treue Seele blieb mir – Sophie. Ich telefonierte jeden Abend mit ihr um sechs vom Münztelefon in der Neurochirurgie. Das hing neben der Umkleidekabine der Ärzte. Ein paar Mal ertappte mich Prof. Klaus dort prompt und fragte mich dann am nächsten Tag: „Na, wie viel hast du denn gestern wieder vertelefoniert?" Er meinte, seine Tochter hinge auch andauernd am Telefon. Tja, so ist das mit den Frauen!

Während sich Gleichaltrige in ersten typischen Teenagererfahrungen übten, verbrachte ich diese Zeit im Krankenhaus oder zu Hause. Anfangs wurde ich noch gefragt, ob ich an dieser oder jener Aktivität (zum Beispiel Disco, Treffen mit Jungs) teilnehmen wolle. Als ich aber immer öfter nein sagen musste, fragte mich bald niemand mehr.

7. Die neurochirurgische Behandlung von Kindern mit Hydrocephalus durch Fachärzte für allgemeine Kinderchirurgie – eine gängige Praxis in Deutschland

In Deutschland gibt es bisher keine Ausbildung zum Facharzt für Kinderneurochirurgie. Bis vor kurzem existierte hierfür nur ein einziger Lehrstuhl an der Uniklinik in Würzburg. Grundsätzlich ist es in Deutschland erlaubt, dass auch Fachärzte für allgemeine Kinderchirurgie Kinder mit Hydrocephalus operieren. Diese Praxis ist allgemein akzeptiert und wird offensichtlich nicht hinterfragt. Ich selbst bin bis zu meinem 16. Lebensjahr in der Kinderchirurgie behandelt worden. Ich habe dort immer wieder erlebt, dass ein einziger Facharzt für allgemeine Kinderchirurgie alle Erkrankungen von Kopf bis Fuß operierte. Da wurden Kinder mit komplizierten inneren Fehlbildungen, über Knochenbrüche bis hin zur Trichterbrust und Lungenfehlbildungen, von ein und demselben Kinderchirurgen operiert.

In der Behandlung von Erwachsenen gibt es für nahezu alle Körperbereiche spezialisierte Fachbereiche mit spezifisch ausgebildeten Fachärzten. Für Kinder scheint dies nur eingeschränkt zu gelten. Wenn aber bei Erwachsenen schon in einem einzelnen Fachbereich – wie zum Beispiel der Neurochirurgie – sehr komplexe Krankheitsbilder behandelt werden, wird klar, dass eine solche Spezialisierung auch bei Kindern sinnvoll wäre. Sind Kinderchirurgen Alleskönner? Gehe ich zum Zahnarzt, wenn ich Rückenschmerzen habe? In Deutschland ist es bisher legitim, dass Kinderchirurgen aus dem Bereich der Neurochirurgie Kinder mit einem Hydrocephalus und die Erstversorgung von Kindern mit Spina bifida übernehmen. Meine persönliche Erfahrung ist, dass Kinderchirurgen mit diesem Krankheitsbild nicht selten überfordert sind. Ich habe erlebt, dass sie sich weder mit den Wirkungen der Shuntsysteme auskannten noch CT- oder MRT-Bilder richtig auswerten konnten. Nicht nur Spezialthemen, wie zum Beispiel das Schlitz-Ventrikel-Syndrom, ja sogar völlig typische Hirndrucksymptome waren vielen von ihnen völlig unbekannt. Ich muss heute davon ausgehen, dass die Versäumnisse meines damaligen Kinderchirurgen zu meinem extrem schwierigen Krankheitsverlauf geführt haben. Auch die Vorstellung meines Falles auf einem großen Kongress von Kinderchirurgen brachte keine Lösung. Also war nicht nur mein eigener Kinderchirurg überfordert! Ich hatte Glück, dass es bei einer der letzten Operationen nicht auch noch zu einer Hirnblutung kam, von der ich vielleicht eine Halbseitenlähmung davongetragen hätte. Aber mir sind mehrere inzwischen Erwachsene mit Hydrocephalus bekannt, denen dies oder anderes widerfahren ist. Da wurden festgewachsene Ventrikelkatheter herausgerupft, oder es wurde der Versuch unternommen, einen langjährig gut funktionierenden Shunt komplett zu entfernen, in der Annahme, das Ventil werde nicht mehr gebraucht. Oder es wurden Shuntverlängerungen am Kopf durchgeführt, mit der Begründung, im Bauchraum würde es zu Vernarbungen kommen, oder wochenlange Außenableitungen bei einer Shuntinfektion gelegt. Solche Aktionen können Komplikationen wie Hirnblutungen zur Folge haben, deren Verlauf von den Kinderchirurgen oft nicht mehr beherrscht wird. Hirnblutungen, die für die Betroffenen lebenslange Auswirkungen haben – wenn sie diese überhaupt überleben. Ich stelle deshalb die Frage, ob hier die Kompetenzgrenzen vieler Kinderchirurgen in der Behandlung von Kindern mit Hydrocephalus nicht überschritten werden und das Vertrauen der meisten Eltern (die oft gar nicht so weit denken) missbraucht wird? Wenn Kinderchirurgen so gute „Neurochirurgen" sind, warum behandeln sie dann nicht auch zum Beispiel Kinder mit Hirntumoren oder Schädelmissbildungen? Mir sind Betroffene bekannt, die durch die Überforderung ihres behandelnden Kinderchirurgen zusätzliche Behinderungen davongetragen haben, die so nicht notwendig gewesen wären! Letztlich kommt es nicht darauf an, dass ein

Arzt nur lieb und nett ist. Das wird aber nicht selten mit fachlicher Kompetenz verwechselt. Im Grunde könnten nur die Eltern selbst eine Änderung der gängigen Praxis für ihre Kinder bewirken.

8. Teenagerträume und Narben (1989 – 1990)

Als ich nach den Weihnachtsferien 1990 wieder in die Schule kam, trug ich aufgrund der fehlenden Haare ein Kopftuch, das ich am Hinterkopf zusammengebunden hatte. Das fiel natürlich auf. Schüler aus den anderen Klassen riefen mir auf dem Pausenhof und in den Fluren blöde Sprüche hinterher, wie zum Beispiel: „Sinti" oder „Oh, wie schön!" Grausamer Höhepunkt für mich war, dass mir ein Schüler das Tuch auf dem Schulhof vom Kopf riss und ich mit meiner halben Glatze dastand. Ich verschwand völlig unter Schock in der Toilette, schloss mich dort über eine Stunde ein und weinte. Der spätere Kommentar meiner Klassenlehrerin war: „Sie haben ja nicht gewusst, was sie tun!"

Aber nicht nur einige Schüler wurden für mich zu einer zusätzlichen psychischen Belastung. Eine Deutschlehrerin tat sich hier besonders hervor. Ein Tag nach meinem ersten Schulbesuch im Januar 1990 habe ich in einer Deutschstunde mit einer Mitschülerin zusammen geflüstert. Der Kommentar von meiner Deutschlehrerin vor der ganzen Klasse war: „Na, Caroline, bist du auch wieder auferstanden von den Toten?" In diesem Moment kamen bei mir die ganzen Ereignisse der letzten Wochen wieder hoch. Ich rannte aus der Klasse. Während einer Klassenarbeit ging diese Lehrerin im Raum herum und gab dem einen oder anderen einen Tipp. Als sie zu mir kam, fragte sie mich, ob sie mir auch helfen solle, ich bräuchte ja schließlich eine Sonderbehandlung. Ich erwiderte nur: „Danke, darauf kann ich gerne verzichten!" Danach erzählte ich meiner Englischlehrerin von diesen Vorfällen. Sie war entsetzt und machte die Äußerungen im Lehrerzimmer publik, was meine Deutschlehrerin dann tatsächlich etwas unter Druck setzte, sodass sie sich von diesem Zeitpunkt an mit ihren dummen Bemerkungen zurückhielt.

Ich erlebte diese Zeit als monatelangen Spießrutenlauf, was dazu führte, dass ich nicht mehr in die Schule gehen wollte – und ich versuchte, mich hartnäckig zu weigern.

Ich schämte mich wegen der fehlenden Haare und der vielen Narben und dachte, dass ich so nie die Chance haben würde, einen netten Jungen kennenzulernen. Ich fühlte mich entstellt und bekam Minderwertigkeitskomplexe. Während meiner Krankenhausaufenthalte in dieser Zeit machte auch die fehlende Intimsphäre im Krankenhaus meine Situation nicht gerade einfacher.

Nach der langen schulischen Talfahrt – in der zehnten Klasse hatte ich in fünf Fächern einen blauen Brief zum Halbjahreszeugnis bekommen – gab es bei mir plötzlich einen ungeahnten schulischen Aufschwung. Ich verbesserte mich innerhalb kürzester Zeit in fast allen Fächern um ein bis zwei Notenstufen. Mein Kopf war nach dieser langen Zeit endlich wieder klar. Nicht wenige Lehrer, die mich schulisch schon abgeschrieben hatten, waren völlig erstaunt und mussten ihre Ansichten korrigieren. Nach fünf blauen Briefen schaffte ich es innerhalb von wenigen Wochen, die Qualifikation für die gymnasiale Oberstufe zu erlangen.

In den Osterferien 1990 flog ich mit meiner Mutter nach London, da ich mit ihr meine Cousine besuchen wollte. Stur wie ich war, wollte ich meine Tasche natürlich selbst tragen. Bereits auf dem Hinflug merkte ich, dass etwas nicht stimmte. Aber auch am nächsten Tag sagte ich nichts zu meiner Mutter und lief mit ihr den ganzen Tag durch London. Sie merkte, dass ich immer stiller wurde und nichts mehr essen konnte. In der Nacht sagte ich ihr dann, dass ich deutliche Druckprobleme hätte. Wir mussten am nächsten Tag einen Rückflug organisieren. Ich vermutete schnell, dass das Ventil aus dem Wirbelkanal gerutscht war, da ich auch deutliche Rückenprobleme hatte.

Als wir in Düsseldorf gelandet waren, holte uns mein Vater ab und brachte uns in die Uniklinik. Es war Samstag, und der damalige Chef der Neurochirurgie hatte Dienst. Er veranlasste ein CT und vertröstete uns. „Das CT ist völlig in Ordnung! Sie können ohne Bedenken nach Hause fahren!" – das war, wie schon erwähnt, 200 Kilometer entfernt – „... wenn Sie noch Bedenken haben, können Sie ja am Montag noch mal kommen. Dann ist Prof. Klaus wieder im Haus." Ich bat ihn darum, eine Röntgenaufnahme von der Lendenwirbelsäule zu machen, und berichtete von meiner Vermutung, dass der Shunt herausgerutscht sei. Doch er lehnte das vehement ab.

Wir fuhren nach Hause, und mein Vater war sauer auf mich, da er an seinem freien Wochenende quer durch Deutschland fahren musste. Er glaubte dem Arzt, denn der war ja schließlich der Chef!

Die Nacht von Samstag auf Sonntag lief ich umher, da an Liegen oder Sitzen nicht mehr zu denken war. Ich hatte höllische Kopfschmerzen und war völlig erschöpft. Am nächsten Morgen bekam ich massive Sehstörungen, und wir entschlossen uns, noch einmal die weite Fahrt zur Uniklinik anzutreten. An jeder Raststätte mussten wir anhalten, damit ich einige Meter laufen konnte. Der Hirndruck war noch nicht einmal im Sitzen mehr auszuhalten. Als wir in der Klinik ankamen, lief uns wie ein Wunder Prof. Klaus über den Weg. Er hatte nach einem Patienten geschaut, obwohl er keinen Dienst hatte. Er sprach uns an und fragte, was los sei. Er veranlasste umgehend eine Röntgenaufnahme des Rückens, die sofort meinen Verdacht bestätigte. Nachdem er mich stationär aufgenommen hatte, fuhr er noch einmal kurz nach Hause, da seine Familie eine Kommunion feierte, und versprach in Kürze wieder da zu sein. Dann ging alles ganz schnell. Er führte noch eine Dopplersonographie durch, die den Druck deutlich bestätigte. Von dieser Untersuchung und der Narkoseeinleitung habe ich aufgrund des starken Hirndrucks nichts mehr mitbekommen. Am nächsten Morgen kam er nach der OP zu mir und sagte: „Noch eine Nacht und es wäre zu spät gewesen!" Der Kommentar des Chefarztes war nur: „Na, da ist das Ventil ja doch herausgerutscht!"

Nach der erneuten Fehlzeit in der zehnten Klasse hatte ich Angst, dass die für mich ausgefallenen Klausuren wieder dazu führen würden, meine Zensuren nach unten zu „korrigieren", so wie es in der zehnten Klasse im ersten Halbjahr geschehen war. Ich traute den Lehrern nicht. Ich rief meine Englischlehrerin an (die ich nur in der neunten Klasse hatte) und teilte ihr meine Befürchtungen mit. Ich hatte Angst, man würde mir die Qualifikation fürs Gymnasium wieder kaputt machen. Sie antwortete: „Mach dir keine Sorgen. Ich werde mich darum kümmern, dass das nicht passiert. Am besten, du bleibst jetzt einfach bis zu den Sommerferien zu Hause und erholst dich." Das nahm mir zumindest den psychischen Druck im Hinblick auf meine schulischen Perspektiven.

Ich überlegte, wie es nach den Sommerferien weitergehen sollte, und entschied mich, wieder das Gymnasium zu besuchen. Ich kam in meine frühere Klasse. In der zweiten Woche trug ich im Biounterricht ein schweres Mikroskop und merkte, wie plötzlich der Shunt im Rücken wieder herausrutschte. Ich dachte nur: „Scheiße, nicht schon wieder!" Ich beendete den Unterricht an diesem Tag ganz normal und ging dann nach Hause. Dort sagte ich meiner Mutter, dass der Shunt wieder herausgerutscht sei. Wir riefen bei meinem Neurochirurgen in der Uniklinik an und teilten ihm meine Vermutung mit. Wir packten meine Sachen, um uns einmal mehr auf den 200 Kilometer langen Weg zu machen. Eine Röntgenaufnahme bestätigte dann meinen Verdacht (das CT war wieder unauffällig). Da der Druck zu diesem Zeitpunkt noch nicht so hoch war, vereinbarten wir die OP für den nächsten Morgen. Da der Shunt nun schon zweimal innerhalb von acht Monaten aus dem Wirbelkanal gerutscht war und sich meine Ventrikel im Kopf mittlerweile erholt hatten, wurde vereinbart, den Shunt wieder vom Kopf in die Bauchhöhle abzuleiten.

Um zu vermeiden, dass Schüler mit sozialen oder anderen Problemen zu Außenseitern in der Klassengemeinschaft werden, würde ich es rückblickend begrüßen, wenn der Klassenzusammenhalt durch Supervision gestärkt werden würde, mit dem Ziel mehr voneinander zu erfahren und Probleme direkt ansprechen und klären zu können. Das würde helfen, damit sich Schüler auch in die Situation von anderen Mitschülern hineinversetzen können.

9. Ventrikelstarre und psychiatrisches Zwangsgutachten (1990)

Nach der Ventilrevision im August 1990 merkte ich schnell, dass der Druck nicht in Ordnung war. Ich war verzweifelt und wollte einfach nur noch meine Ruhe. Als eine Zimmernachbarin überhaupt kein Verständnis hatte und mich anfauchte, platzte mir der Kragen. Ich schrie diese alte Dame an und sagte ihr, dass sie doch keine Ahnung hätte! Sie habe ihr Leben doch schon gelebt! Ich konnte mich nicht beruhigen und packte meine Tasche, um abzuhauen. Meine Mutter, die gerade zu Besuch war, bekam Panik und rief Prof. Klaus. Dieser kam dann relativ schnell und zog mich ins Arztzimmer. Er drückte mich auf einen Stuhl und redete auf mich ein. Er schlug mir vor, mich auf ein anderes Zimmer mit einem jungen Mädchen zu verlegen. Ich willigte ein. Fatalerweise blieb dieser Vorfall auch dem Chef nicht verborgen.

Nach der Entlassung Ende August aus dem Krankenhaus kam es immer wieder zu teilweise massiven intermittierenden Druckanstiegen. Da das CT erneut keine Veränderung der Ventrikel zeigte, bat mich Prof. Klaus, ein „Beschwerdetagebuch" zu schreiben. Dies führte ich über viele Wochen. Die Folge war, dass ich lernte, den Druck genau einzuschätzen und Unter- von Überdruck unterscheiden zu können. Da ich damals ein von außen verstellbares Sophyventil hatte, ließ ich dieses nach den massiven Druckanstiegen herunterstellen, um eine Entlastung zu bewirken. Die Folge war aber, dass ich zeitweise dann deutlichen Unterdruck bekam. Ich dachte nur, jetzt spinnst du! Das kann doch gar nicht sein! Prof. Klaus wertete diese Aufzeichnungen aus. Er vermutete, dass der Ventrikelkatheter für diese Symptomatik verantwortlich war. Bei der Operation im August schloss Prof. Klaus das Ventil an einem festgewachsenen Ventrikelkatheter an (ein Andenken von meinem ehemaligem Kinderchirurgen), der auf den ersten Blick scheinbar frei im Ventrikel lag. Seine Befürchtung war, dass dieser teilweise an der Ventrikelwand anlag und so der Abfluss behindert wurde. Dies führte zu den Druckanstiegen. Wenn er wieder frei lag, lief aufgrund der niedrigen Ventileinstellung zu viel Hirnwasser ab, was den Unterdruck verursachte. Er sollte mit dieser Vermutung richtig liegen, aber eine Lösung hätte es fast nicht mehr gegeben.

Aufgrund einer privaten Zusatzversicherung lag ich auf der Privatstation. Nachdem der Chef meinen Ausraster im August mitbekommen hatte, mischte er sich in die Behandlung ein. Da das CT wieder keinen Hinweis auf Hirndruck brachte, war er der Meinung, ich hätte kein Problem mit dem Shunt. Er vermutete ein psychosomatisches Leiden. Diese Vermutung brachte mich dazu, die Klinik zu meiden. Ich besorgte mir Entwässerungsmedikamente (Lasix), um den Druck zu Hause selbst „zu regeln". Nach wochenlangen Druckschwankungen nahm der Druck im Oktober so stark zu, dass ich keine andere Wahl hatte und wieder in die Klinik fahren musste. Prof. Klaus war nicht im Haus. Mir ging es extrem schlecht, und ich war zeitweise nicht orientiert. Trotzdem ließ man mich einfach liegen und wollte mich überzeugen, dass es kein Problem mit dem Shunt gebe. Alle mit einer Ausnahme waren auf die Meinung des Chefs eingenordet. Nach ein paar Tagen ließ der Druck, genauso plötzlich, wie er gekommen war, nach, und ich konnte erst einmal zurück nach Hause.

Drei Wochen später, Anfang November, stieg der Druck wieder deutlich an. Ich musste erneut in die Klinik. Diesmal war Prof. Klaus zum Glück vor Ort. Ich lag wieder auf der Privatstation des Chefs. Über den Kopf von Prof. Klaus hinweg wurden alle Ärzte und alle Krankenschwestern von meinem vermeintlich psychosomatischen Problem informiert. Es war deutlich zu spüren, dass mich niemand ernst nahm, teilweise wurde ich sogar von den Schwestern belächelt. Nur Prof. Klaus glaubte mir. Dann wurde mir mitgeteilt, dass ich einen Termin beim Leiter für Kinder- und Jugendpsychiatrie hätte. Der wolle mir „weiterhelfen". Falls er dann eine andere Meinung hätte, könne ja immer noch operiert werden. Prof. Klaus teilte mir damals mit, dass ich keine andere Wahl hätte und dieses Gespräch wahrnehmen müsse. Widerwillig folgte ich diesem Rat. Obwohl es mir durch den massiven Druck schon sehr schlecht ging, wusste ich, was auf dem Spiel stand. Das habe ich dem Leiter der Kinder- und Jugendpsychiatrie sehr deutlich mitgeteilt. Ich habe ihm gesagt, dass ihm bewusst sein müsse, dass sein Gutachten über mein Leben oder meinen Tod entscheide. Meine Emotionen hatte ich in diesem Gespräch völlig unter Kontrolle. Und zu meinem großen Glück bestätigte sein Gutachten, dass die Hirndrucksymptomatik nicht psychosomatischer Natur sei. Das machte den Weg frei für die längst überfällige Operation. Ich vermute, dass auch das monatelange Tauziehen dafür verantwortlich war, dass es während der Operation zu Problemen kam. Der Druck war zu dem Zeitpunkt so stark, dass ich im Sitzen narkotisiert werden musste. Die Operation dauerte neun Stunden, und ich habe eine Weile gebraucht, um danach wieder auf die Beine zu kommen. Nachdem ich nach einer Woche die Intensivstation verlassen konnte, wurde ich auf die Allgemeinstation verlegt. Den Chef und die Schwestern der Privatstation wollte ich nicht mehr sehen! Nach der Operation hatte ich noch ein weiteres Gespräch mit dem Leiter der Kinder- und Jugendpsychiatrie, und es war klar, dass die Symptomatik nicht psychischer Natur war. Dieses Ereignis hat bis heute Spuren hinterlassen und war sicherlich auch der Grund, meine Diplomarbeit später dieser Thematik zu widmen.

Doch auch diese Operation sollte nicht die letzte in einer Kette von insgesamt 13 Operationen zwischen 1989 und 1991 sein. Am zweiten Weihnachtstag bekam ich plötzlich Bauchschmerzen. Prof. Klaus meinte scherzhaft zu mir: „Vielleicht hast du zu viel Ente gegessen." Im Januar wurde ich wieder stationär aufgenommen, doch es konnte zunächst nichts festgestellt werden. Ich wurde nach ein paar Tagen nach Hause entlassen.

Im März wuchs mein Bauchumfang deutlich an, und ich sah aus wie im sechsten Monat. Da ich kein Wasser mehr halten konnte, schickte mich eine junge Ärztin in der neurochirurgischen Ambulanz zum Urologen. Der wollte eine Blasenspiegelung machen und stellte dabei entsetzt fest, dass unmittelbar über der Blase eine kindskopfgroße, mit Liquor gefüllte Zyste lag. Damit war klar: Es war wieder der Shunt. Ich wurde kurz nach meinem 18. Geburtstag als Notfall in der Klinik aufgenommen. Gemeinsam mit dem Gefäßchirurgen wurde dann eine atriale Ableitung gelegt, die schon damals nicht unproblematisch war.

Da ich das Schuljahr jetzt ohnehin vergessen konnte, entschied ich mich nach diesen 13 Eingriffen einen Rehaantrag zu stellen, der genehmigt wurde. In dieser Reha waren nur Jugendliche. Neben mir war nur eine andere Mitpatientin bereits volljährig. Da wir uns sehr gut verstanden und wir wenig Lust auf Gemeinschaftsaktivitäten hatten, entschlossen wir uns, unser eigenes Programm zu machen. Wir gingen wandern, liehen uns Fahrräder, fuhren Tretboot und beobachteten vom Eiscafé in der Fußgängerzone die Leute. Wir erschienen nur zu den Anwendungen. Dies wurde im Abschlussbericht negativ erwähnt. Als Prof. Klaus den Abschlussbericht las, meinte er nur: „Man muss ja nicht immer mit der Masse schwimmen!" Wo er Recht hat, hat er Recht! Die Zeit in der Reha war trotz Sechsbettzimmer schön, und ich konnte endlich etwas Abstand gewinnen und zur Ruhe kommen.

10. Aufarbeitung, Abschied und Neuorientierung (1991 – 1995)

Während des kurzen Krankenhausaufenthaltes im Januar 1991 lernte ich eine junge Frau kennen, die zu dieser Zeit in der Stadt Heilpädagogik studierte. Ich erzählte ihr meine Geschichte, und sie fragte, ob ich mich denn schon mal an einen Selbsthilfeverband gewandt hätte. Das verneinte ich. Da sie wusste, wo man sich aktiv Hilfe holen konnte, besorgte sie mir die Adresse der Arbeitsgemeinschaft Spina bifida und Hydrocephalus. Dort rief ich an und erkundigte mich, ob ich zum Thema „Hydrocephalus" Informationen bekommen könne. Der Verband schickte mir umgehend einen Patientenratgeber. Da die Broschüre auch einen Bericht zum Thema Überdrainage und Schlitz-Ventrikel-Syndrom enthielt, fing ich an, Prof. Klaus Fragen zu stellen. Er war zwar anfangs der Meinung, dass die ASbH doch nur Anlaufstelle für Eltern von Kindern mit Spina bifida sei, doch ließ mich seine Haltung in diesem Punkt völlig unbeeindruckt. Wichtig war für mich, dass ich ihn ausfragen konnte und ich so langsam begriff, was in den zwei Jahren zuvor mit mir passiert war.

Ich erfuhr, dass es durch das Körperlängenwachstum in der Pubertät im Zeitraum von 1986 bis 1989 zu einer Überdrainage gekommen war, die bereits 1986 (!) im CT sichtbar war. Auch meine schulischen Leistungseinbrüche, die jahrelangen Kopfschmerzen, die Nackenschmerzen und die ständige Müdigkeit und Erschöpfung waren Folgen dieser Überdrainage. Als es im November 1989 zu den vier letzten Ventilrevisionen im Kinderkrankenhaus kam, schob dieser Kinderchirurg im Glauben, der Ventrikelkatheter würde dann wieder Hirnwasser ableiten, diesen immer tiefer ins Gehirn. Er erkannte nicht, dass der durch die lange Überdrainage entstandene Ventrikelkollaps den Ventrikelkatheter eingeklemmt hatte und deshalb gar kein Hirnwasser mehr ableiten konnte! Nur der lumbo-peritoneale Shunt konnte mich damals aus dieser ausweglosen Situation retten. 1986 hätte ein Antisiphon diesen Verlauf wahrscheinlich verhindern können. 1989 war es dafür definitiv zu spät. Letztlich haben sich aus dem hypertensiven Schlitz-Ventrikel-Syndrom weitere Komplikationen ergeben, die so nicht hätten passieren müssen. Der Ventrikelkatheter, der damals von dem Leiter der Kinderchirurgie immer tiefer ins Gehirn geschoben wurde, ist seitdem fest im Hirnplexus verwachsen. Er stellt bis heute eine Gefahr bei Infektionen dar. Eine Entfernung ist, ohne eine Hirnblutung zu riskieren, bislang nicht möglich.

Darüber hinaus hinterließ die jahrelange Überdrainage eine Ventrikelstarre. Normalerweise kann man bei Hirndruck eine Größenveränderung der Hirnventrikel im CT oder MRT sehen. Bei einer Ventrikelstarre findet diese auch bei starkem Hirndruck, wie zum Beispiel nach meiner Londonreise im April 1990, nicht mehr statt. Das ist für die Betroffenen deshalb so fatal, weil sich die Neurochirurgen bis heute auf diese Diagnostik zur Hirndruckfeststellung fast vollständig verlassen. Dies ist der Grund, warum Hirndruck trotz eindeutiger Symptome bei mir bis heute immer wieder in Frage gestellt wird. Auf das schwierige Arzt-Patient-Verhältnis, das auch aus dieser Problematik heraus entsteht, werde ich später noch eingehen.

Exkurs: Erläuterung zum sogenannten Schlitz-Ventrikel-Syndrom (SVS)

Bei dem **Schlitz-Ventrikel-Syndrom (SVS)** (englisch: Slit Ventricle Syndrome) handelt es sich um eine schwer zu diagnostizierende Folge der Überdrainage, die eher bei Kindern als bei Erwachsenen auftritt. Erfolgt beim stehenden Patienten eine Überdrainage, kollabieren die Ventrikel, und die Ventrikelwände verschließen die perforierte Shuntspitze (Stadium 1). Durch den Sog der Überdrainage dringt auch das die Ventrikelwand auskleidende Gewebe in die Löcher der Ventrikeldrainage. In Stadium 2 sind alle Löcher verschlossen, und kein Liquor kann die Drainage passieren. Nach einer gewissen Zeit oder nach dem Hinlegen blähen sich die Ventrikel wieder auf und die die Perforation des Katheters verschließenden Gewebeteile treten aus dem Katheter heraus. Liquor kann wieder passieren (Stadium 3) und wird abdrainiert. Zwischen Stadium 2 und Stadium 3 kann es ein lang andauerndes Hin und Her geben, ohne dass der Patient etwas davon bemerkt oder wobei er nur sehr kurzfristig Beschwerden hat. Irgendwann kann aber Stadium 2 in Stadium 4 übergehen: Dann sind die Öffnungen des Ventrikelkatheters derart fest mit Gewebeanteilen verschlossen, dass es zu einer Überdrucksymptomatik mit all ihren Folgen kommt. Der Shunt ist irreversibel verstopft, und es muss schnell gehandelt werden. Das Heimtückische ist, dass das SVS im MRT oder CT meist vollkommen unauffällig und daher sehr schwer zu diagnostizieren ist. Hinzu kommt, dass die Ventrikelwände durch den ständigen Wechsel von Stadium 2 zu 3 vernarben können und dadurch starr werden – dies ist die sogenannte **Ventrikelstarre**. Sie erschwert die bildgebende Diagnostik zum Teil erheblich, da auch bei starkem Hirndruck keine Größenveränderung der Ventrikel mehr sichtbar wird.

Nach diesen zwei Jahren war ich gezwungen mich neu zu orientieren. Berufliche Pläne, wie der Traum Tänzerin zu werden oder eine Zeit ins Ausland zu gehen, musste ich begraben.

Ich zog mit meinen Eltern in eine andere Stadt, sodass Sophie und ich uns nur noch selten sehen konnten. Ich besuchte die elfte Klasse einer Schule für Wirtschaft und Verwaltung und war in dieser Klassengemeinschaft ziemlich unglücklich. Der Mathelehrer machte mir das Leben besonders schwer. Ich verstand nur noch Bahnhof! Auch die Situation mit meinen Eltern war schwierig. Ich geriet immer wieder mit ihnen aneinander. Meine Mutter neigte zur Überbehütung und wollte mich vor allem und jedem schützen, und mein Vater konnte mit meiner Behinderung überhaupt nicht umgehen. Das Verhältnis war sehr explosiv. Durch meine Krankenhausbekanntschaft vom Januar 1991 hielt ich den Kontakt in der Stadt meiner Uniklinik. 1992 erzählte sie mir durch Zufall von einem Zimmer, das in der Innenstadt an Studenten vermietet werden sollte. Ich fuhr kurz entschlossen dorthin und stellte mich bei dem Vermieter vor. Obwohl ich noch Schülerin war, bekam ich das Zimmer und machte Nägel mit Köpfen. Meine Mutter protestierte und kam mit Argumenten wie: „Was machst du, wenn es dir gesundheitlich nicht gut geht?" Ich sagte nur, ich könne hier jederzeit schnell in die Uniklinik fahren, und Prof. Klaus sei jederzeit problemlos erreichbar. Das war also ein Totschlagargument. Ich meldete mich an der höheren Handelsschule für die zwölfte Klasse an, und alles klappte nach Plan. Meine Mutter ging, erzählte sie mir später, davon aus, dass ich innerhalb kürzester Zeit wieder vor ihrer Tür stünde, aber darauf muss sie bis heute warten. Für mich war dieser große Schritt ein Schritt in die richtige Richtung, den ich bis heute nicht bereut habe. Ich konnte der angespannten Stimmung bei meinen Eltern erst einmal entfliehen, und das war für meine Entwicklung auch gut so.

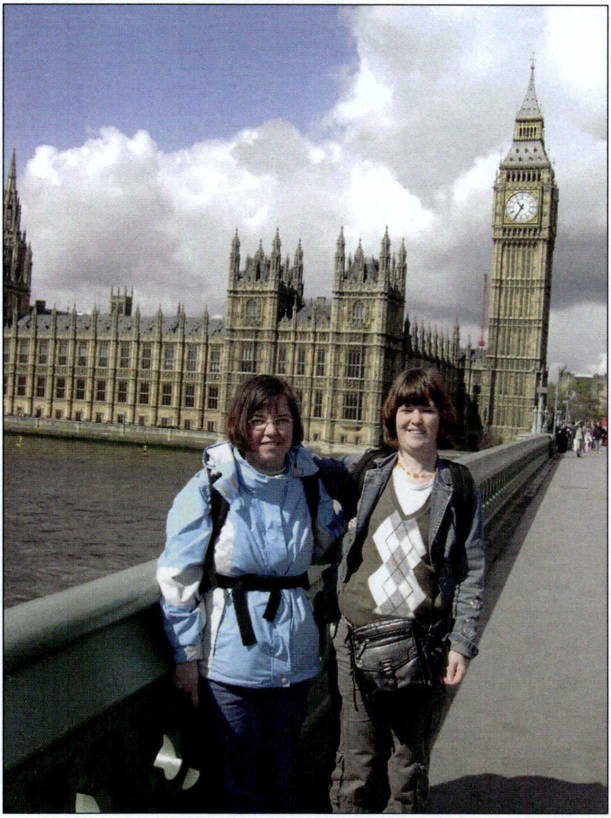

Jenny und ich in London 2008.

Als ich etwas Abstand von den vorangegangenen Ereignissen gewonnen hatte, erinnerte ich mich wieder an die ASbH. Ich wollte jemanden mit Hydrocephalus kennenlernen. Bis zu meinem 19. Lebensjahr kannte ich niemanden außer Sophie, die das Ventil aber nicht mehr brauchte. Ich veröffentlichte eine Kontaktanzeige in der Verbandszeitschrift der ASbH, auf die sich Jenny telefonisch meldete. Sie war vier Jahre jünger als ich und damals noch in der örtlichen Kinderklinik in Behandlung. Schnell merkte ich, dass da zum ersten Mal jemand war, der die Hirndruckproblematik nachvollziehen konnte.

Jemand, der wusste, wie es mir – vor allen Dingen mit den Ärzten – in den letzten Jahren ergangen war. Das war ein unbeschreibliches Gefühl. Ich war plötzlich nicht mehr alleine mit meinen Erfahrungen. Auch Jenny hatte eine unschöne Geschichte in der Kinderchirurgie durchlebt, in deren Folge sie eine Halbseitenlähmung davongetragen hatte. Wir vereinbarten kurzfristig ein Treffen, denn ich war sehr neugierig auf sie. Mit ihr hatte ich jemanden gefunden, der wie ich die Hirndrucksymptomatik genau einschätzen konnte und über eine ganze Menge Fachwissen verfügte. Aber vor allen Dingen ging es uns in unseren Erfahrungen mit den behandelnden Ärzten ähnlich. Wir stellten fest, dass unser Verhalten gegenüber den behandelnden Neurochirurgen oft gleich ist, denn wir hatten gelernt, Emotionen bei Bedarf zu unterdrücken, um einen möglichst sachlichen Eindruck im Gespräch zu machen. Ein Schutzmechanismus, um nicht direkt in die psychosomatische Ecke gestellt zu werden. Auch Jenny hat eine Ventrikelstarre, die ihr schon viele ähnliche Diskussionen mit den behandelnden Ärzten eingebracht hatte. Aber auch die Verhaltensweisen unserer Eltern ähnelten sich zum Teil. Nur das Verhalten unserer Geschwister unterschied sich deutlich.

Im letzten Schuljahr bekam ich dann immer häufiger Fieberschübe und Schüttelfrost. Ich erzählte Jenny davon, und die wies mich darauf hin, dass das die Symptomatik einer Shuntinfektion sei. Anfangs ignorierte ich diesen Hinweis und ging weiterhin meinem Schulalltag nach. Später fing ich dann eine Psychotherapie an, zu der mir meine Krankenhausbekanntschaft von 1991 geraten hatte. Sie selbst hatte, weil ihr Vater sie als Kind sexuell missbraucht hatte, viele Jahre Therapieerfahrung. Die Dame, bei der ich landete, war Ärztin und Psychotherapeutin. Anfangs kam ich ganz gut mit ihr zurecht. Als ich dann aber von den Hitzewallungen (so nannte ich das damals) und dem Schüttelfrost erzählte, somatisierte sie die Symptomatik sofort. Aufgrund meiner vergangenen Erfahrungen löste das bei mir eine sofortige Abwehrhaltung aus, und ich brach die Therapie ab. Wenig später bin ich dann durch Zufall bei einer Internistin gelandet, die ebenfalls Psychotherapeutin war. Sie sah die Symptomatik direkt im Zusammenhang mit dem Shunt und forderte mich auf, umgehend Prof. Klaus zu unterrichten. Als ich diesem daraufhin die Symptomatik schilderte, war er entsetzt, als er hörte, dass ich anderthalb Jahre (!) damit herumgelaufen bin. Ich kann nur sagen, dass ich diese Symptome nie mit Hirndruck in Verbindung gebracht habe. Eine Shuntinfektion hatte ich bis dahin noch nicht. Fakt ist aber, dass diese Symptomatik, wie sie durch die Infektion ausgelöst wurde, das Leben nicht annähernd so beeinträchtigt, wie das bei Hirndruck der Fall ist! Ich verstand daher auch nicht, warum deshalb auf einmal so eine Aufregung und Hektik herrschte.

Nach meinem Fachabitur auf der höheren Handelsschule folgten dann zwei Eingriffe aufgrund der Shuntinfektion, und ich konnte meine geplante Ausbildung beim Oberlandesgericht nicht antreten. Das brachte mich dazu, noch einmal genauer zu überlegen, ob ich wirklich diesen beruflichen Weg gehen wollte. Ich entschied mich dagegen und absolvierte stattdessen verschiedene Praktika im sozialen Bereich. Im Wintersemester schrieb ich mich an der Fachhochschule für den Fachbereich Sozialpädagogik ein. Diese Neuorientierung war auch eine Folge aus den Erlebnissen der letzten zwei Jahre.

Mein Freundeskreis veränderte sich allmählich ebenfalls. 1994 nahm ich an einem Seminar für chronisch Kranke und behinderte Studieninteressenten teil. Dort lernte ich Anne kennen. Sie kam aus einer Kleinstadt in Niedersachsen und wusste nach ihrem Abitur, das sie an einer konfessionellen Regelschule gemacht hatte, noch nicht genau, was sie studieren wollte. Auch sie war anders. Sie hatte eine Tetraplegie, war also in allen vier Gliedmaßen „gelähmt". Sie konnte zwar laufen, aber ihr Bewegungsablauf war der einer Spastikerin, genau wie ihre verwaschene Sprache. Ihre Behinderung führt auch heute noch oft dazu, dass sie von Außenstehenden für geistig behindert oder betrunken gehalten wird. Ein ständiger Spießrutenlauf, den ich mir mit meiner „unsichtbaren" Behinderung erst einmal nicht so recht vorstellen konnte. Das Schlimme daran ist, dass die Leute sehr negativ auf ihre Behinderung reagieren. Schnell merkten wir, dass wir beide auf einer Wellenlänge lagen. Was mir an Anne gut gefällt ist, dass sie Grenzen, die oft von Nichtbehinderten gesteckt werden, überschreitet und Dinge tut, von denen man vielleicht am Anfang sagt: „Völlig verrückt!" Ich sage dazu nur: „Einfach genial und ganz und gar nicht verrückt!" Anne stieg auf Dreitausender und kletterte in Gletscherspalten. Sie liebte die Alpen und nahm regelmäßig als einzige Behinderte an Kursen der Jugendsektion des „Deutschen Alpenvereins" im Allgäu teil. Sie reiste allein quer durch Europa und machte Workcamps in verschiedenen Ländern.

Bald darauf studierte Anne Sonderpädagogik in Oldenburg und engagierte sich immer mehr im Bereich Erlebnispädagogik für Menschen mit Behinderung. Oft wurde sie mit ihren Ideen nicht ernst genommen, bis sie dem „Deutschen Alpenverein" im Allgäu vorschlug, einen integrativen alpinen Erlebniskurs für Menschen mit und ohne Behinderung zu machen. Inzwischen gibt es drei entsprechende Kurse im Jahr. Es werden unter anderem Wanderungen, Flussbettbegehungen, Hochseilgarten mit Flying Fox, Bewag, Schlauchbootfahren und Klettern angeboten. 2007 hatte ich die Gelegenheit, an einem Sommerkurs teilzunehmen. Das war ein tolles Erlebnis! Das Projekt war so erfolgreich, dass zwei Fernsehsender einen Film über zwei Sommerkurse drehten.

In Zusammenarbeit mit der Arbeitsgemeinschaft Spina bifida und Hydrocephalus organisierte ich die beiden ersten Seminarangebote für Erwachsene mit „isoliertem" Hydrocephalus sowie die erste bundesweite Hydrocephalustagung 1995 in Bonn. Dabei lernte ich ein Vorstandsmitglied der ASbH kennen. Er selbst war Tetraplegiker und mit einer Frau verheiratet, die eine Spina bifida hatte. Er war unvoreingenommen, was ich leider nicht von allen Erwachsenen und auch nicht von Eltern, die Kinder mit Spina bifida hatten, sagen konnte. Oft wurde gesagt: „Unsere Kinder haben doch auch einen Hydrocephalus, und das ist doch gar nicht das Problem! Unsere Kinder sind doch viel schlimmer dran. Die sitzen im Rollstuhl!" „*Sie* führen doch ein völlig normales Leben und haben doch keine Einschränkungen. Das ist doch alles nur Theater!" Mich persönlich machten diese Reaktionen, die oft auch hinter vorgehaltener Hand kamen, sehr betroffen, denn ich hatte nicht damit gerechnet, dass die Behinderung in einer Art Rangordnung bewertet wird. Ich kann nicht erwarten, dass sich Nichtbehinderte in meine Situation hineinfühlen und mich integrieren, wenn ich nicht bereit bin, Menschen mit anderen Behinderungen – egal ob sichtbar oder nicht – so ernst zu nehmen und zu akzeptieren, wie sie sind. Diese Form von Unverständnis hat schließlich dazu geführt, dass ich mich aus der ASbH zurückgezogen habe und nur noch meine persönlichen Kontakte, die mir wichtig sind, dort pflege.

1995 hatte mich das damalige Vorstandsmitglied der ASbH gefragt, ob ich nicht auch mal Lust hätte, an einem Selbsterfahrungsseminar in der Göhrde teilzunehmen. Dieses Angebot richtete sich an Menschen mit Spina bifida und/oder Hydrocephalus. Anfangs zögerte ich, da ich kurz zuvor wieder einen Eingriff hatte. Zuletzt fuhr ich aber doch. Es sollten fünf unvergessene und äußerst nachhaltige Tage werden. Das Seminar wurde von einem evangelischen Theologen geleitet, der als Kunsttherapeut ausgebildet war und viele Jahre als Krankenhausseelsorger in einem Kinderkrankenhaus gearbeitet hatte. Am ersten Abend fand eine sehr intensive Kennenlernrunde statt, und ich dachte nur: „Das geht aber zur Sache!" Ich war mir gar nicht so sicher, ob ich das wollte. In diesen fünf Tagen zum Thema „Mich find ich gut!" wurde mit verschiedenen Elementen wie Farbe und Ton gearbeitet. Wir machten Phantasiereisen, malten Bilder und machten Rollenspiele. Obwohl ich am Anfang nur dachte: „Mich find ich im Moment einfach nur scheiße!", hat mir das Seminar eine bis dahin ungeahnte konzentrierte Aufarbeitung meiner eigenen Geschichte ermöglicht, von der ich heute noch zehre. Der Seminarleiter war ungeheuer direkt und manchmal geradezu drastisch. Eine Vorgehensweise, mit der nicht jeder umgehen konnte. Für mich war es aber genau das Richtige! Auch bei der Interpretation unserer Bilder fühlte ich mich oft „ertappt". So sehr, dass es manchmal schon beängstigend war.

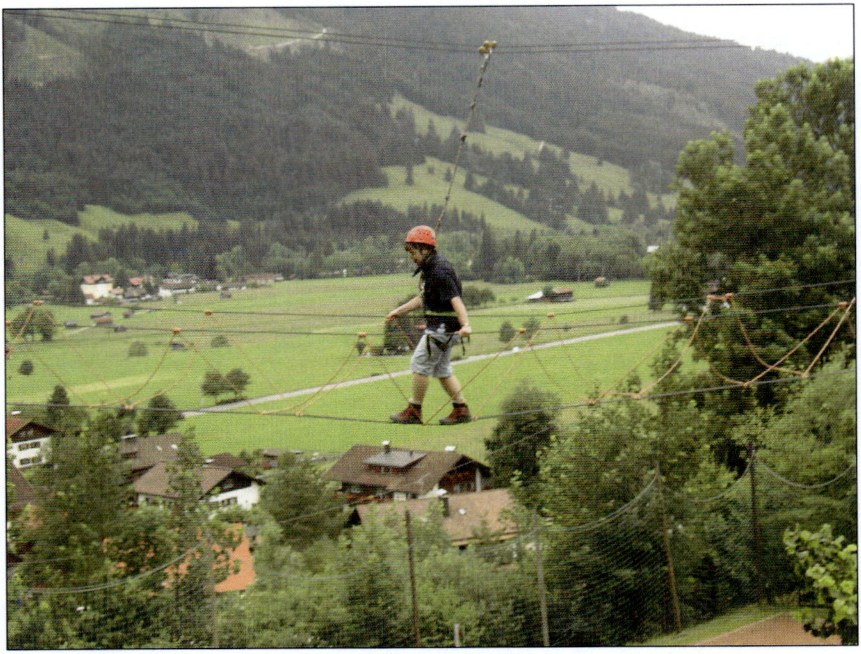

No Limits 2007 – Hochseilgarten Hindelang (Allgäu).

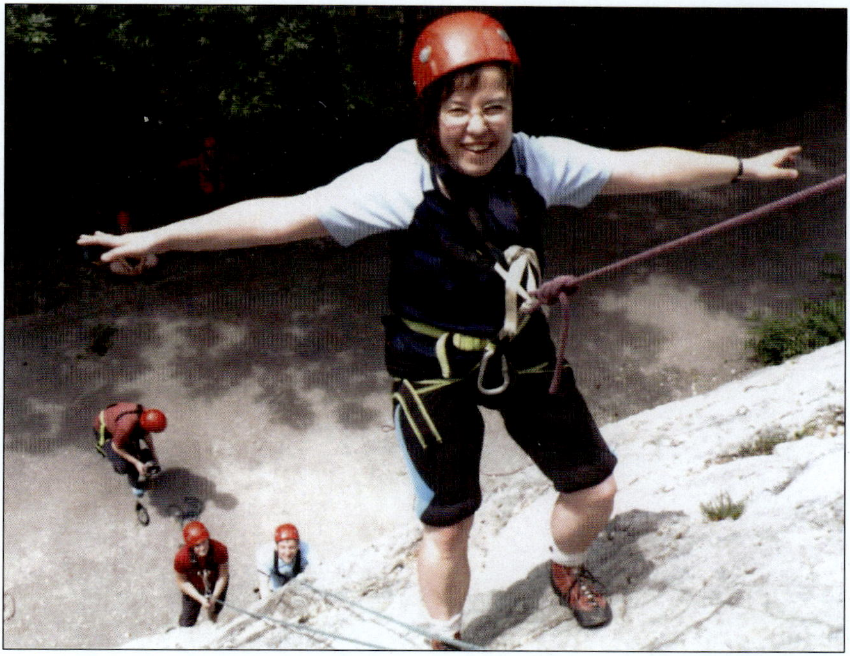

No Limits 2007 – Klettersteig im Lechtal (Österreich).

Das Seminar hatte noch eine weitere Folge. Ich lernte in dieser Woche eine Reihe von Leuten mit Spina bifida und/oder Hydrocephalus kennen, von denen ich mit einigen noch heute eng befreundet bin. Es ging hier – anders als in dem Elternverband ASbH – nicht um unsere Behinderung. Es ging um uns selbst, und ich erlebte eine Akzeptanz, die ich so vorher nicht erfahren habe. Es war ein bisschen, als wäre ich nicht mehr fremd in dieser Welt. Ich war plötzlich eine von vielen, und jeder von diesen Teilnehmern wusste, was es heißt, um seine Existenz zu kämpfen. Oberflächliches Gerede gab es hier nicht.

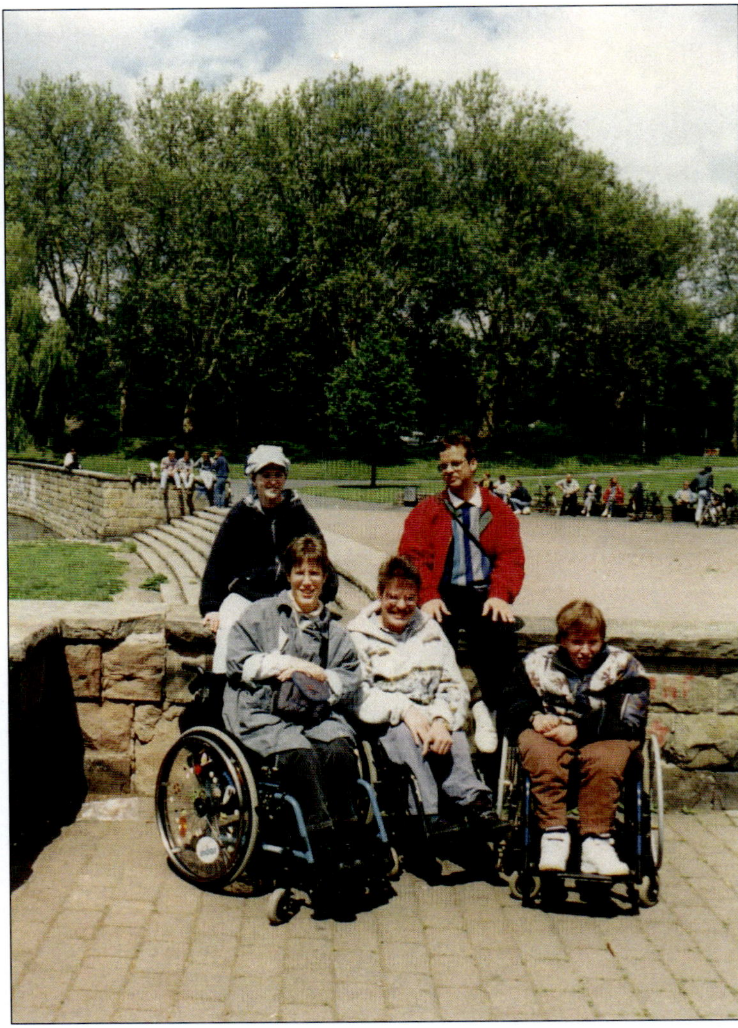

ASbH-Bekanntschaften.

11. Exkurs: Der schöpferische Sprung oder: Krise als Chance

Die Krise als Chance

Gerade bei Menschen mit chronischen Erkrankungen, zu denen auch die Hydrocephaluserkrankung zählt, kommt es im Verlauf eines Krankheitsprozesses immer wieder zu Krisenereignissen. Dass Krisen jedoch neben dem Aspekt, einer bedrohlichen Situation ausgesetzt zu sein, auch die Chance zur größeren Entfaltung der Persönlichkeit, neues Erleben der eigenen Identität, Aneignen neuer Verhaltensweisen, neue Dimensionen des Selbst- und Welterlebens oder neue Sinneserfahrungen mit dem Bewusstsein, Krisen im Leben nicht mehr schutzlos ausgeliefert zu sein, bieten, möchte ich hier theoretisch verdeutlichen.

Der Begriff „Krise“ wird hier jedoch nicht als einmaliges, abgeschlossenes Ereignis verwendet, sondern als ein Phänomen, welches mit dem bewussten Wissen der Betroffenen immer wieder auftreten kann. Damit die Betroffenen Krisen auch als positiv erlebte neue Verhaltensweisen entwickeln können, müssen sie als wichtig und sinnvoll erlebt werden und dürfen nicht übergangen oder verdrängt werden. Gelingen kann dies jedoch nur, wenn man eine Krise auch als solche wahrnehmen kann (vgl. Kast, 1999, S. 11).

Entwicklungs-, Anforderungs-, Verlustkrisen

Um den Begriff „Krise“ besser unterscheiden zu können, möchte ich drei Arten vorstellen.

Zum einen können *Krisen durch Ereignisse* entstehen, wenn bestimmte Ereignisse von außen auf uns einwirken. Dies können zum

Beispiel der Verlust des Berufes, Krankheit oder Anforderungen der Familie sein. Von *Entwicklungskrisen* spricht man, wenn es durch den normalen Lebenszyklus bedingt zu Problemen kommt, wie zum Beispiel das Erwachsenwerden, die Pubertät oder das Ausscheiden aus dem Berufsleben und das Altwerden. Krisen entstehen hier durch den Beginn neuer Lebensabschnitte, die zu phasenspezifischen Konflikten führen können.

Als *Anforderungskrisen* werden Krisen bezeichnet, die daraus resultieren, dass von außen Erwartungen an uns herangetragen werden, zum Beispiel durch die Berufstätigkeit, durch die Familie oder durch Umzüge. Anforderungskrisen können aber nicht nur von außen ausgelöst werden. Sie können auch dann auftreten, wenn wir uns selbst überfordern und zu viel von uns verlangen. Die Anforderungskrise spielt sicherlich auch bei Menschen mit einer chronischen Erkrankung eine große Rolle. Häufig ist es so, dass diese Menschen nicht mehr so leistungsfähig sind und dies auch zu beruflichen oder familiären Überforderungen und damit zu neuen Konflikten führen kann.

Als letztes ist hier die *Verlustkrise* zu nennen. Dabei meint Verlust nicht nur den Verlust eines Menschen. Verlust kann zum Beispiel auch der Verlust körperlicher Fähigkeiten durch Krankheit, Verlust der Arbeit oder Verlust durch Trennungen sein. Um einen Verlust bewältigen zu können, muss Trauerarbeit geleistet werden. Das gilt sowohl für den Verlust eines geliebten Menschen als auch für den Verlust von körperlichen Fähigkeiten oder den Verlust körperlicher Integrität, wie sie gerade von Menschen mit chronischen Erkrankungen häufig erlebt wird (vgl. Kast, 1999, S. 12).

Die Charakteristik einer Krise

Es kommt zu einer Krise, wenn es zu einem Ungleichgewicht zwischen den Anforderungen in einer bestimmten Situation, die als bedrohlich empfunden wird, und den vorhandenen Bewältigungsmöglichkeiten kommt.
Dieses bedrohliche Ereignis wird als Dringlichkeitssituation erlebt und ruft bei dem Betroffenen panische Angst hervor, da die üblichen Wege, Probleme zu lösen, nicht mehr greifen und es scheinbar keinen Ausweg gibt. Der Mensch fühlt sich hilflos und ausgeliefert, seine Werte sind bedroht. Der Mensch ist in diesem Moment handlungsunfähig oder beginnt ziellose Aktivitäten. Abwehrmechanismen sind zu diesem Zeitpunkt fast oder gar nicht vorhanden. Der Betroffene wird mit Emotionen überflutet. Sofern sich die Krise nicht zu einer Dauerkrise entwickelt, setzt nun die Phase der Reintegration ein. Der Betreffende wird langsam wieder handlungsfähig. An die Stelle der Hilflosigkeit und Angst tritt die Auseinandersetzung. Das Problem ist zwar noch vorhanden, es hat jedoch nicht mehr den bedrohlichen Charakter. Im nächsten Schritt kommt es zur Ausbildung neuer, angemessener Verhaltensmuster, die es ermöglichen, die Krise zu überwinden.

Gelingt es, in einer Krise einen Wert durch einen höheren Wert zu ersetzen, wie zum Beispiel „pünktlich sein müssen" gegen „noch am Leben sein", kann die Situation entschärft werden. Ist jedoch der Verlust des Lebens selbst bedroht, also der höchste Wert, den ein Mensch hat, ist eine Entschärfung der Krise umso schwieriger, da dieser Verlust mit hoher Angst verbunden ist (vgl. Kast, 1999, S. 15).

Krise als Umschlagsort

Krise bezeichnet auch den Zeitpunkt, an dem ein Umschlag, eine Neuorientierung stattfindet, aus der ein Mensch verwandelt hervorgeht. Sie erfahren eine Wandlung und erleben sich selbst neu, entwickeln eine neue Identität, erfahren neue Möglichkeiten, Probleme zu bewältigen und entdecken ihr schöpferisches Potential. Ebenso ist es möglich, dass es zu einem Rückfall kommt und der letzte Ausweg nur noch im Suizid gesehen wird.

In der Existentialphilosophie wird Krisen ein hoher Wert zugeschrieben, da nach dieser Auffassung die Krise eine Möglichkeit bietet, das Leben in die eigene Hand zu nehmen. Danach muss auf der Spitze der Krise eine Entscheidung getroffen werden. Zu bedenken ist jedoch, dass die Betroffenen gerade an diesem Punkt häufig durch Angst wie gelähmt sind und diese Anspannung eine Entscheidung kaum möglich macht. Gerade in einer Trauerkrise werden Menschen in eine Identitätskrise gestürzt, welche das ganze Leben erfasst. Mit diesem Umschwung fertig zu werden braucht Zeit (vgl. Kast, 1999, S. 16).

Menschen mit chronischen Erkrankungen müssen sich aufgrund der neu entstandenen Lebenssituation, der Einbuße körperlicher Fähigkeiten, die Abhängigkeit zu medizinischen Einrichtungen, häufig auch neu orientieren. Sie sind gezwungen ihre Berufstätigkeit zu ändern, zu reduzieren oder aufzugeben. Frühere Freizeitaktivitäten müssen aufgegeben oder verändert werden. Mit der Änderung des beruflichen und des Freizeitumfeldes ändert sich häufig auch der Kontakt zu Arbeitskollegen und Freunden. Es müssen Hilfen in Anspruch genommen werden, die Familie muss sich umstellen und auf die veränderte Situation einstellen. Dieser Umschlag fordert gerade von chronisch Kranken und deren Familie eine fortwährende Anpassung, die ein langer Prozess sein kann. Die Veränderungen sind oft gravierend und erfassen alle Lebensbereiche. Trotz der gezwungenen Wandlung wird diese von vielen Betroffenen nicht nur negativ gesehen, da einige darin auch neue Möglichkeiten der Lebensgestaltung finden.

Angst und Krise

Jede Änderung des Gewohnten und jede Neuorientierung löst bei den meisten Menschen Angst aus. Das Erleben von Angst löst körperliche Reaktionen aus, in dessen Prozess ein Mensch krank werden kann. Die Krankheit „maskiert" die eigentliche Krise und eine psychische Entlastung tritt ein, die Einengung durch diese bleibt aber bestehen. Die Krise erfasst den Menschen vollkommen. Zu dem ursprünglichen Problem kommen frühere Konflikte, die aufbrechen, und der Mensch wird von Emotionen, im wesentlichen von Panik, erfasst. In dieser akuten Phase erfolgt eine Schwächung oder Ausschaltung der Abwehrmechanismen. Hier setzt die Krisenintervention an und versucht die Angststimmung zu entschärfen und eine Entspannung zu schaffen. Die Entspannung ist die Voraussetzung dafür, dass sich die Betroffenen überhaupt einem anderen Menschen gegenüber öffnen können. Jetzt ist es möglich, das Hauptproblem mit dem Betroffenen zu erörtern (vgl. Kast, 1999, S. 18).

Krise und schöpferischer Prozess

Ein schöpferischer Prozess kommt nur dann zustande, wenn wir ein Problem mit den uns bekannten Mitteln und Verhaltensweisen nicht mehr lösen können und wenn es uns gleichzeitig außerordentlich wichtig ist, dieses Problem trotzdem zu lösen. Dies kann Veränderungen auf der Persönlichkeitsebene hervorrufen, die neue Bewertungen und Verhaltensweisen ermöglichen.

Der schöpferische Prozess wird in verschiedene Phasen unterteilt. In der Vorbereitungsphase versuchen wir so viele Informationen wie möglich zu sammeln und beleuchten das Problem von allen Seiten, um uns ein Konzept davon machen zu können. Diese Phase der Unsicherheit wird von vielen Emotionen und Spannungen begleitet. In der Phase der Inkubation arbeitet das Problem im Unterbewusstsein.

Es beschäftigt einen unentwegt, dennoch kann man keine Lösung finden. In dieser Phase ist es sinnvoll, einfach geschehen zu lassen und zu hoffen, dass ein Einfall die Unordnung lichten wird. Hier ist es wichtig, dass man sich nicht von seiner Angst treiben lässt. Ein Therapeut hat an dieser Stelle die Aufgabe, die Angst zu entschärfen und mit dem Kriselnden seine Gefühle zu ordnen. Ein Arzt muss versuchen, das Problem des Kriselnden zu erfassen und neue Erkenntnisse, die bereits auf die nächste Phase des schöpferischen Prozesses hindeuten, herauszuarbeiten.

Die folgende Phase wird zur Phase der Einsicht. Hier werden nun die neuen Erkenntnisse und Verhaltensmöglichkeiten ganz deutlich. Dies ist mit einer großen Erleichterung und Freude verbunden.

In der letzten Phase, die Phase der Verifikation, werden die neuen Erkenntnisse so weiterentwickelt und ausprobiert, dass man in die Lage versetzt wird, diese auch anderen mitzuteilen. Übertragen auf die Krise bedeutet das, sich darüber klar zu werden, was sich durch die Krise im Vergleich zu vorher verändert hat und nun neu ins Leben integriert wurde (vgl. Kast, 1999, S. 24).

Der Trauerprozess bei einer Krankheit

Menschen, die Verlusterlebnisse erfahren haben, durchleben einen Trauerprozess. Sie erfassen den Menschen in seinem seelischen, körperlichen und sozialen Befinden. Diese Verluste können sich nicht nur auf den Verlust durch den Tod eines geliebten Menschen beziehen. Auch Verluste, die durch eine Krankheit entstehen können, wie der Verlust von Gesundheit und eine Reihe von Veränderungen, die damit häufig im Zusammenhang stehen, müssen betrauert werden, um sie bewältigen zu können. Der Verlust von Gesundheit bedeutet zum einen den Verlust von körperlicher Leistungsfähigkeit, von früheren Aktivitäten, aber auch von körperlicher Integrität, zum Beispiel durch Operationsnarben. Mit dem Verlust von Gesundheit verändern sich häufig auch die Möglichkeiten der Berufsausübung, die finanzielle Situation, das Familienleben und die Freizeitgestaltung, was nicht selten soziale Kontakte belasten kann. Die Betroffenen und die Familienangehörigen werden gleichermaßen von den Krisenereignissen erfasst, müssen sich neu orientieren und sich auf ein Leben mit der Krankheit einstellen.

Auch durch chronische Erkrankungen, die schon von Geburt an bestehen, können immer wieder ähnliche Verluste entstehen, die bewältigt werden müssen und eine Anpassung an die neuen Verhältnisse verlangen. Der normale Lebensrhythmus kann immer wieder durch neue Krankheitseinbrüche abrupt gestört werden (vgl. Kast, 1999, S. 104).

Der Trauerprozess aus der Sicht des Kranken

In der ersten Phase will der Kranke die Krankheit oder den erneuten Krankheitseinbruch nicht wahrhaben. Er steht unter Schock. In dieser Phase werden Emotionen abgespalten. Das Handeln wirkt automatisiert. Der Betroffene selbst kann sich später an Gespräche aus dieser Zeit nur schlecht erinnern.

In der zweiten Phase folgt das Aufbrechen von chaotischen Gefühlen. Der Betroffene wird von Gefühlen wie Wut, Protest, Angst oder Ohnmacht überflutet und es kommen Fragen wie „Warum gerade ich?“, und die Suche nach der Schuld auf. Das Erleben von Schuldgefühlen und das Umgehen damit stehen bei dieser Phase im Mittelpunkt. Zu dieser Phase gehört auch, dass sich Angst vor dem Leben, aber auch Angst vor dem Tod einstellt. Ein Gefühl von Ausgeliefertsein, Verzweiflung und Resignation kommt auf. Wenn der Körper durch eine Operation verstümmelt wurde, muss auch die Kränkung über den verstümmelten Körper betrauert werden, denn der Verlust der körperlichen Unversehrtheit (gerade auch während der Pubertät) ist entscheidend für unser Identitätserleben. Es nützt den Betroffenen wenig, wenn die Umgebung diese Trauer abblockt und mit Verharmlosungen, die Narben seien kaum zu sehen, beantwortet, denn gute Operationstechniken sind die eine Sache, ob man sich jedoch noch vor dem Partner zeigen kann, eine andere. (Sprüche wie „Ihr Kopf sieht ja aus wie die Deutsche Autobahnlandkarte" sind wenig hilfreich. Diese Bemerkung hörte ich im Alter von 21 Jahren von einem Neurochirurgen.) Wenn diese Phase möglichst emotional betont zugelassen wird und nicht durch Erwartungen nach Vernunft und Tapferkeit gestört wird, kann die nächste Phase des Trauerns erreicht werden.

Diese Phase wird mit Suchen, Finden und Sich-Trennen bezeichnet. Hier geht es um Erinnerungsarbeit, sich auf das zu besinnen, was bis jetzt war beziehungsweise das Gefühl, was wesentlich war. Durch das Einwilligen in den Verlust ist es möglich, sich für die Zukunft zu öffnen.

Bei Menschen mit einer chronischen Erkrankung könnte das eine Neuorientierung im Leben bedeuten oder das Akzeptieren von körperlichen Einschränkungen. Die Besinnung ist dann einerseits auf sich selbst und andererseits auf die Beziehungspersonen bezogen.

Die letzte Phase wird als neuer Selbst- und Weltbezug bezeichnet. In dieser lernen die Menschen „mit dem Abschied zu leben", das heißt, dass die Menschen durch das Bewusstsein, aufgrund einer schweren Krankheit vielleicht nur eine begrenzte Lebenszeit zu haben, oder das Wissen vom fortschreitenden Verlust ihrer körperlichen Möglichkeiten bewusster und intensiver leben.

Die beschriebenen Phasen des Trauerns können durch den Verlust von Gesundheit im Verlauf einer Erkrankung durchlebt werden. Sie können aber auch durch eine bevorstehende Operation oder nach Eröffnung einer schweren Diagnose ausgelöst werden (vgl. Kast, 1999, S. 105).

Verdrängte Trauer und ihre Folgen

Menschen, die in der ersten Phase des Schocks stecken bleiben, leben scheinbar normal weiter, lehnen Gespräche über die Erkrankung ab und leiden oft an psychosomatischen Beschwerden, wie zum Beispiel Rückenschmerzen, Magenschmerzen …

Menschen, die in der zweiten Phase der aufbrechenden Emotionen stecken bleiben, trauern chronisch. Es können Schuldgefühle und Aggression entstehen. Wenn in dieser Phase die Emotionen nicht ausgelebt werden können, findet die seelische Energie kein Ventil.

In der dritten Phase des Suchens, Findens und sich Trennens stehen die Menschen vor einem Scheideweg, ob sie positive Energien und neue Wege aus der Erfahrung des Verlustes gewinnen konnten oder ob sie den Rückzug wählen und verstummen.

Literatur zum Thema:

Verena Kast, **„Der schöpferische Sprung – Vom therapeutischem Umgang mit Krisen"**, DTV Verlag 1999

12. Mit harten Bandagen, oder: Verlierer ist immer der Patient (1993)

Meine Erfahrungen mit dem Leiter einer Neurochirurgie im Jahr 1990 waren leider nicht die einzigen ihrer Art, die ich machen musste. Von Mai 1992 bis August 1993 lebte ich mit Fieberschüben und Schüttelfrost, wusste aber nicht, dass die Ursache dafür eine Shuntinfektion war. Erst im Sommer 1993 bekam ich diese Diagnose, die zwei Operationen nach sich zog. Zeitgleich erfuhr ich, dass Prof. Klaus, zu dem ich absolutes Vertrauen hatte, von einem Operationsverbot betroffen war. Durch Zufall hörte ich von einer Elterninitiative, die aus Eltern bestand, deren Kinder bei ihm jahrelang in Behandlung waren. Für mich stellte sich die Frage: „Wo gehe ich hin, wenn er die Behandlung nicht selbst durchführen kann?" Prof. Klaus bot mir zunächst an, die Behandlung von einem Kollegen in der örtlichen Klinik durchführen zu lassen. Diesen Vorschlag lehnte ich aufgrund meiner Vorerfahrungen mit diesem Arzt ab. Er vermittelte daraufhin einen Kontakt in eine andere Uniklinik. Aufgrund der langen und komplizierten Vorgeschichte bot er mir an, bei den Operationen zumindest anwesend zu sein. Darüber hinaus wurde für mich eine spezielle Außenableitung mit Antibiotika imprägniert, die er dann zur OP mitbringen wollte. Anfangs war der andere Neurochirurg (Prof. Mann) einverstanden, dass Prof. Klaus bei der OP dabei sein sollte. Am Tag der OP, ich sollte gerade abgeholt werden, rief die Frau von Prof. Klaus an und teilte mir mit, dass die Sekretärin von Prof. Mann ihrem Mann ein Fax geschickt hätte, indem ihm mitgeteilt wurde, dass die OP auf den Nachmittag verschoben wurde. Ich war völlig aufgelöst und traf die Entscheidung, die OP kurzfristig abzusagen. Prof. Klaus war zu diesem Zeitpunkt unterwegs in die circa 120 Kilometer entfernte Uniklinik. Als er ankam, kam er mit Prof. Mann, der mich operieren sollte, zu mir. Prof. Mann tat so, als sei alles ein großes Missverständnis. Vor der OP stellte ich die Frage, ob das verstellbare Ventil – das zu diesem Zeitpunkt noch relativ neu war – Prof. Mann bekannt sei, was er mit „ja" beantwortete. Doch es stellte sich als absolut richtig heraus, dass Prof. Klaus bei den Operationen dabei war, denn tatsächlich wusste Prof. Mann über das Ventil damals nicht Bescheid. Er hätte es fast am Hals platziert, was eine Verstellung von außen unmöglich gemacht hätte. Außerdem wollte er das Ventil an den festgewachsenen Ventrikelkatheter anschließen, was schon im Jahr 1990 zu massiven Problemen geführt hatte. Nach der OP war Prof. Mann nicht in der Lage, das Ventil zu verstellen, und kommentierte meine Bitte mit: „Sie sind ein Sensibelchen!" Prof. Mann beschwerte sich über mich, dass ich nur Ärger machen würde. Prof. Klaus sagte ihm dann: „Sagen Sie ihr, was Sache ist, und Sie haben keine Probleme mit ihr!" Darauf antwortete Prof. Mann: „Der kann man ja eh nichts mehr sagen, die weiß ja sowieso schon viel zu viel!" Die Tatsache, dass ich mich bei Prof. Mann nicht wie eine mündige Patientin fühlen konnte, war letztlich eine spätere Entscheidung gegen diese Klinik. Eigentlich hätte Prof. Mann für meine Situation Verständnis haben müssen, da auch er schon einmal von einem fadenscheinig begründeten Operationsverbot betroffen gewesen war. Sein Glück war, dass er einen einflussreichen Nachbarn aus der Politik hatte. Prof. Klaus hatte dieses Glück leider nicht.

Ich überlegte, wie ich Prof. Klaus unterstützen könnte, schließlich hatte ich ihm viel zu verdanken. Ich fragte meinen Cousin, der damals als Journalist bei einer großen Wochenzeitung arbeitete, ob er mir weiterhelfen könne. Er gab meine Informationen an den dortigen Medizinredakteur weiter. Dieser fing an zu recherchieren. Im Zuge der Recherchen kam es zu einem ausführlichen Gespräch mit dem ärztlichen Direktor der Uniklinik. Der bekam offensichtlich aufgrund des zunehmenden öffentlichen Drucks kalte Füße und rehabilitierte Prof. Klaus umgehend, denn es war offensichtlich, dass die Begründung für dieses Verbot völlig haltlos war. Der Chef der Neurochirurgie hob das Operationsverbot jedoch nicht auf. Er hatte uneingeschränkte Weisungsbefugnis und unterlag keiner Kontrollinstanz. Bei einem Gespräch mit dem Ministerialdirigenten des Wissenschaftsministeriums teilte dieser mit, dass gegen den Leiter der Neurochirurgie zahlreiche Gerichtsverfahren wegen ärztlicher Kunstfehler anhängig seien. Man wisse um das Problem, sagte uns aber gleichzeitig, dass es zu teuer sei, einen verbeamteten Klinikchef freizustellen. Prof. Klaus schien das Bauernopfer zu sein. Am Ende wurde ein fauler Kompromiss geschlossen, der es Prof. Klaus erlaubte, seine Patienten in einer anderen Uniklinik weiterbehandeln zu können. Eines wurde aber deutlich: Es geht nicht um die Patienten – sondern nur um Macht und Geld.

Ich hoffe, so etwas nicht noch einmal erleben zu müssen, auch wenn ich befürchte, dass hinter so mancher Klinikfassade ein Hauen und Stechen herrscht. In vielen Wirtschaftsunternehmen dürfte es ähnlich sein, mit dem Unterschied, dass dort „nur" Arbeitsplätze vernichtet werden. Im Krankenhaus sind es Menschenleben.

13. Mein Studium (1994 – 2000)

Im Oktober 1994 begann ich mein Studium der Sozialpädagogik an der Fachhochschule. Ich wohnte immer noch in meinem möblierten Zimmer mit Gemeinschaftsbad aus den 1950er Jahren in der vierten Etage zentral in der Innenstadt. Ich behielt diesen Wohnort mit Bedacht bei, damit ich zwischen den Vorlesungen die Möglichkeit hatte, nach Hause zu fahren und Pausen zu machen. Der Hydrocephalus hatte inzwischen auch deutliche körperliche Spuren hinterlassen. Ich war deutlich weniger leistungsfähig als meine gesunden Mitstudentinnen und -studenten. Ich musste mir meine Kräfte sehr genau einteilen. Abends durch die Kneipen zu ziehen war mir körperlich nicht möglich, wenn ich mein Studium bewältigen wollte. Den Lehrplan konnte man frei gestalten. Ich selbst konnte entscheiden, wann und wie viele Prüfungen ich zu welchem Zeitpunkt machen wollte. Eine starre Ausbildung mit Achtstundentag hätte ich zu diesem Zeitpunkt kräftemäßig schon nicht mehr bewältigen können, insofern hätte ich auch mit der zuerst geplanten Ausbildung beim Oberlandesgericht mit Sicherheit Probleme bekommen. Auch musste ich aufgrund von Operationen im Jahr 1995 und 1998 mehrfach kurzfristig von Prüfungen zurücktreten. Ich hatte aber so viel Ehrgeiz und Disziplin, dass ich einmal kurz nach einer OP mit Fäden, Pflaster und Baskenmütze in einer Prüfung saß. Während einer Rehamaßnahme wurde dann ein neuropsychologisches Gutachten erstellt. Als Ergebnis teilte mir die Neuropsychologin damals mit, dass ich mit diesem Ergebnis mein Studium niemals abschließen könne. Allerdings enthielt dieser Test keine Aussage über Ehrgeiz und Ausdauer, und die Dame wurde eines Besseren belehrt.

Während des Studiums lernte ich eine nette Mitstudentin kennen. Sie hieß Annika. Wir bereiteten uns gemeinsam auf Prüfungen vor und unterstützten uns gegenseitig. 1996 fuhren wir gemeinsam nach

Paris, und 2006 waren wir zusammen in Rom. Mal sehen, wo wir 2016 landen!

Während meines Studiums begegnete ich einem Heilpädagogikdozenten. Er war dafür bekannt, dass er mit veralteten Büchern arbeitete und in puncto Behinderung antiquierte Ansichten vertrat. Einmal erklärte er anhand eines Beispiels, wie Eltern die Behinderung ihres Kindes verdrängten. Er machte dabei eine Geste, als streichele er einem Kind über einen übergroßen Kopf, und sagte: „Nein, nein, unser Kind hat keinen Wasserkopf!" Einige Mitstudierende, die von meiner Behinderung wussten, schauten mich völlig entsetzt an. Ich schüttelte nur mit dem Kopf. Ich wusste von anderen behinderten Studenten, wie der Dozent mit Fachwissen prahlte und dachte, da ist Hopfen und Malz verloren.

Eine ähnliche Erfahrung machte ich mit einer Kommilitonin: Ich teilte ihr mit, dass ich nicht zu einer Vorlesung gehen konnte, da ich eine Informationsveranstaltung für Menschen mit Hydrocephalus vorbereiten wollte. Sie fragte mich natürlich, was das sei, und ich erklärte ihr in groben Zügen, worum es ging. Ihre Reaktion darauf: „Ich habe gedacht, die seien ausgestorben, weil man ja keine Menschen mit übergroßen Köpfen mehr sieht." Meine Antwort war: „Ich bin noch ganz lebendig." Solche Erfahrungen habe ich schon oft gemacht. Viele meinen, sie wüssten, worum es geht, sobald sie den Begriff „Wasserkopf" hören. Die meisten sind dann ganz überrascht, dass sie keinen übergroßen Kopf sehen und dass der oder die Betroffene nicht geistig behindert ist. Ich kann damit gut umgehen und nehme das Ganze an dieser Stelle mit schwarzem Humor. Manchmal sage ich auch: „Mir fehlt zwar ein Drittel meines Gehirns, aber der Rest hat auch noch für ein Studium ausgereicht."

Als mich eine Dame, die neuropsychologische Trainingsprogramme verkaufte, auf der „Reha Care" in Düsseldorf einmal fragte, was ein Hydrocephalus sei und ich keine große Lust auf lange Erklärungen hatte, sagte ich nur kurz und knapp: „Das ist, wenn das Hirn ertrinkt." Ich habe ihre Reaktion gar nicht richtig wahrgenommen, aber meine Freundin meinte, ihr wäre in dem Moment alles aus dem Gesicht gefallen.

Zum Thema für meine Diplomarbeit machte ich eine empirische Untersuchung über die Lebenssituation von Erwachsenen mit Hydrocephalus, die ich 2003 in einem kleinen Wissenschaftsverlag veröffentlichte. Ermutigt dazu hatten mich meine damalige Gutachterin für die Diplomarbeit sowie ein Arzt für Psychotraumatologie an der Universität in Heidelberg. Dieser sowie Prof. Klaus schrieben Vorworte für meine Arbeit, worüber ich sehr glücklich war. Die Diplomarbeit wurde von meiner Professorin mit der Note 1 benotet. Sie fand die Arbeit nicht nur fachlich sehr gut, sondern auch sehr authentisch.

Gegen Ende des Studiums musste ich mir eine Stelle für ein Anerkennungsjahr suchen. Problematisch war, dass ich mir aufgrund meiner deutlichen körperlichen Einbußen nur eine Teilzeitstelle suchen konnte. Leider hat sich darauf aber kaum ein Arbeitgeber eingelassen. So landete ich letztlich in einer integrativen Kindertagesstätte und machte dort verteilt über 19 Monate mein Anerkennungsjahr.

14. Hilflose Eltern, oder: Der Wunsch angenommen und gehalten zu werden

Bis heute haben meine Eltern große Probleme, mit meiner Behinderung umzugehen. Als ich geboren wurde und im Alter von vier Monaten die Diagnose feststand, fiel es vor allen Dingen meinem Vater schwer, mich anzunehmen. Er hatte gelernt, dass nach außen immer alles in Ordnung sein muss – wenn auch nur zum Schein –, und da passte ein behindertes Kind nicht rein. Meine Oma väterlicherseits meinte damals zu meiner Mutter: „So etwas ist in *unserer* Familie noch nicht vorgekommen!" Meinem Vater war es peinlich, ein Kind mit einem – damals noch sichtbaren – Wasserkopf zu haben. Schon früh bemerkte ich seine Ablehnung. Im Alter von etwa drei Jahren sagte ich zu meiner Schwester, als mein Vater abgeschlagen nach Hause kam: „Du, geh doch mal zu Vati, der hat dich doch so lieb." Meine Mutter hatte das durch Zufall mitbekommen und mich gefragt: „Hat er dich denn nicht lieb?" Meine Antwort war: „Nein."

Obwohl ich mich – wenn auch verzögert – normal entwickelte, konnte ich den Unterschied, den mein Vater zwischen mir und meiner knapp ein Jahr älteren Schwester machte, deutlich spüren. Meiner Schwester fielen viele Dinge leichter, während ich mir alles hart erarbeiten musste. Ich versuchte durch hartnäckigen Ehrgeiz die Anerkennung zu bekommen, die meine Schwester von ihm erhielt. Auch später wurde von mir nicht so viel erwartet, während es selbstverständlich war, dass meine Schwester Abitur machte. Auch wenn sich dieses Verhältnis später gebessert hat, nehme ich bis heute wahr, dass meine Schwester von meinem Vater für intelligenter gehalten wird.

Letztlich haben meine Eltern eine für mich fast unerträgliche Strategie gefunden, sich mit meiner Behinderung und den immer wiederkehrenden akuten Krankheitsschüben zu „arrangieren". Beide versuchen von ihrer Hilflosigkeit auf unterschiedliche Weise abzulenken. Meine Mutter stürzt sich auf die Probleme anderer und hat schon früh ein ausgeprägtes Helfersyndrom entwickelt. Auch mein Vater sucht sich vermeintliche andere „Probleme" und agiert diese in cholerischen Auseinandersetzungen mit meiner Mutter aus. Beide Strategien sind meiner Meinung nach Ablenkungsmanöver, die, wie gesagt, dazu dienen, sich nicht mit der eigenen Hilflosigkeit aktiv auseinandersetzen zu müssen. Und so können sie sich auch nicht gegenseitig unterstützen. Professionelle psychotherapeutische Hilfe, um hier einige Dinge aufzuarbeiten, lehnen beide bis heute ab. Sie sehen dafür keine Notwendigkeit.

Eine für mich weitere fatale Folge aus diesem Verhalten ist, dass meine Eltern die medizinische Verantwortung immer vollkommen den Ärzten übergeben haben. Bis heute heißt es: „Wir haben den Ärzten doch glauben müssen, dass sie alles richtig machen. Wir sind doch nur Laien." Wenn jemand neu in diese Situation kommt, ist er sicherlich erst einmal überfordert. Das ist auch völlig in Ordnung. Wenn aber ein Kind mit einer Erkrankung über Jahre leben muss, würde ich mir von Eltern wünschen, dass sie dazulernen und sich damit auseinandersetzen. Doch das blieb bei meinen Eltern aus. Diese Erfahrung und mein Wille zu überleben hatten zur Folge, dass ich mich selbst sehr intensiv mit der medizinischen Seite befasst habe. Ich habe für mich bewusst einen anderen Weg gesucht, damit umzugehen. Nach der Erfahrung von 1989 wollte ich nicht mehr nur passiv ausgeliefert sein. Ich wollte so weit wie möglich die Kontrolle behalten und in die Lage versetzt werden, mündige Entscheidungen zu treffen. Genau dazu verhalf mir Prof. Klaus.

Ich persönlich habe schon früh die volle Verantwortung für meine medizinische Versorgung tragen müssen. Ich regele meine Angelegenheiten in diesem Punkt seit vielen Jahren selbst und gewähre meinen Eltern nur eingeschränkt Einblick.

Meine Mutter hat natürlich Angst um mich. Sie versucht, Einfluss auf meine Aktivitäten, zum Beispiel in puncto Sport oder Reisen, zu nehmen. Ich sage ihr aber mittlerweile, dass das ihre Angst ist und nicht meine und ich mein Verhalten ihretwegen nicht ändern werde. Ich würde mir wünschen, dass sie sich professionelle Hilfe holt, um sich damit auseinanderzusetzen. Das ist nicht böswillig gemeint, aber ich muss mich selbst schützen, denn meine Belastungsgrenze ist nicht endlos. Die Art und Weise, wie ich mich abgrenze, empfindet meine Mutter oft als sehr hart. Es mag sein, dass das gerade bei ihr auch so ankommt. Und wahrscheinlich hat mich meine Geschichte auch hart werden lassen. Anders hätte ich sie vielleicht auch nicht überlebt.

Das Streben nach Autonomie und Selbstbestimmung war für mich immer wichtig, um selbstständig zu werden und meinen eigenen Weg zu finden. Da meine Mutter oft zur Überbehütung neigte und aus Angst versucht hat, mich zu bremsen, gab es hier nicht selten Konflikte. Oft haben es Menschen, die von Geburt an eine Behinderung haben, schwer, selbstständig zu werden. Das hat nicht immer unbedingt etwas mit der Schwere der Behinderung zu tun, sondern auch mit der Tatsache, dass es Eltern schwerfällt, gerade ein Kind mit Behinderung loszulassen. Nicht selten ist das „Kind" zur Lebensaufgabe geworden. Die Selbstständigkeit des Heranwachsenden führt also auch automatisch zum Verlust eines zentralen Lebensinhaltes – insbesondere der Mütter. Umgekehrt werden die Betroffenen nicht selten bequem, da sie es gewohnt sind, alles abgenommen zu bekommen. Manchmal ist es deshalb auch eine unheilvolle Symbiose zwischen Mutter und „Kind", die eine Abnabelung für beide Seiten schwierig macht.

Meine Mutter glaubt auch, dass es für mich hilfreich sei, wenn sie den ganzen Tag bei mir im Krankenhaus verbringt. Dabei vermittelt sie mir aber vor allem das Gefühl, dass sie ungeheuer traurig ist und *ich sie* auffangen muss. Dazu bin ich aber nicht in der Lage, wenn es mir selbst schlecht geht und ich versuchen muss, mit dem Hirndruck, den Operationen und den Ärzten klarzukommen. Mir fehlt einfach die Energie, mich auch noch um das Seelenheil meiner Mutter zu kümmern.

Von meinem Vater habe ich mich oft sehr verletzt gefühlt. Als es mir zwischen 1986 und 1991 immer wieder gesundheitlich nicht gut ging, reagierte er oft sehr gereizt. Einmal sagte er, als er von der Arbeit nach Hause kam: „Man mag ja gar nicht mehr nach Hause kommen, wenn es der immer nur schlecht geht." Dieser Satz hat mich sehr verletzt und hängt mir bis heute nach. Mein Vater hat es immer abgelehnt, sich mit der Erkrankung näher auseinanderzusetzen. Er hat meine Mutter nie zu den behandelnden Ärzten begleitet. Aus meiner Sicht hat er sich hier seiner Verantwortung entzogen. Meine Mutter war damit überfordert und nicht in der Lage, sich Hilfe von außen zu holen.

Einmal meinte meine Mutter zu mir, dass sie gar keine großen Probleme hätten, wenn ich nicht diese gesundheitliche Einschränkung hätte. Auch dieser Satz hat mich sehr getroffen – selbst wenn sie das vielleicht nicht böse gemeint hat. Doch meiner Ansicht nach ist es die Verantwortung meiner Eltern, sich mit ihren eigenen Emotionen auseinanderzusetzen. Letztlich sind vor allem ihre eigenen „Geschichten" die Ursache für die Art des Umgangs mit mir. Dass eine Aufarbeitung kein Spaziergang ist und natürlich auch schmerzhaft, bestreitet niemand.

Eine Freundin formulierte es so. Sie wollen (können) sich (ihre Geschichte) nicht sehen. Solange sie sich nicht sehen, können sie aber auch mich nicht sehen (und verstehen). Und ich wünsche mir so sehr, dass sie mich sehen (und verstehen).

Mein Wunsch an meine Eltern wäre also, dass sie sich aktiv mit ihren eigenen „Geschichten" auseinandersetzen, um ihr eigenes Verhalten besser verstehen zu können – in der Hoffnung, dass eine Änderung ihres Verhaltens möglich wird, was auch für mich eine Entlastung bringen könnte. So fühle ich mich oft alleingelassen und überfordert damit, alles regeln zu müssen. Das Verhalten meiner Eltern und ihre konsequente Weigerung, sich mit sich selbst auseinanderzusetzen, erzeugt bei mir nur noch Wut, denn mich fragt keiner, ob ich mit dem Hydrocephalus leben will – ich habe keine Wahl! Alles in allem wechseln meine Gefühle zwischen Wut und Trauer, wenn ich daran denke, dass mir – hätten meine Eltern früher etwas mehr Verantwortung für meine medizinische Versorgung übernommen – vielleicht viele Operationen erspart geblieben wären.

Meine Mutter sagt oft, sie könne sich nicht ändern, da das ihre charakterliche Veranlagung sei. Damit macht sie es sich leicht. Mir ist der Umgang mit dem Hydrocephalus und den Ärzten auch nicht in den Schoß gefallen! Das habe ich mir hart erarbeiten müssen.

Jetzt mögen einige vielleicht sagen, ich könnte mich doch einfach abnabeln. Sicher, es sind heute meine Probleme, mit denen ich in erster Linie selbst zurechtkommen muss. Ich habe immer nach Autonomie und Kontrolle gestrebt – und es macht mich fast verrückt, abhängig zu sein. Doch leider kann ich mich aus der Abhängigkeit von meinen Eltern und von den Ärzten nicht ganz befreien. Ich bin in vielen Dingen auf die Hilfe meiner Eltern angewiesen; wie zum Beispiel beim Transport zur Klinik, wenn es mir nicht gut geht. Ein Krankenwagen würde mich im Notfall nur in die nächstgelegene Klinik bringen, und das ist ein „No Go". Auch bestimmte Unterstützungen im Alltag kann ich mir von meinem Gehalt nicht einfach selbst finanzieren. Ich bin in vielerlei Hinsicht persönlich und finanziell von meinen Eltern abhängig. Ohne sie hätte ich ein echtes Problem. Insofern ist es leichter gesagt als getan, sich abzunabeln.

Ich finde meinen Wunsch, angenommen und gehalten zu werden, legitim. Oft habe ich das Gefühl, dass meine Eltern mich teilweise bewusst, teilweise unbewusst verletzen, weil sie sich um eine aktive Auseinandersetzung drücken. Das Gefühl, nicht verstanden und so angenommen zu werden, wie ich bin, macht mich traurig. Als Schutz vor Reaktionen, die mir nicht guttun, grenze ich mich zum Teil deutlich ab und erzähle ihnen dann auch viele Dinge, die ich mache, nicht.

Ich kann mich nur schwer damit abfinden, dass meine Eltern sich im Hinblick auf die Erkrankung aus meiner Sicht immer aus der Verantwortung gestohlen haben. Mein Verstand weiß vielleicht, dass sie mit der Situation überfordert sind und womöglich auch nicht anders handeln können. Aber dennoch fühle ich mich in dieser Situation alleingelassen. Dieses Gefühl kann ich einfach nicht verleugnen.

Literatur zum Thema:

Hannes Friedrich u.a.: **Missbildung und Familiendynamik**
Vandenhoeck u. Ruprecht 2000
ISBN 978-3-525457-29-0

Andreas Schindler, Alexander Wirich, Gerhard Ruby:
Das Behindertentestament
Zerb 2008
ISBN 978-3-935079-77-8

15. Meine Schwester, meine Pflegegeschwister und mein Cousin

Neben meiner leiblichen Schwester, die ein knappes Jahr älter als ich und gesund ist, hatte ich über einige Jahre hinweg in der Grundschulzeit noch zwei vietnamesische Pflegegeschwister. Das Mädchen war ein knappes Jahr jünger als ich und der Junge circa drei Jahre jünger. Außerdem lebte bei uns noch mein acht Jahre älterer Cousin. Meine Eltern gehörten damals einer Vereinigung an, die sich für vietnamesische „Boatpeople" einsetzte. Nachdem die beiden Geschwister bei der Flucht von ihrer Familie getrennt worden waren, bemühten sich meine Eltern darum, den Rest der Familie nach Deutschland zu holen und sie wieder zusammenzuführen. Das Ganze hat insgesamt vier Jahre gedauert und war für die beiden Kinder nicht ganz unproblematisch, da sie in dieser Zeit fast ihre Muttersprache verlernt hatten und besonders das Mädchen die deutschen Sitten und Gebräuche angenommen hatte, was für sie später in ihrer Familie zu Problemen führte. Mein Cousin kam ebenfalls aus schwierigen Verhältnissen. Er hatte mehrere Jahre Heimerfahrung und war dabei, auf die schiefe Bahn zu geraten. Was die Hilfe für andere angeht, waren meine Eltern damals sehr aktiv. Ich glaube, dass darunter am meisten meine Schwester gelitten hat. Sie musste oft allein schauen, wie sie zurechtkam, denn es gab immer irgendwo andere Probleme, die gelöst werden mussten. Ich selbst habe heute noch oft ein schlechtes Gewissen gegenüber meiner Schwester, weil ich denke, dass sie auch meinetwegen oft zu kurz gekommen ist. Sie hat mir das nie zum Vorwurf gemacht und wir haben ein gutes Verhältnis. Sie hat aber bis heute kein gutes Verhältnis zu unseren Pflegegeschwistern und zu unserem Cousin. Sie ist früh von zu Hause ausgezogen und ist ihre eigenen Wege gegangen.

Meine Schwester war aber insofern wichtig für mich, da sie oft Sachen gemacht hat, die ich auch gerne machen wollte, und ich dann kurzerhand gesagt habe, wenn sie das darf, mache ich das auch. So fing ich im Alter von circa zehn Jahren an zu reiten. Und auch beim Auszug von zu Hause bin ich ihrem Beispiel gefolgt. Sie ist im Alter von 19 Jahren – ein Jahr vor mir – weggezogen, und ich habe dann nur gesagt: Wenn sie das kann, kann ich das auch. Deshalb bin ich froh, dass ich kein Einzelkind bin und mir meine Schwester einige Dinge erleichtert hat. Dass ich eben auch noch ein gesundheitliches Problem hatte, habe ich hierfür nie gelten lassen, und das war auch gut so.

Literatur zum Thema:

Ilse Achilles: **„… und um mich kümmert sich keiner“: Die Situation der Geschwister behinderter und chronisch kranker Kinder**
Reinhardt 2005
ISBN 978-3-492221-98-6

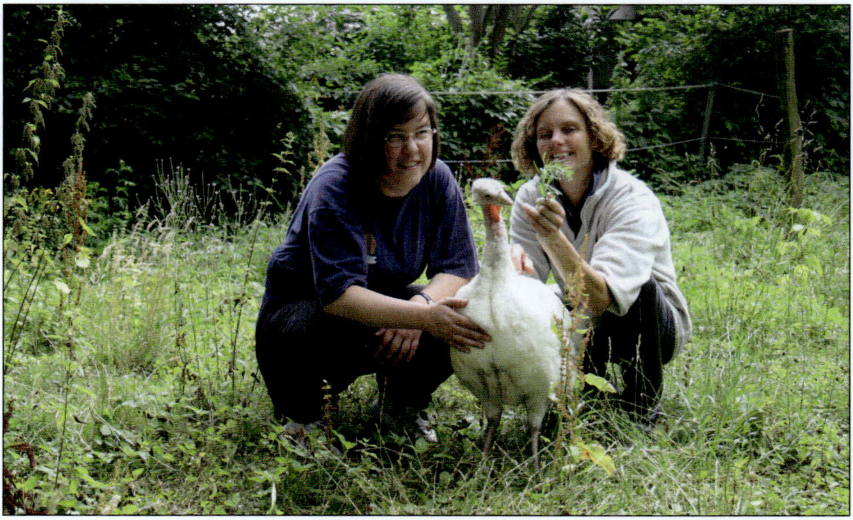

Meine Schwester und ich mit „Putin“.

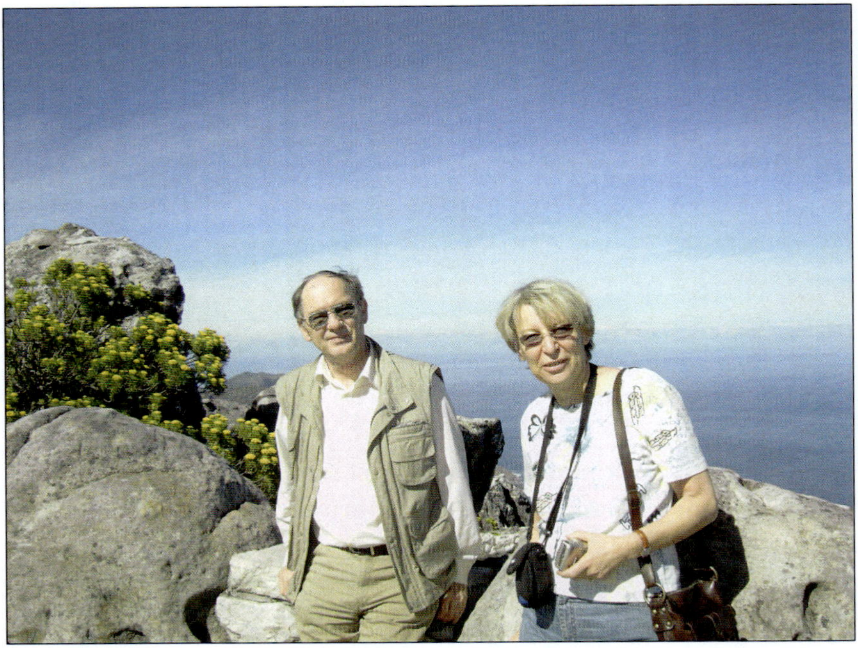

Meine Eltern.

16. Meine Partnerschaft (1998 – 2006/2007)

Von 1998 bis 2006/2007 war ich fest liiert. Die erste Bekanntschaft machten wir 1995 auf einem Selbsterfahrungsseminar der ASbH. Aber erst 1998 lernten wir uns näher kennen. Mein damaliger Partner wurde mit einer Spina bifida geboren und war Rollstuhlfahrer. Er war acht Jahre älter als ich und arbeitete als Verwaltungsfachangestellter bei der Stadtverwaltung. Was wir beide aneinander schätzten, war die gegenseitige Zuverlässigkeit. Das war für mich sehr wichtig, um das Gefühl zu haben, nicht hängen gelassen zu werden. Direkt am Anfang unserer Partnerschaft sagte ich ihm, dass er meine Hydrocephaluserkrankung nicht mit der anderer Spina bifida Betroffener vergleichen kann. Die meisten davon haben glücklicherweise zumindest mit dem Hydrocephalus weniger Probleme, was vermutlich mit der geringeren körperlichen Mobilität und der Körpergröße zusammenhängt. Davon ging er zu Anfang auch bei mir aus. Schnell merkte er aber, dass meine körperliche Belastungsgrenze im Alltag deutlich niedriger war als die seiner Ex-Partnerin. Sie hatte eine Spina bifida und einen Hydrocephalus und war Rollstuhlfahrerin. Auch war relativ schnell klar, dass ich erheblich mehr durch Operationen belastet war, als er das vielleicht vorher aufgrund früherer Bekanntschaften zu Betroffenen mit Spina bifida gedacht hatte. Ich konnte meine Behandlungsoptionen schon damals sehr gut einschätzen und sagte ihm, ich ginge davon aus, dass auf uns auch noch mal schwere Zeiten zukommen würden – was 2003 dann auch geschah.

Mit der Zeit konnte er meine Einschränkungen sehr gut einschätzen und verstand, welche Nachteile auch eine unsichtbare Behinderung mit sich bringen konnte. Er sah es mir deutlich an, wenn es mir nicht gut ging, und meinte dann oft mit liebevoller Ironie: „Du hast wieder deinen Kifferblick drauf!" Ich habe mich von ihm verstanden gefühlt, auch wenn ich manchmal den Eindruck hatte, er sei der Meinung, dass mir viele Dinge leichter fielen, nur weil ich auf meinen beiden Beinen stand. Er war es gewohnt, Hilfe zu erhalten und Dinge abgenommen zu bekommen. Ich habe hier gerade am Anfang meine körperlichen Grenzen oft deutlich überschritten. Später führte dies immer häufiger zu Konflikten, weil ich versucht habe, mich mehr abzugrenzen und die Beachtung meiner Grenzen auch eingefordert habe. Die Einschränkungen und Auswirkungen unserer Behinderungen waren sehr unterschiedlich. Mein Partner war vor allem durch äußerliche Barrieren wie zum Beispiel Treppen, kaputte Aufzüge oder zu schmale Eingänge behindert. Gesundheitlich hatte er mit häufigen Harnwegsinfekten durch eine bestehende Inkontinenz zu kämpfen. Ich selbst habe durch ihn ein Auge für (unnötige) Barrieren bekommen. Aktivitäten wie Reisen oder auch nur abendliches Ausgehen mussten vorher sorgfältig geplant werden, um nicht plötzlich vor unüberwindbaren Hindernissen zu stehen. Der Organisationsaufwand war oft sehr hoch und oft mit einer Menge Ärger verbunden – etwa wenn man über die Mobilitätshotline der Deutschen Bahn zum x-ten Mal die Ausstiegsrampe bestellt hatte und sie dann doch wieder nicht da war. Auch sonst erlebten wir Unglaubliches: Beispielsweise wollte ein Taxifahrer in Münster zehn Euro extra für den Transport des Rollstuhls haben, und ein Busfahrer in Hamburg war zu faul, die Rampe auszufahren. Er schloss einfach seine Tür und fuhr davon. Im „Hotel Sacher" in Wien verwies man uns aus dem Lokal, weil für den Rollstuhl zu wenig Platz war. Ein echtes Abenteuer war eine Fahrt auf die Zugspitze. Wir mussten von München aus dreimal umsteigen. Teilweise mussten die Türstangen aus dem Zugeingang entfernt werden, damit wir überhaupt eine Chance hatten, hineinzukommen. Im nächsten Zug waren die Treppen fast unüberwindbar hoch und viel zu schmal für den Rollstuhl. Also musste der Rolli kurzerhand auseinandergenommen werden. Als wir dann schließlich in eine Gondel umsteigen mussten, gab es oben nur ein Drehkreuz. Personal Fehlanzeige! Zum Glück hatte ein anderer Tourist einen Vierkantschlüssel dabei und öffnete damit den

Seiteneingang. Ich weiß gar nicht, was wir gemacht hätten, wenn hier nicht einige Mitfahrer mit angepackt hätten. Nach einer abenteuerlichen Anreise waren wir am Ziel. Wir waren trotz aller Widrigkeiten oben angekommen und hatten eine traumhafte Aussicht. Mein Partner war das erste Mal im Hochgebirge. Er war sogar so übermütig, dass er meinte: „Lass uns auf der österreichischen Seite herunterfahren!" Ich meinte da nur: „Und wo übernachten wir dann?"

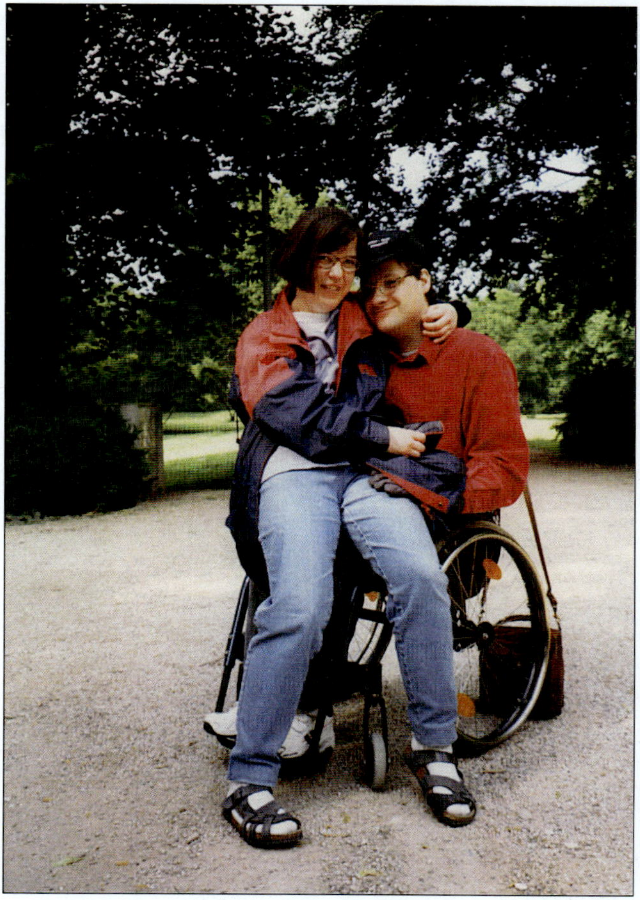

Mein Partner und ich in Speyer.

Leider führten die ständigen Barrieren irgendwann dazu, dass sich mein Partner immer mehr einigelte. Er fühlte sich von allen diskriminiert. Ich habe ihm gesagt, dass es anderen egal sei, wenn er sich zu Hause vergrabe. Am Ende strafe er nur sich selbst damit, was ich sehr schade finde. Ich musste mit ansehen, wie er immer mehr in einer depressiven Stimmung versank, und wusste nicht, wie ich ihm helfen sollte. Ich fühlte mich überfordert und hätte mir gewünscht, dass auch er sich professionelle Unterstützung holt. Er sah darin aber keinen Sinn und meinte, wenn die anderen sich ändern würden, gehe es ihm auch besser. Meiner Meinung nach kann man aber immer nur bei sich selbst anfangen. Und vielleicht bewirkt die eigene Änderung auch eine Änderung bei anderen – auch wenn das leider oft ausbleibt.

17. Das Arzt-Patient-Verhältnis, oder: Der ungeliebte mündige Patient

Das Arzt-Patient-Verhältnis ist ein sehr schwieriges Kapitel für mich. Grundsätzlich bin ich auf die Hilfe der Ärzte, vor allem der Neurochirurgen, angewiesen. Eine Wahl habe ich hier nicht, denn anders ist kein Überleben möglich. Mich macht diese Abhängigkeit oft wütend – gerade dann, wenn die Kommunikation schwierig ist und ich das Gefühl habe, der Situation ausgeliefert zu sein. Aufgrund der Erfahrung mit der Erkrankung und den Ärzten habe ich inzwischen ein ausgeprägtes Bedürfnis, im Rahmen meiner Möglichkeiten die Kontrolle zu behalten. Das ist die Folge der Behandlung im Kinderkrankenhaus, aber auch die Folge aus den zahlreichen Eingriffen in Notfällen, bei denen ich zwangsläufig einen Kontrollverlust erleben musste.

In den letzten 20 Jahren habe ich mich intensiv über meine Erkrankung informiert, sodass ich in der Lage bin, die Verantwortung für mündige Entscheidungen im Hinblick auf die medizinische Behandlung treffen zu können. Ich habe die Erfahrung gemacht, dass ich mich nicht blind auf die behandelnden Ärzte verlassen kann. Wenn ich das in den letzten 20 Jahren getan hätte, könnte ich dieses Buch heute nicht mehr schreiben. Ich bin überzeugt, dass jeder Arzt seine Grenzen hat und es auch in den medizinischen Möglichkeiten immer Grenzen geben wird. Das ist völlig in Ordnung für mich, solange dies offen von den behandelnden Ärzten kommuniziert wird.

Ein Beispiel ist die Hirndruckfeststellung mittels eines CT oder MRT. Weil bei mir seit 1990 eine Ventrikelstarre vorliegt, lässt sich auch bei starkem Hirndruck keine Veränderung der Hirnventrikel feststellen. Gleiches gilt für intermittierenden Hirndruck, der in der Regel nur unter Alltagsbelastungen auftritt und den ich leider nicht für eine geplante operative Druckmessung unter Krankenhausbedingungen vorhersagen kann.

Immer wieder habe ich erlebt, dass Ärzte mit diesen Grenzen selbst nicht umgehen können. Mitunter scheint es, als würden sie ihre Hilflosigkeit auf ihre Patienten zurückprojizieren. Dann haben die „eigentlich gesunden" Patienten auf einmal ein psychosomatisches oder ein hormonelles Problem, Migräne oder eine zu niedrige Frustrationstoleranzgrenze im Hinblick auf „normalen" Hirndruck. Diese Umkehr von Ursache und Wirkung ist für die Betroffenen fatal. Bei mir haben solche Äußerungen sogar zu starken Suizidgedanken geführt. Ich musste auf der einen Seite meinen Alltag mit massiven Hirndrucksymptomen (nächtlicher Übelkeit, Kopfschmerzen, Schwindel, Sehstörungen) bestreiten und konnte von neurochirurgischer Seite andererseits keine Hilfe erwarten. Oft wurden die Hirndrucksymptome bagatellisiert, und ich bekam das Gefühl, dass meine Situation ausweglos ist.

Immer wieder habe ich die Erfahrung gemacht, dass viele Ärzte ein Problem mit gut informierten, mündigen Patienten haben. Ich selbst stehe hier nicht in einem Wissensstreit mit den behandelnden Ärzten oder stelle ihre fachliche Kompetenz in Frage. Das wäre völliger Quatsch! Ich möchte aber mit meiner Wahrnehmung und Erfahrung durch das Erleben der Erkrankung – die letztlich nur mir bekannt ist – ernst genommen werden. Ich würde mir wünschen, dass die behandelnden Ärzte ehrlich mit mir sind, und möchte fachlich so weit informiert werden, dass ich in die Lage versetzt werde, in Kooperation mit ihnen eine mündige Entscheidung auf Augenhöhe zu treffen.

Nur als Beispiel möchte ich von der Reaktion eines Neurochirurgen berichten: Ich hatte während einer Behandlung viele Fragen gestellt, wodurch sich dieser Neurochirurg genervt fühlte und sich bei einem Kollegen über mich beschwerte. Zitat: „Die macht nur Ärger!" Der andere Neurochirurg sagte ihm darauf: „Sagen Sie ihr, was Sache ist, und Sie haben keine Probleme mit ihr!" Seine Antwort war: „Die weiß ja sowieso schon viel zu viel, der kann man ja eh nichts mehr sagen!" Doch letztlich muss ich und nicht der Neurochirurg mit allen Konsequenzen aus der Behandlung leben! Deshalb ist es mein gutes Recht, Informationen einzufordern und Fragen zu stellen.

Eine Psychologin, die in der Neurochirurgie gearbeitet hat und mir im Jahr 2003 sehr geholfen hat, meinte einmal zu mir: „Sie sind eine sehr eigenständige Patientin!" – viele andere würden wohl sagen: „schwierig". Aber wie auch immer: Mein Umgang mit der Erkrankung und den Ärzten ist eine notwendige Folge aus meinen Erfahrungen, auf die ich so manches Mal gerne verzichtet hätte!

Ich kann und will keine unmündige Patientin sein. Dass unkritische Patienten den meisten Ärzten wahrscheinlich lieber sind, ist mir durchaus bewusst. Ein solches Verhalten ist aufgrund meiner persönlichen Erfahrungen für mich aber nicht mehr denkbar.

Das folgende Schema beschreibt, wie ich persönlich die Kommunikation mit Ärzten so manches Mal erlebt habe:

Selbstbild des Arztes:	**Wahrnehmung des Patienten durch den Arzt:**
Ich bin der Arzt.	Du bist der Patient.
Ich bin stark.	Du bist hilflos (schwach).
Ich habe die Lösung.	Du musst hilflos sein, damit ich gebraucht werde, damit ich stark sein kann.
Ich handele.	

Ich unterstelle jetzt einfach mal, dass ein Arzt nie rein altruistisch handelt, dass er immer auch einen Eigennutzen aus seinem Handeln zieht. An und für sich wäre das noch kein Problem – mein Gefühl ist aber, dass den meisten Ärzten das *Bewusstsein dafür fehlt*, dass hier keine Selbstreflexion stattfindet.

Mein Anspruch als Patientin	**Reaktion des Arztes**
– Will Kontrolle behalten und möchte auf Augenhöhe kommunizieren.	– Will nicht in Frage gestellt werden.
– Ist nicht hilflos.	– Wird mit der eigenen Hilflosigkeit und seinen Grenzen (Schwächen) konfrontiert.
– Will Eigenverantwortung übernehmen.	– Fühlt sich bedroht. – Reagiert auf der Beziehungsebene (Abwehr gegen Angriff aufs Ego), statt sich mit Lösungen auf der Sachebene zu befassen. – Verletzendes oder unsachliches Verhalten, um den Patienten zum Schweigen zu bringen. – Bagatellisierung der Erkrankung. – Umkehr von Ursache und Wirkung – (indirekte) Behandlungsverweigerung

Immer wieder stelle ich mir die Frage: „Was ist mein Anteil, wenn es Probleme in der Kommunikation gibt, und was ist Anteil der behandelnden Ärzte? Was kann ich durch mein Verhalten verändern und was kann nur der behandelnde Arzt durch sein Verhalten verändern?" Meiner Meinung nach wird nicht jeder Konflikt in der Behandlung zum Beispiel durch mangelnde Krankheitsverarbeitung oder fehlende Compliance des Patienten verursacht. Oft habe ich den Eindruck, dass auch viele Ärzte nicht gelernt haben, mit ihren Grenzen oder ihrer eigenen Hilflosigkeit adäquat umzugehen. Eine Folge ist oft die Verlagerung des Konfliktes auf den Patienten. Aber das ist nicht ihre Baustelle.

Exkurs: Das Kommunikationsquadrat

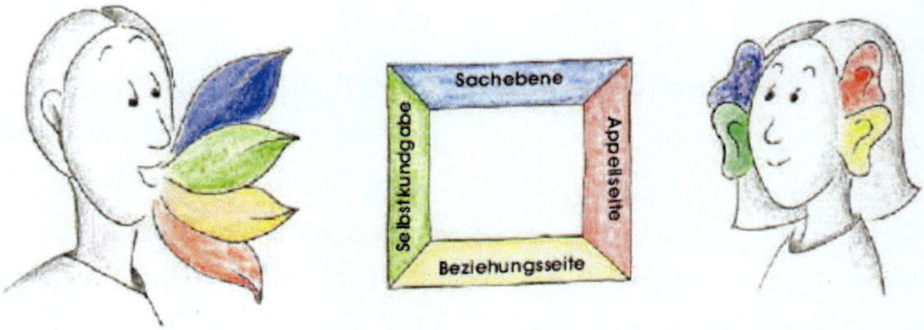

Das Kommunikationsquadrat ist das bekannteste und inzwischen auch weit verbreitete Modell von Friedemann Schulz von Thun. Bekannt geworden ist dieses Modell auch als „Vier-Ohren-Modell". Die vier Ebenen der Kommunikation haben nicht nur Bedeutung für das private Miteinander, sondern auch und vor allem für den beruflichen Bereich, wo das Professionelle und das Menschliche ständig miteinander „verzahnt" sind.

Wenn ich als Mensch etwas von mir gebe, bin ich auf vierfache Weise wirksam. Jede meiner Äußerungen enthält, ob ich will oder nicht, vier Botschaften gleichzeitig:
eine Sachinformation (worüber ich informiere) – **blau**
eine Selbstkundgabe (was ich von mir zu erkennen gebe) – **grün**,
einen Beziehungshinweis (was ich von dir halte und wie ich zu dir stehe) – **gelb**,
einen Appell (was ich bei dir erreichen möchte) – **rot**.

Schulz von Thun hat daher 1981 die vier Seiten einer Äußerung als Quadrat dargestellt und dementsprechend dem Sender „vier Schnäbel" und dem Empfänger „vier Ohren" zugeordnet.

Psychologisch gesehen, sind also wenn wir miteinander reden auf beiden Seiten 4 Schnäbel und 4 Ohren daran beteiligt, und die Qualität des Gespräches hängt davon ab, in welcher Weise diese zusammenspielen.

Auf der **Sachebene** des Gesprächs steht die Sachinformation im Vordergrund, hier geht es um Daten, Fakten und Sachverhalte. Dabei gilt zum einen das Wahrheitskriterium wahr oder unwahr (zutreffend/nicht zutreffend), zum anderen das Kriterium der Relevanz (sind die aufgeführten Sachverhalte für das anstehende Thema von Belang/nicht von Belang?) und zum Dritten erscheint das Kriterium der Hinlänglichkeit (sind die angeführten Sachhinweise für das Thema ausreichend, oder muss vieles andere auch bedacht sein?).

Für den Sender gilt es also den Sachverhalt klar und verständlich zu vermitteln. Der Empfänger, der das Sachohr aufgesperrt hat, hört auf: die Daten, Fakten und Sachverhalte und hat entsprechend der drei genannten Kriterien viele Möglichkeiten einzuhaken.

Selbstkundgabe: Wenn jemand etwas vonsichgibt, gibt er auch etwas von *sich*. Jede Äußerung enthält auch, ob ich will oder nicht, eine Selbstkundgabe, einen Hinweis darauf, was in mir vorgeht, wie mir ums Herz ist, wofür ich stehe und wie ich meine Rolle auffasse. Dies kann explizit („Ich-Botschaft") oder implizit geschehen. Dieser Umstand macht jede Nachricht zu einer kleinen Kostprobe der Persönlichkeit, was dem Sender nicht nur in Prüfungen und in der Begegnung mit Psychologen einige Besorgnis verursachen kann.

Während der Sender also mit dem Selbstkundgabe-Schnabel, implizit oder explizit, Informationen über sich preisgibt, nimmt der Empfänger diese mit dem Selbstkundgabe-Ohr auf: Was sagt mir das über den anderen? Was ist der für einer? Wie ist er gestimmt? etc. …

Die **Beziehungsseite.** ***Ob ich will oder nicht: Wenn ich jemanden anspreche, gebe ich (durch Formulierung, Tonfall, Begleitmimik) auch zu erkennen, wie ich zum anderen stehe und was ich von ihm halte — jedenfalls bezogen auf den aktuellen Gesprächsgegenstand. In jeder Äußerung steckt somit auch ein Beziehungshinweis, für welchen der Empfänger oft ein besonders sensibles (über)empfindliches Beziehungs-Ohr besitzt. Aufgrund dieses Ohres wird entschieden: „Wie fühle ich mich behandelt durch die Art, in der der andere mit mir spricht? Was hält der andere von mir und wie steht er zu mir?"***

Appellseite: Wenn jemand das Wort ergreift und es an jemanden richtet, will er in der Regel auch etwas bewirken, Einfluss nehmen; den anderen nicht nur erreichen, sondern auch etwas bei ihm erreichen. Offen oder verdeckt geht es auf dieser Ebene um Wünsche, Appelle, Ratschläge, Handlungsanweisungen, Effekte etc. Das Appell-Ohr ist folglich besonders empfangsbereit für die Frage: Was soll ich jetzt machen, denken oder fühlen?

Quelle: Miteinander Reden – Störungen und Klärungen von Friedrich Schulz von Thun

Immer wieder zur Verärgerung führen bei mir auch die Arztberichte. Oft habe ich das Gefühl, dass die behandelnden Ärzte die Dinge sehr beschönigen. So werden Fakten verschwiegen und oft ein vermeintlicher Erfolg dokumentiert, der sich nicht selten wie das Wunder von

Lourdes liest. Ein kurzes Beispiel dazu: Im Entlassungsbericht nach einer Operation war zu lesen, dass die Ursache (Verstopfung des Ventrikelkatheters) für den Hirndruck bei einer bereits zwei Wochen vorher durchgeführten Angiographie vom Thorax (!) festgestellt wurde, nachdem man keine Thromben im Thoraxbereich bei der gleichen Untersuchung festgestellt hatte. Weiter war im Bericht zu lesen, dass die Ursache mit dem Austausch des Ventrikelkatheters bei der eigentlichen OP leicht zu beheben war. Kein einziges Wort darüber, dass ich zu diesem Zeitpunkt seit über einem halben Jahr mit zum Teil massiven Hirndruckproblemen (Kopfschmerzen, Übelkeit, Schwindel und Sehstörungen) gelebt habe. Für Außenstehende liest sich das wie: „Es wurde ein simples technisches Problem behoben, nachdem es problemlos diagnostiziert werden konnte." Dass die Ursache bei der Angiographie gar nicht festgestellt werden konnte, sondern erst während der Operation zwei Wochen später, wurde hier völlig verschwiegen. Ich selbst habe erst nach der OP von der Ursache erfahren und war bis dahin extrem angespannt, weil ich nicht wusste, ob diese Ursache bei dieser OP überhaupt gefunden wird. Ebenso wurde verschwiegen, dass der Druck bei der Entlassung noch nicht in Ordnung war und es noch circa drei Wochen Einstellungsschwierigkeiten gab. Hier wurden Dinge unzutreffend und unvollständig dokumentiert, die in einem späteren gutachterlichen Verfahren für den Betroffenen zum Bumerang werden können. Mich machen solche Berichte wütend! Es geht mir hier nicht darum, Dinge zu dramatisieren. Ich kann aber erwarten, dass die Darstellungen stimmen und nicht die Hälfte der Symptomatik verschwiegen wird. Die Tatsache, dass es für die Neurochirurgen ein simples technisches Problem war, heißt noch lange nicht, dass das Gleiche für den Betroffenen gilt, wenn er monatelang mit Hirndruck seinen Alltag bestreiten muss! Oder wird der Mensch bei dieser Sichtweise nicht vom Subjekt zum Objekt?

Literatur zum Thema:

Thomas Gordon: **Patientenkonferenz – Ärzte und Kranke als Partner**
Heyne 1999
ISBN 978-3-453148-52-9

Friedrich Schulz von Thun: **Miteinander reden 1: Störungen und Klärungen**
rororo 1981
ISBN 978-3-499174-89-6

Wolfgang Schmidbauer: **Hilflose Helfer: Über die seelische Problematik der helfenden Berufe**
rororo 2009 (17. Aufl.)
ISBN 978-3-499191-96-1

18. Leben mit intermittierendem Hirndruck

Was es heißt, über Jahre immer wieder mit Hirndrucksymptomen leben zu müssen, möchte ich versuchen, an dieser Stelle zu erklären.

Zum einen wird zwischen Über- und Unterdruck unterschieden, der auch als Unter- oder Überdrainage bezeichnet wird. Bei Überdruck beziehungsweise Unterdrainage staut sich das Hirnwasser im Kopf. Das heißt, es läuft zu wenig ab. Die Ursachen dafür können in einer Abflussstörung der ableitenden Katheter (Ventrikel, atrial oder peritoneal) liegen oder in einem schadhaften Ventil. Das Problem ist, dass man bei einer nur teilweisen Abflussstörung im Bereich der ableitenden Katheter nicht in die Ableitung von außen hineinschauen kann. Ein Hinweis auf eine mögliche Ursache im Bereich des Ventrikelkatheters ist die Möglichkeit, das Ventil am Kopf zu pumpen. Gelingt dies nur schwer oder gar nicht, kann man von einer Störung in diesem Bereich ausgehen. Liegt die Störung in einer teilweisen Verstopfung des atrialen Katheters, ist diese von außen nicht feststellbar.

Bei Überdrainage beziehungsweise Unterdruck läuft zu viel Hirnwasser ab. Ursache ist das Körperlängenwachstum, das den Siphoneffekt verursacht. Diese durch die Schwerkraft entstehende Sogwirkung tritt in aufrechter Körperhaltung ein und verursacht Unterdruck. Früher wurde dieses Phänomen mit einem Antisiphon, heute mit einem sogenannten Shuntassistenten unterbunden. Dieser bewirkt, dass der übermäßige Abfluss in aufrechter Körperhaltung mittels kleiner Kugeln oder Federn im Shuntassistenten unterbunden wird. Es gibt inzwischen unterschiedlich stark wirkende Shuntassistenten, denn der Bedarf ist je nach Körpergröße oder Körperumfang sehr unterschiedlich. Seit einem guten Jahr sind auch die Shuntassistenten (ähnlich wie ein Teil der Ventile) von außen verstellbar.

Zur Diagnostik von Über- oder Unterdruck dienen bis heute fast ausschließlich CT oder MRT. Hier ist bei den meisten Patienten eine Veränderung der Hirnventrikel erkennbar, wenn der Druck zu hoch oder zu niedrig ist. Bei Überdruck sind diese erweitert und bei Unterdruck verkleinert, was zu Schlitzventrikeln führen kann. Um Überdruck beziehungsweise eine Unterdrainage ausschließen zu können, wird auch eine Kontrolle des Augenhintergrundes gemacht. Hier kann man bei Überdruck bei vielen Patienten eine Stauungspapille feststellen. Vor allem bei der Feststellung eines Hydrocephalus bei Patienten, bei denen die Fontanelle bereits geschlossen ist, wird oft eine operative Hirndruckmessung mittels einer Sonde im Kopf über 48 bis 72 Stunden durchgeführt.

Problematisch ist, dass bei Patienten mit einer Ventrikelstarre, die oft aufgrund einer jahrelang unbehandelten Überdrainage entstanden ist, CT oder MRT auch bei sehr stark erhöhtem Hirndruck keine Veränderung der Ventrikel zeigen. Auch eine Stauungspapille als Nachweis für pathologischen Überdruck ist bei vielen chronischen Verläufen nicht mehr feststellbar. Für diese Patienten gibt es bis heute keine ausreichende Diagnostik, um Hirndruck objektiv nachweisen zu können. Die Entwicklung eines Telesensors, der es den Patienten ermöglichen würde, ihren Hirndruck unter alltagsauthentischen Bedingungen zu Hause selbst zu messen, steckt noch in den Kinderschuhen. Eine von 1995 bis 2003 durchgeführte Studie wurde aufgrund zu hoher Entwicklungskosten eingestellt. Ich selbst habe von 1998 bis 2003 an dieser Studie teilgenommen und hatte das Glück, einen über Jahre stabilen Sensor zu haben, der genau diese alltagsauthentische Messung ermöglichte. Hier konnte ein jahrelanger intermittierender Hirndruck zum Teil mit massiven Schwankungen von –25 bis +30/40 cmH_2O objektiv nachgewiesen werden. Im Jahr 2003 hat mir dieser Sensor unschätzbare Dienste erwiesen, und ich hatte zum ersten Mal nicht den psychischen Druck, die unlösbare Beweislast für den Hirndruck tragen zu müssen. Leider musste der Sensor im November

2003 aufgrund einer Shuntinfektion entfernt werden. Seitdem warte ich sehnsüchtig auf eine Neuauflage.

Im Alltag wirkt sich die Hirndrucksymptomatik zum Teil massiv aus. Bei mir besteht sie hauptsächlich aus Kopfschmerzen, Übelkeit, Schwindel, Nackenschmerzen und Sehstörungen. Zum Erbrechen kommt es immer erst relativ spät, wenn der Druck schon extrem erhöht ist. Die ganze Symptomatik lässt sich aufgrund ihrer Lageabhängigkeit meines Erachtens gut von anderen Kopfschmerzen für mich klar unterscheiden, auch Über- und Unterdruck kann ich genau auseinanderhalten. Überdruck geht bei mir schneller mit Übelkeit einher, während Unterdruck häufig zu Kopfschmerzen und Nackensteifheit führt.

Diese Symptomatik führt dazu, dass ich bei Überdruck schlecht schlafen kann oder die Nächte komplett im Sitzen verbringen muss und zur Ablenkung nachts fernsehe. Die Nächte sind nicht mehr erholsam, und die Folge ist eine völlige körperliche Erschöpfung aufgrund des Schlafmangels. Durch die auftretende Übelkeit ist auch das Essen nur eingeschränkt möglich. Oft vergeht mir wegen des Brechreizes der Appetit. Gegen die Kopfschmerzen versuche ich mir mit Tabletten zu helfen und gegen die Übelkeit mit einem zentral wirkenden Medikament wie zum Beispiel Vomex A. Beides hilft nur sehr eingeschränkt. Steigt der Druck ganz massiv an, nehme ich zur Druckentlastung ein Entwässerungsmedikament (Lasix oder Diamox). Da diese Medikamente den Körper sehr stark entwässern und dem Körper dabei vor allen Dingen Kalium entziehen, nehme ich ein Kaliumpräparat, damit die Nieren nicht zu stark belastet werden. Durch die Entwässerung sinkt der Hirndruck vorübergehend. Eine Dauerlösung ist dieses Medikament aber aufgrund der Nebenwirkungen auf keinen Fall. Es ist und bleibt eine Notlösung! Außerdem nimmt der Hirndruck bei körperlicher Belastung zum Teil deutlich zu. Das gilt für Über- und Unterdruck gleichermaßen und hat zur Folge, dass normale Alltagsbelastungen wie Einkaufen, Putzen oder Arbeiten nur noch unter großem Energieaufwand möglich sind. Sportliche Aktivitäten können gar nicht mehr realisiert werden.

Insgesamt ist die Hirndrucksymptomatik körperlich und psychisch sehr belastend und führt in der Regel zu chronischen Erschöpfungszuständen. Was mich aber besonders wütend macht, ist die Tatsache, dass diese massive körperliche Beeinträchtigung durch den Hirndruck von vielen Neurochirurgen bagatellisiert wird. Es ist einfach empörend, wenn einem das Gefühl vermittelt wird, dass eine Grippe mehr körperliche Belastungen mit sich bringt als Hirndruck.

Ich habe bei mir und bei anderen Betroffenen mit Hydrocephalus gesehen, dass jahrelanger Hirndruck auch körperlich nicht ohne Folgen bleibt. So ließ meine körperliche Leistungsfähigkeit in den letzten 20 Jahren insgesamt deutlich nach. Ich benötige regelmäßige Ruhe- und Schlafpausen. Auch ist das Schlafbedürfnis insgesamt auf durchschnittlich 12 bis 14 Stunden täglich gestiegen. Früher kannte ich solche Einschränkungen nicht. Weiterhin hat Hirndruck auch deutliche neuropsychologische Folgen, nämlich massive Einschränkungen in der Konzentration, der Aufmerksamkeit und der Gedächtnisleistung. Auch hier findet eine schnelle Erschöpfung statt, die mir nur sehr eingeschränkt eine konzentrierte Arbeit über einen bestimmten Zeitraum ermöglicht.

Auswirkungen von Hirndruck bei mir (lang- und kurzfristig) – Zusammenfassung

Ich unterscheide direkte Hirndruckprobleme, die ihre technische Ursache im Shunt haben, und langfristige Folgeprobleme durch den langjährigen chronischen Verlauf des Hydrocephalus.

Direkte Folgen des Hirndrucks sind:

- Kopfschmerzen
- Übelkeit
- Schwindel
- Nackenschmerzen

– Sehstörungen
– Gleichgewichtsstörungen

Diese Symptome sind in der Regel – je nachdem, ob Über- oder Unterdruck herrscht – lageabhängig.

Bei Überdruck verbringe ich die Nächte oft im Sitzen und ohne Schlaf. Hier überwiegen Übelkeit und Schwindel, sodass ich oft nichts essen oder trinken kann.

Bei Unterdruck muss ich mich je nach Ausprägung immer wieder länger hinlegen. Hier überwiegen Kopf- und Nacken- beziehungsweise Rückenschmerzen. Unterdruck versuche ich, mit viel Flüssigkeit auszugleichen.

Der langjährig intermittierende Hirndruck hat aber auch **langfristige Folgen** hinterlassen:

Neuropsychologische Auswirkungen:
– Geringe Konzentrations- und Aufmerksamkeitsspanne
– Schlechtes Kurzzeitgedächtnis
– Schnelle körperliche und geistige Erschöpfung (Ermüdung)
– Hoher Schlafbedarf
– Probleme mit der Feinmotorik (zum Beispiel schlechte Handschrift, Schwierigkeiten beim Basteln und beim genauen Zeichnen, zum Beispiel in der Geometrie)
– Probleme im Bereich Mathematik (Dyskalkulie)
– Augen-Hand-Koordination
– Probleme mit der räumlichen Wahrnehmung

Im kognitiven Bereich behelfe ich mir, indem ich viele Dinge aufschreibe. Meine Arbeitskollegen wissen zum Beispiel, dass sie mir keine Infos zwischen Tür und Angel geben sollen, und schicken mir alle Infos per Mail. Auch ist es gut, wenn der Geräuschpegel bei kognitiven Tätigkeiten möglichst gering ist (Großraumbüros sind hier problematisch). Dinge müssen hintereinander und nicht gleichzeitig abgearbeitet werden, da das auch leicht zu Überforderungen führt und dann in der Regel Dinge „durchgehen“ und vergessen werden. Grundsätzlich benötige ich viel mehr Zeit, Informationen aufzunehmen und zu verarbeiten als meine nichtbehinderten Kollegen.

Immer wieder sind Pausen notwendig, und die Kräfte müssen sehr genau eingeteilt werden. Die Bewältigung des Alltags erfordert eine hohe Disziplin. Wichtig sind regelmäßige Pausen und ausreichend Schlaf.

Auswirkungen auf das Sehvermögen:
- Ausfälle im Gesichtsfeld
- verminderte Sehschärfe
- Schielen
- Probleme mit räumlichem Sehen

Aufgrund dieser Beeinträchtigungen ist es für mich zum Beispiel schwierig, ein Getränk einzuschenken, ohne danebenzu„zielen“. Ich halte oft den Finger am Rand des Glases nach innen, um festzustellen, wann es voll ist. Ich habe diesen Trick bei blinden Menschen gesehen und finde die Idee hilfreich. Es passiert mir öfters, dass ich ein Glas ungewollt umwerfe oder einen Ball schlecht fangen kann, da ich „daneben“greife. Wahrscheinlich ist das auf den Ausfall im Gesichtsfeld zurückzuführen.

Manchmal leide ich unter Wetterfühligkeit, die auch Kopfschmerzen (aber nicht immer Hirndruck) auslösen kann. Ich habe die Erfahrung gemacht, dass Hitze Überdruck ungünstig beeinflussen kann. Die Theorie hingegen, dass Hitze durch Flüssigkeitsverlust Unterdruck verursacht, kann ich subjektiv nicht bestätigen. Vielmehr glaube ich der Theorie, dass der Körper bei Hitze mehr Flüssigkeit einlagert und dadurch der Druck steigt.

Ich habe erkannt, dass es mir wenig nützt, ständig meine Belastungsgrenzen zu überschreiten und mich dauerhaft körperlich zu überfordern, nur um den schönen Schein nach außen zu wahren. Wenn die Neurochirurgen Recht haben und der Hydrocephalus ein simples technisches Problem ist, das, sofern das Ventil wieder funktioniert, volle Leistungsfähigkeit ermöglicht, dann frage ich mich, warum es so viele Betroffene mit 30 bis 60 Operationen und viele Frühverrentungen gibt?!

Die Wahrnehmung der eigenen körperlichen Befindlichkeit des Patienten – besonders seine Einschätzung von Hirndrucksymptomen – wird von vielen Neurochirurgen oft nicht ernst genommen. Ich selbst kann für mich aber in Anspruch nehmen, dass ich, seitdem ich 1990 über mehrere Wochen ein Beschwerdetagebuch geführt habe, den Hirndruck subjektiv genau einschätzen kann. Als die Kinderchirurgen zwischen 1986 und 1989 immer wieder den Hirndruck in Frage gestellt haben, habe ich teilweise selbst an meiner eigenen Wahrnehmung gezweifelt und mich in wilde Aktivitäten wie zum Beispiel Sport gestürzt, um mich zu „betäuben". Das passiert mir heute nicht mehr, denn ich weiß, dass ich Expertin in eigener Sache bin und meine Wahrnehmung völlig in Ordnung ist (auch wenn das „Betäuben" heute noch funktioniert und ich oft keinen anderen Ausweg mehr sehe, um mich vor Schlimmerem zu bewahren).

Literatur zum Thema:

Ratgeber der Arbeitsgemeinschaft Spina bifida und/oder Hydrocephalus e.V.
Hydrocephalus im Erwachsenenalter
Ergänzung zum Ratgeber Hydrocephalus 3
Hg. von der ASbH e.V., 2000
ISBN 978-3-980351-37-9

19. Exkurs: Neuropsychologische Auswirkungen des Hydrocephalus

Probleme mit der Konzentration, der Aufmerksamkeit und dem Gedächtnis behindern den Erwerb von Informationen. Die Konzentration kann hier durch Kopfschmerzen und Hirndruckschwankungen behindert sein. Auch die Ausdauer Informationen aufzunehmen und zu verarbeiten, kann deutlich beeinträchtigt sein. Teilweise ermüden die Betroffenen schnell und benötigen immer wieder Ruhepausen, um eine längere Konzentration gewährleisten zu können. Folge kann sein, dass die Betreffenden sehr viel länger für die Bewältigung kognitiver Aufgaben brauchen.

Das Arbeitsgedächtnis

Das Arbeitsgedächtnis ist zuständig für die vorübergehende Speicherung im Zusammenhang mit einfachen, aber auch komplexen Aufgaben. Das Arbeitsgedächtnis vermittelt ein Verständnis von der Umwelt und stellt eine mentale Repräsentanz dieser her. Es wirkt unterstützend beim Problemlösen und beim Erwerb neuen Wissens. Besteht in diesem Bereich eine Störung, können Fähigkeiten wie das Rechnen oder die Problemlösung gestört sein.

Das Langzeitgedächtnis speichert eine große Menge an Informationen über einen langen Zeitraum. Die Informationen werden normalerweise nach ein paar Sekunden mit geringfügigen Verlusten aus dem Arbeitsgedächtnis transferiert. Patienten mit Hydrocephalus können hier Probleme haben, Informationen in das Langzeitgedächtnis zu transferieren.

Das Langzeitgedächtnis kann Informationen auf zwei Arten speichern:

- Mehr sprachliche Erinnerungen an Ereignisse aus dem Leben und die Fähigkeit, sie zu rekonstruieren.

- Mehr bildliche, strukturierte Aufzeichnungen von Fakten, Fähigkeiten (auf den Raum/Wahrnehmung bezogen) und Konzepten (Ansichten und Überzeugungen).

Das sensorische Gedächtnis:
Das sensorische Gedächtnis erhält über die Augen, Ohren und den Tastsinn Informationen. Diese Informationen werden entweder ignoriert oder beachtet.

Das **visuelle Gedächtnis** ist das Gedächtnis für die Orte, Bilder und Ereignisse. Als Folge allgemeiner Probleme mit der Verarbeitung visueller Informationen im Vergleich zu verbalen Informationen können Menschen mit Hydrocephalus hierdurch in spezifischer Weise betroffen sein. Wenn der Betroffene versucht, sich auf das Anschauen von Objekten zu konzentrieren, dann fördert ein ruhiger Raum die Konzentration beim Anschauen der Gegenstände sowie auch deren Erinnerung. Wenn die Anzahl der Gegenstände/Begriffe, die der Betroffene gesehen und sich gemerkt hat, erhöht wird, verbessert sich die Leistung des visuellen Gedächtnisses. Der Geräuschpegel im Hintergrund sollte niedrig gehalten werden.

Hörgedächtnis: Versucht der Betroffene zuzuhören, dann hilft ihm ein geordneter, stiller Raum dabei, sich zu erinnern, wie viele Geräusche und Wörter er gehört hat. Die visuelle Ablenkung sollte gering sein zum Beispiel nicht zu viele Personen, Radios usw. im Raum.

Das **Wortgedächtnis** ist der Ort der Erinnerung an Anweisungen und Namen.

Auch über das Tastgedächtnis werden unterschiedliche sensorische Erfahrungen vermittelt.

Strategien zur Verbesserung der Lerndauer:
- Um Informationen aufnehmen und verarbeiten zu können, sollte ein ruhiges Umfeld mit möglichst wenig Ablenkung geschaffen werden.

- Es sollten möglichst nicht mehrere Informationen gleichzeitig gegeben werden. Unterstützen Sie die Konzentration durch Wiederholungen, um Konzentrationslücken zu schließen.
- Finden Sie heraus, an welcher Tageszeit, Sie am leistungsfähigsten sind.
- Vermeiden Sie Zeitdruck.
- Beschäftigungen, die aktive Teilnahme erfordern, wie beispielsweise Theater, Musik, Handarbeit und die Bearbeitung von Objekten, erhöhen die Aufmerksamkeit und Konzentration.
- Reize sollten sinnvoll und interessant sein.
- Fokussieren Sie Ihre Aufmerksamkeit durch Erinnerung.
- Setzen Sie sich erreichbare Lernziele und nehmen Sie sich dafür ausreichend Zeit.
- Vereinfachen Sie die Aufgaben durch überschaubare Gliederungen.

Die räumliche Wahrnehmung:

Menschen mit Hydrocephalus können in der Regel verbale, sprachliche Aufgaben besser bewältigen als Aufgaben, die visuelles Bewusstsein oder räumliche Wahrnehmung erforderlich machen. Zum Beispiel finden sie Handarbeiten, Baukonstruktionen und Puzzles schwierig. Aufgaben, bei denen Tiefe und Entfernung eingeschätzt werden müssen, stellen für sie eine große Herausforderung dar.

Menschen mit Hydrocephalus haben aufgrund visueller Schwierigkeiten Probleme damit, an fremden Orten den richtigen Weg zu finden.

Defizite in der räumlichen Wahrnehmung führen zu Problemen mit der Koordination im dreidimensionalen Raum.

Strategien zur Förderung räumlicher Wahrnehmung:

- Es kann hilfreich sein, Probleme mit der räumlichen Wahrnehmung zu überwinden, indem man die Aufgaben in Worte fasst.

- Eine Aufgabe kann besser bewältigt werden, wenn diese Schritt für Schritt besprochen wird und die einzelnen Schritte genau begründet werden. Es macht deshalb Sinn, manchmal Listen zu erstellen, um sich besser erinnern zu können.
- Setzen Sie schriftliche und visuelle Zeichen ein.
- Rätzel und Puzzles fördern zum Beispiel die räumliche Wahrnehmung.

Die intellektuelle Informationsverarbeitungsgeschwindigkeit:
Menschen mit Hydrocephalus verarbeiten Informationen im Vergleich zu Gleichaltrigen langsamer. Eine verzögerte Bearbeitungszeit bedeutet, dass sie länger brauchen, um eine Information zu kodieren (zu speichern), zu verstehen und sie in der gewünschten Weise umzusetzen. Die Betroffenen benötigen hier mehr Zeit als andere, den gewünschten Lernstoff vollständig zu verarbeiten. Abstrakte Informationen wie zum Beispiel Mathematik aufzunehmen, fällt den Betroffenen besonders schwer. Auch wenn Lernpotential und Intelligenz hoch sind, kann eine langsame Verarbeitungsgeschwindigkeit eine negative Kettenreaktion in Bezug auf das allgemeine Lernen und den Erwerb von Wissen auslösen.

Strategien zur Förderung der Informationsverarbeitungsgeschwindigkeit:
- Informationen müssen in sehr kleinen Mengen vermittelt werden, wobei einzelne Punkte oft wiederholt werden müssen, um sicherzugehen, dass die Information verarbeitet wurde, bevor man zum nächsten Thema übergeht.
- Werden zwischen den einzelnen Aufgaben Pausen gemacht, kann der Betroffene Informationen leichter verarbeiten und verstehen.
- Es ist wichtig, so viele Informationen wie möglich zu vermitteln, und zwar mit Hilfe eines Mediums, das sich für den Betroffenen besser eignet (zum Beispiel schriftlich/bildlich). Er verarbeitet ein

Medium schneller, wenn es dem Lernstil, der bei ihm am stärksten entwickelt ist, entspricht.
- Der Betroffene kennt vielleicht viel mehr Informationen, als er in einem begrenzten Zeitraum aufschreiben kann. Es kann deshalb sinnvoll sein, wenn jemand anderes auch mitschreibt.
- Die Verarbeitungsgeschwindigkeit wird besonders von Angst und Ablenkbarkeit beeinflusst. Es macht deshalb Sinn, Überforderungen zu vermeiden.
- Um den Betroffenen zu unterstützen, die langsamere Verarbeitungsgeschwindigkeit auszugleichen, sollte er alles, was er sich merken muss, aufschreiben und diese Informationen ein paar Mal laut wiederholen, um sie vollständig zu verarbeiten.

Die Beschreibung meines bisherigen Lebenswegs sollte bereits deutlich gemacht haben, dass die im letzten Kapitel geschilderten Probleme nicht nur bei Kindern mit Hydrocephalus auftreten können. Aus Kindern werden Leute, und diese Probleme verschwinden leider auch nicht mit zunehmendem Alter. Sie erschweren damit nicht nur die schulische Laufbahn. Die Probleme setzen sich im beruflichen Alltag fort. Für diese Defizite bei Kindern mögen die meisten noch Verständnis aufbringen. Bei Erwachsenen ist das oft aber nicht mehr so, und etwas zu erklären, was man nicht sieht, ist leider oft schwierig. Schließlich möchten die meisten nicht als geistig Minderbemittelte in eine Schublade gesteckt werden. Wie bereits erwähnt, haben die Probleme oft nichts mit mangelnder Intelligenz zu tun. Sie wirken sich aber auf die intellektuelle Leistungsfähigkeit aus.

Ich selbst habe oft unbewusst eine Reihe der hier genannten Strategien angewendet, um meinen Schul-, Studium- und Berufsalltag zu bewältigen. In der Schule war es oft schwierig, damit umzugehen, denn zum damaligen Zeitpunkt wussten meine Eltern noch nicht, woher diese Defizite kamen. Ich wurde deshalb nicht selten für unordentlich, schludrig und unkonzentriert gehalten. Die Probleme wurden in der Regel auf mangelndes Wollen, nicht auf mangelndes Können geschoben. Das führte oft zu einem erheblichen Leistungsdruck, und ich bemühte mich, die Defizite zu kompensieren. Im Studium war es insofern leichter, als ich mir meinen Studienplan selbst zusammenstellen konnte und mir der Zeitdruck etwas genommen war. Ich brauchte immer mehr Zeit als andere, Informationen aufzunehmen und zu verarbeiten. Das war auch im Studium nur mit einer eisernen Disziplin zu bewältigen. Später im Beruf wussten meine Kollegen in gewissem Rahmen von der Problematik. Es war zum Beispiel klar, dass mir Informationen nur per Mail und nicht zwischen Tür und Angel mitgeteilt werden. Trotzdem war es immer schwierig, diese Flut an Informationen adäquat zu verarbeiten. Vor allem Teamsitzungen waren für mich deshalb oft schwierig. Auch die Tendenz, Einzelbüros aufzulösen und Büros zusammenzulegen, war für mich problematisch. Ich teilte mir mit einer Kollegin ein Büro und hatte oft erhebliche Schwierigkeiten, mich auf meine Arbeit zu konzentrieren, wenn sie (laut) telefonierte.

Auf welche Ursachen genau neuropsychologische Defizite bei Betroffenen mit Hydrocephalus zurückzuführen sind, ist meines Erachtens nicht genau bekannt. Die Ventrikelweite scheint hierfür aber kaum ein geeigneter Maßstab für generelle Auswirkungen auf den Alltag der Betroffenen zu sein.

Quelle:

Ratgeber der Arbeitsgemeinschaft Spina bifida und/oder Hydrocephalus e.V.
Ihr Kind mit Hydrocephalus
Ein praktischer Ratgeber für Familien
Hg. von der ASbH e.V., 2006, S. 47–53

Literatur zum Thema:

Mario Prosiegel, Stefanie Böttger: **Neuropsychologische Störungen und ihre Rehabilitation: Hirnläsionen, Syndrome, Diagnostik, Therapie**
Pflaum 2007 (4. Aufl.)
ISBN 978-3-790509-42-7

20. Berufstätigkeit und Hydrocephalus (2002 – 2009)

Die in den letzten Kapiteln geschilderten Probleme wirken sich in der Regel auch auf die konkrete Berufstätigkeit aus. Prinzipiell ist der Einstieg ins Berufsleben für Menschen mit Behinderung oft sehr viel schwieriger. Ich selbst hatte das Glück, dass ich durch Zufall auf hilfreiche Institutionen gestoßen bin, die mich bei meinem Berufseinstieg unterstützt haben. So wurde ich vor Beginn meines Studiums durch das Deutsche Studentenwerk auf die „Zentralstelle für Arbeitsvermittlung" aufmerksam. Diese veranstaltete damals Seminare für chronisch Kranke und behinderte Studenten. Nach Abschluss meines Studiums unterstützte mich die ZAV auch bei der Stellensuche. In deren Rahmen wurde ich selbst dann durch Zufall auf den Integrationsfachdienst (IFD) aufmerksam. Ich vereinbarte mit diesem einen Termin, weil ich hoffte, dort Unterstützung bei der Stellensuche zu bekommen. Dieser Zufall sollte sich als glückliche Fügung herausstellen. Es ergab sich die Möglichkeit, mit Hilfe von Eingliederungszuschüssen der ZAV eine auf zwei Jahre befristete Stelle beim IFD für mich einzurichten. Berufsbegleitend hatte ich die Möglichkeit, eine zweijährige Fortbildung zur „Klientenzentrierten Gesprächsführung nach Rogers" zu absolvieren. Bei der Finanzierung dieser Fortbildung wurde ich vom Landschaftsverband unterstützt, denn sie diente der beruflichen Integration und Weiterbildung. Später arbeitete ich selbst im Bereich der Arbeitsvermittlung von Menschen mit Behinderung. Dort habe ich erfahren, welche Möglichkeiten es für deren Eingliederung ins Arbeitsleben gibt.

So werden Lohnkostenzuschüsse in unterschiedlicher Höhe und Dauer gezahlt, die zum Teil abhängig sind von der Behinderung, aber auch vom jeweiligen Sachbearbeiter der „Agentur für Arbeit". Darüber hinaus gibt es die Möglichkeit, sogenannte Probebeschäftigungen über die „Agentur für Arbeit" zu finanzieren. Eine solche Beschäftigung bietet die Möglichkeit für Arbeitnehmer und Arbeitgeber, sich unverbindlich kennenzulernen. Nicht selten führen solche Probebeschäftigungen dann auch zu langfristigen Anstellungen. Darüber hinaus gibt es die Möglichkeit, behinderungsbedingte Hilfsmittel, wie zum Beispiel einen Bildschirm für Sehbehinderte oder ähnliches, zu finanzieren. Für Arbeitgeber kann die Einstellung aber noch aus einem anderen Grund von Nutzen sein. So gab es bisher die Möglichkeit, Investitionskostenzuschüsse über das Integrationsamt (nicht zu verwechseln mit dem Integrationsfachdienst!) zu beantragen. So hat ein Arbeitgeber zum Beispiel die Möglichkeit, eine Maschine, an der der Betreffende arbeitet, in Teilen finanziert zu bekommen. Die Beträge dafür sind zum Teil beträchtlich.

Weiter gibt es die Möglichkeit, Menschen mit deutlichen Beeinträchtigungen in einem Integrationsbetrieb zu beschäftigen. Oft ist diese Möglichkeit auch ein Sprungbrett für diejenigen, die vorher in einer Werkstatt für Menschen mit Behinderung gearbeitet haben, auf den ersten Arbeitsmarkt zu gelangen. Für die Betroffenen ist hier eine intensive Betreuung und Unterstützung gewährleistet, wie sie sonst auf dem ersten Arbeitsmarkt nicht gegeben ist.

Leider haben viele Arbeitgeber Angst, dass ein Mensch mit einer anerkannten Schwerbehinderung unkündbar ist. Sie wissen oft nicht, dass dieser in der Probezeit genauso kündbar ist wie alle anderen Arbeitnehmer. Darüber hinaus gibt es auch immer die Möglichkeit, einen Arbeitsvertrag befristet auszusprechen. Der besondere Kündigungsschutz gilt also eigentlich nur für unbefristete Arbeitsverträge, die heute ohnehin kaum noch geschlossen werden. Außerdem gibt es durch das zunehmende Auftreten von Zeitarbeitsfirmen in vielen Bereichen ohnehin nur noch einen minimalen Kündigungsschutz.

Aber auch für Menschen mit Behinderung, die in einer Beschäftigung stehen, gibt es Möglichkeiten der Unterstützung durch den

Integrationsfachdienst. Die Berufsbegleitung vermittelt bei Schwierigkeiten zwischen Arbeitgeber und Arbeitnehmer. Sofern die Arbeitsleistung behinderungsbedingt nicht mehr voll erbracht werden kann, haben Arbeitgeber die Möglichkeit, einen sogenannten finanziellen Minderleistungsausgleich vom Integrationsamt zu bekommen. Der IFD wird hier in der Regel mit Stellungnahmen beauftragt, nachdem er mit Arbeitnehmer und Arbeitgeber gesprochen hat. Dieses Instrument kann hilfreich sein, um eine Kündigung zu vermeiden. Werden Kündigungen bei unbefristeten Arbeitsverträgen ausgesprochen, wird der IFD ebenfalls um Stellungnahmen gebeten, damit das zuständige Integrationsamt über die Kündigung entscheiden kann. Auch bei einer Wiedereingliederung nach langer Krankheit, zum Beispiel über das Hamburger Modell, kann der IFD die Betroffenen unterstützen.

Zurzeit existiert für Schüler von Sonderschulen, die die beiden letzten Klassen besuchen, die Möglichkeit, bei der beruflichen Integration vom IFD unterstützt zu werden.

Alle geschilderten Maßnahmen sind in der Regel von der Finanzlage der Agenturen für Arbeit, der Rentenversicherungsträger und der Landschaftsverbände abhängig und unterliegen einem ständigen Wandel.

Ich hoffe, dass diese Unterstützung von Menschen mit Behinderung durch den Integrationsfachdienst auch in Zukunft erhalten bleibt, da es diese Menschen ohnehin sehr viel schwerer haben, auf dem Arbeitsmarkt Fuß zu fassen. Auch aufgrund der im Vergleich zur Agentur für Arbeit niedrigeren Fallzahlen ist eine gute Unterstützung gewährleistet.

Ob eine berufliche Beschäftigung mit einer Behinderung gut funktioniert, hängt aber auch vom Leiter des Betriebes und von den direkten

Arbeitskollegen ab. Ein gewisses Maß an Verständnis für den Betroffenen ist notwendig. Ich selbst habe oft auch ein schlechtes Gewissen gegenüber meinen Kolleginnen und Kollegen, wenn sie durch meine behinderungsbedingten Ausfälle stärker belastet werden. Anschriften von Integrationsfachdiensten finden Sie unter **www.bag-ub.de**.

Exkurs – Leistungen zur Teilhabe am Arbeitsleben – Eine Übersicht

Leistungen zur Aus- und Weiterbildung

- Zuschüsse zur Ausbildungsvergütung
- Zuschüsse zur Ausbildungsvergütung für schwerbehinderte Menschen
- Ausbildungsgeld
- Beratung und Vermittlung
- Zuschüsse zu den Gebühren bei der Berufsausbildung besonders betroffener schwerbehinderter Jugendlicher und junger Erwachsener
- Prämien und Zuschüsse zu den Kosten der Berufsausbildung behinderter Jugendlicher und junger Erwachsener
- Betreuung und Beleitung durch den Integrationsfachdienst
- Nachteilsausgleich bei Abschluss- und Gesellenprüfung
- Ausbildungsförderung (BaföG) – Erhöhte Einkommensfreibeträge/Höchstförderungsdauer/Prüfungserleichterungen
- Eingliederungshilfe für behinderte Menschen zum Besuch einer Hochschule
- Erstausbildung in einem Berufsbildungswerk (BBW)
- Berufliche (Wieder-)Eingliederung von erwachsenen behinderten Menschen in einem Berufsförderungswerk (BFW)

Leistungen an schwerbehinderte Menschen im Arbeits- und Berufsleben

- Technische Arbeitshilfen
- Arbeitsassistenz
- Erhaltung und Erweiterung der beruflichen Kenntnisse und Fertigkeiten (Qualifizierung)
- Gründung einer selbstständigen beruflichen Existenz
- Hilfen in besonderen Lebenslagen
- Hilfen zum Erreichen des Arbeitsplatzes
- Beschaffung, Ausstattung und Erhaltung einer behinderungsgerechten Wohnung
- Übergangsgeld
- Persönliches Budget

Leistungen an Arbeitgeber im Arbeits- und Berufsleben

- Investitionshilfen zur Schaffung von Arbeitsplätzen
- Behindertengerechte Gestaltung von Arbeitsstätten und Arbeitsplätzen
- Personelle Unterstützung
- Minderleistung
- Beratung und Betreuung
- Aktion 5
- Finanzielle Förderung des Übergangs behinderter Menschen von der Werkstatt (WfbM) auf den allgemeinen Arbeitsmarkt, „Übergang plus"
- Eingliederungszuschuss
- Eingliederungszuschuss für besonders betroffene schwerbehinderte Menschen
- Zuschuss zu einer befristeten Probebeschäftigung
- Einstellungszuschuss bei Neugründung
- Anrechnung auf Pflichtarbeitsplätze/Mehrfachanrechnung
- Integrationsprojekte

Nachteilsausgleiche im Arbeits- und Berufsleben

- Kündigungsschutz
- Gleichstellung
- Zusatzurlaub
- Mehrarbeit
- Teilzeit aus behinderungsbedingten Gründen
- Richtlinien zum SGB IX/Rehabilitation und Teilhabe behinderter Menschen im öffentlichen Dienst
- Arbeitszeit von Beamten/Teilzeitbeschäftigung/Urlaub ohne Bezüge

Die hier aufgeführten Leistungen sind nur eine kurze Übersicht, die aber nicht vollständig ist. Die genauen Bestimmungen und Erläuterungen können Sie in der Broschüre **„Leistungen zur Teilhabe am Arbeits- und Berufsleben und Nachteilsausgleiche" 2009** nachlesen. Die Broschüre kann über den Landschaftsverband Rheinland oder Westfalen-Lippe bezogen werden.

Literatur zum Thema:

Landschaftsverband Rheinland, **„Verschiedene Informationen u.a. zum Schwerbehinderten-Ausweis, Kündigungsschutz, Persönliches Budget, Teilhabe am Arbeitsleben etc." unter http://www.lvr.de/soziales/**

Bundesarbeitsgemeinschaft der Hauptfürsorgestellen (BIH), **„ABC – Behinderung und Beruf"**, Universumverlag GmbH Wiesbaden, 2008, ISBN 978-3-89869-156-7

21. Leben und Arbeiten mit intermittierendem Hirndruck – Eine ständige Überforderung (1999 – 2003)

Von 1999 bis 2003 lebte ich mit massiven Hirndruckschwankungen, die auch vom Telesensor dokumentiert wurden. Nicht selten verbrachte ich die Nächte im Sitzen, wenn der Druck im Kopf zu sehr anstieg, und nahm häufig Kopfschmerztabletten, um überhaupt einen klaren Gedanken fassen zu können. Das Ergebnis war eine völlige körperliche und psychische Erschöpfung. Ich musste mich auf die notwendigsten Dinge konzentrieren, um den Alltag bewältigen zu können. Während meines Studiums konnte ich meine Zeit noch einigermaßen einteilen. Spätestens im Anerkennungsjahr funktionierte das allerdings nicht mehr. Ich musste meine gesamte Energie auf meine Arbeit konzentrieren, um diese bewältigen zu können. Für andere Dinge wie Freizeitaktivitäten waren einfach keine Reserven mehr vorhanden. Ein Preis, den ich heute nicht mehr zahlen möchte. Ich versuche mittlerweile, mich hier zu schützen und Grenzen zu setzen, damit ich nicht in eine ständige Dauerüberforderung gerate.

In meinem Anerkennungsjahr war das oft schwierig, weil die Leiterin der Einrichtung meine Situation nicht verstanden hat und ich zusätzlich unter Druck geriet. Meine direkte Gruppenleiterin war hier verständnisvoller. Von ihr habe ich viel gelernt, denn sie zeigte mir, wie man mit einfachen Mitteln mit Kindern schöne Sachen basteln kann. Nach meinen eigenen negativen Erfahrungen in der Schule war das auch für mich eine neue positive Erfahrung, auch wenn sie mich nicht zum Bastelfreak gemacht hat. Außerdem mochte ich die spontane Art meiner Gruppenleiterin, und den Kindern war es egal, wenn meine Bastelarbeiten genauso schief und krumm waren wie ihre eigenen. Meine Anleiterin war eine fähige Erzieherin und hatte ein gutes Händchen für die Kinder, was man im Kontakt mit diesen deutlich spüren konnte. Gegen Ende meiner Zeit dort kam die Motopädin der Einrichtung zu mir und meinte, sie habe schon gemerkt, dass ich Probleme aufgrund meiner Behinderung hätte. Ich antwortete daraufhin: „Wenn andere sich nicht daran stören, kann ich gut damit leben!" Kurios war, dass die Motopädin selbst Legasthenikerin war und kaum einen fehlerfreien Satz schreiben konnte.

Was mich am meisten geärgert hat, war die Tatsache, dass 99 Prozent der Kinder, die dort einen heilpädagogischen Platz hatten, eigentlich keine Chance hatten, auf eine Regelschule zu kommen. Wie der Zufall es wollte, war in der Parallelgruppe ein Junge mit Hydrocephalus. Er hatte eine Halbseitenlähmung und war ansonsten normal intelligent. Da der Mutter die Krankengymnastik in der Sonderschule wichtiger war, als ihr Kind auf eine Regelschule zu schicken, hatte sie auch keine Einwände, dass von Seiten der Kita die Einschulung auf eine Schule für Körperbehinderte empfohlen wurde. Leider führt der Weg von dort oft direkt oder mit einem kleinen Umweg über ein Berufsförderungswerk in eine Werkstatt für Menschen mit Behinderung. Insofern habe ich festgestellt, dass es heute schwieriger ist, mit einer Behinderung auf die Regelschule zu gelangen, als das früher vielleicht der Fall war.

Mein Angebot an die Leiterin – gerade weil ein Kind mit Hydrocephalus die Einrichtung besuchte – eine Infoveranstaltung zum Thema Hydrocephalus für die Mitarbeiter zu machen, wurde abgelehnt.

Sechs Wochen nach Beendigung meines Anerkennungsjahres in der integrativen Kindertagesstätte nahm ich meine Beschäftigung beim Integrationsfachdienst auf. Auch hier hatte ich aus gesundheitlichen Gründen nur eine halbe Stelle. Anfangs lag der Schwerpunkt meiner Arbeit in der Verwaltung. Später wechselte ich in die Arbeitsvermittlung von Menschen mit Behinderung. Ich habe dort sehr aufgeschlossene Arbeitskollegen sowie einen aufgeschlossenen Chef kennengelernt. Zum ersten Mal hatte ich Supervision, was ich sehr hilfreich fand. Das erste Jahr dort war für mich körperlich sehr anstrengend, da ich auch hier immer wieder mit dem Hirndruck zu kämpfen hatte. Meine Behinderung war für meine Kollegen kein Problem. Insgesamt lag die Schwerbehindertenquote weit über dem Durchschnitt anderer Betriebe und reichte von einer Rollstuhlfahrerin über Menschen mit Seh- und Hörbehinderungen bis zu anderen Körperbehinderungen. Ich war also nicht allein mit meiner Behinderung. Was ich auch als sehr positiv erlebt habe ist, dass die nichtbehinderten Kollegen von dem spezifischen Fachwissen ihrer behinderten Kollegen profitieren konnten und das auch annahmen.

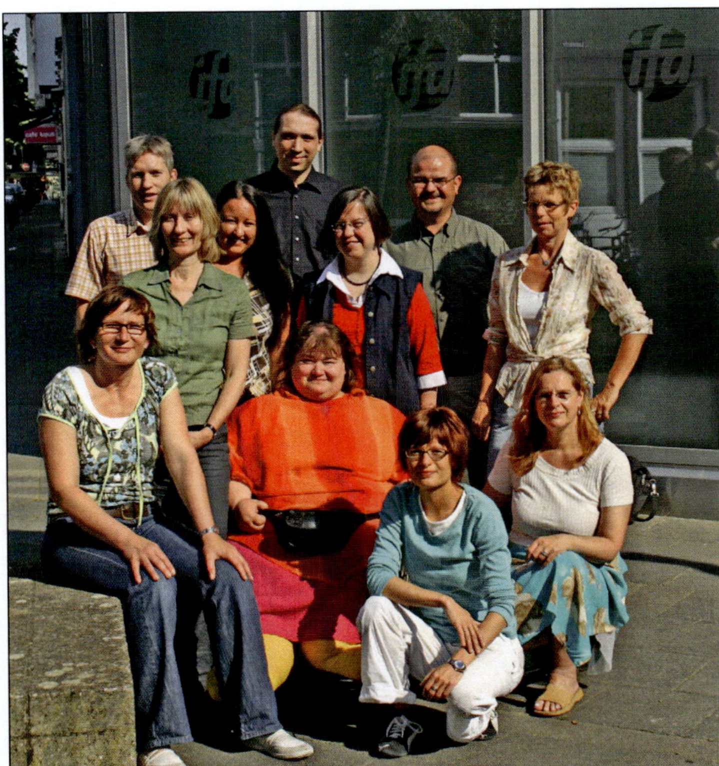

Meine Arbeitskollegen.

Im Jahr 2000 ging Prof. Klaus, der mich seit 1989 betreut hatte, in den Ruhestand. Ich vermisse ihn heute noch, denn er war der Einzige, der sich nicht ausschließlich an objektiven Befunden wie dem CT- und MRT-Ergebnissen orientierte. Von ihm habe ich mich immer ernst genommen gefühlt. Auch meine subjektiven Einschätzungen – wie das Beschwerdetagebuch im Jahr 1990 – wurden von ihm als objektiver „Nachweis" von Hirndruck ernst genommen. Und er hat immer offen zugegeben, wenn er nicht mehr weiterwusste. Er sagte einmal zu mir: „Ich sehe, dass es dir nicht gut geht, aber ich kann dir im Moment nicht helfen!" Diese Ehrlichkeit, die eigenen Grenzen zu benennen, habe ich nur bei diesem einen Arzt erlebt. Auch wenn sich die schließlich zum Erfolg führende Behandlung damals von Mai 1997 bis Oktober 1998 hingezogen hat und mich wieder drei Operationen gekostet hat, konnte ich doch besser damit umgehen, weil ich nicht das Gefühl hatte, dass er mir nicht glaubte oder die Hirndrucksymptomatik bagatellisierte. Der psychische Druck war deshalb deutlich geringer, als das vor und nach seiner Zeit der Fall war. Außerdem habe ich hier zum ersten und einzigen Mal das Gefühl gehabt, dass wir immer eine gemeinsame Lösung auf Augenhöhe gesucht und gefunden haben. Er hat mich als Expertin in eigener Sache voll anerkannt. Ich bin ihm für die Mühe und Energie, die er investiert hat, immer noch sehr dankbar – auch wenn wir nicht immer einer Meinung waren (wie zum Beispiel in puncto Sport).

Zwischen 1998 und 2000 bin ich auf Empfehlung von Prof. Klaus zu Prof. Hans an eine andere Uniklinik gewechselt. Die Klinik war 300 Kilometer von meinem Wohnort entfernt.

22. Auf Leben und Tod – Die Grenzen der Behandlung, oder: Wie viel Behandlung lasse ich noch zu (2003)

In den Jahren 1998 bis 2003 nahm ich aufgrund der bestehenden Ventrikellstarre und der Schwierigkeiten, Hirndruck nachweisen zu können, an einer Telesensorstudie teil. Begonnen hatte diese Studie im Jahr 1995. Schnell wurde bei anderen Studienteilnehmern deutlich, dass viele Sensoren mit der Zeit undicht wurden und dann die Messwerte erheblich drifteten. Da das bei anderen Patienten der Fall war, ging mein neuer Neurochirurg Prof. Hans ebenfalls davon aus, dass mein Sensor nicht korrekt arbeiten würde. Ich selbst hatte über mehrere Monate ein Messgerät zu Hause und konnte so unter alltagsauthentischen Bedingungen den Hirndruck messen. Hier war es zum ersten Mal so, dass die Messwerte mit meiner subjektiven Einschätzung von Hirndruck übereinstimmten – was ich vom CT oder Augenhintergrund nicht gerade behaupten kann. Und so zogen sich die intermittierenden Hirndruckschwankungen von 1999 bis Mai 2003 hin, ohne dass Prof. Hans den regelmäßig auftretenden pathologischen Messwerten von –25 bis +30/45 cmH_2O, die auch durch körperliche Belastung provozierbar waren, große Bedeutung schenkte. Ich war wieder allein mit den Hirndruckproblemen. Meine Wahrnehmung wurde wieder nicht ernst genommen, und ich musste zusehen, wie ich in meinem Alltag damit zurechtkam.

Im April 2003 bekam ich dann auf einmal Probleme mit der Atmung, und die Kopfschmerzen nahmen deutlich zu. Anfang Mai fuhr ich dann – auch weil die Messwerte des Telesensors jetzt plötzlich massiv erhöhte Hirndruckwerte von über 70 cmH_2O anzeigten, zu Prof. Hans in die 300 Kilometer entfernte Uniklinik. Der machte wie immer erst einmal ein CT. Das Ergebnis war – ebenfalls wie immer – völlig in Ordnung. Prof. Hans sagte mir deshalb, ich brauche mir keine Gedanken zu machen. Ich teilte ihm mit, dass die Hirndruckwerte vom Telesensor klar anzeigen, dass der Hirndruck nicht in Ordnung sei und dass das auch mit meinen subjektiven Empfindungen übereinstimme. Die Ableitung wurde geröntgt, aber auch hier ergaben sich keine Auffälligkeiten. Von der Atemproblematik erzählte ich ihm nichts, da ich geglaubt habe, es habe keinen Sinn, ihm das jetzt auch noch zu erzählen, er werde es ja ohnehin nicht glauben. Das Problem war auch hier wieder, dass der Druck nicht konstant erhöht war, sondern nur sporadisch zum Teil drastisch anstieg. Oft dauerten die Sequenzen nur wenige Sekunden lang.

Anschließend sollte ich herumlaufen und warten, ob der Druck wieder steigt. Als ich zurück im Untersuchungszimmer war und bis dahin kein Druckanstieg zu bemerken war, geschah etwas, das meine Glaubwürdigkeit offensichtlich von Grund auf geändert hat. Prof. Hans betrat den Raum, und im gleichen Moment merkte ich, wie der Druck plötzlich deutlich anstieg. Das teilte ich Prof. Hans mit. Der Sensor lag auf der linken Seite am Kopf, das Gerät stand links von mir. Zur Durchführung der Messung musste ich meinen Kopf auf die rechte Seite drehen, um den Sensor tasten zu können. Durch einen (nur für mich) hörbaren Summton wusste ich, dass ich die richtige Stelle am Kopf für die Messung gefunden hatte. Da das Gerät links stand und ich meinen Kopf nach rechts drehen musste, konnte ich die Messwerte auf dem Gerät nicht sehen. Plötzlich stieg der Druck dann auf Werte von 140 cmH_2O an, und ich merkte, wie mein Kopf förmlich platzte. Mein einziger Kommentar in diesem Moment war nur: „Dieser Scheißkopf!“ Prof. Hans guckte mich verdutzt an und wurde dann plötzlich sehr hektisch. Er rannte hinaus, um Utensilien zu holen, mit denen er den Hirndruck mittels Punktion über eine Kammer des Ventils am Kopf über ein Steigrohr messen konnte. Als er aber nach kurzer Zeit wiederkam, war der Druck genauso plötzlich, wie er gekommen war, wieder weg. Ich teilte ihm mit, dass der Druck nach meiner subjektiven Empfindung wieder in Ordnung sei, und er machte eine erneute Messung mit dem Telesensor. Dieser bestätigte meine subjektive Einschätzung. Der Druck war wieder im Normbereich. Dieser kurze Zwischenfall änderte aber plötzlich alles. Erst von diesem Zeitpunkt an nahm Prof. Hans sowohl meine Aussagen als auch die gemessenen Werte durch den Telesensor absolut ernst. Und hier war wieder deutlich geworden, dass die Aussage des CT nicht stimmte. Bis zu diesem Zeitpunkt war aber auch hier die Ursache für den Druck nicht bekannt. Erst während der OP wurde festgestellt, dass der Shunt im Bereich des Schlüsselbeins gerissen war und der untere Teil der Ableitung dummerweise in die Lungenstrombahn abgerutscht war (was auch meine Atemprobleme erklärte). Außerdem hatte ich festgestellt, dass der Druck in Bauchlage sehr viel stärker anstieg als in Rückenlage. Auch dafür fand sich eine Erklärung während der OP. Es hatte sich an der abgerissenen Stelle eine Art Gewebeschlauch gebildet, der zeitweise einen Abfluss des Hirnwassers ermöglichte und in Bauchlage deutlich komprimiert wurde.

Bei dieser OP wurde die atriale in eine peritoneale Ableitung umgewandelt. Prof. Hans teilte mir nach der OP mit, dass es aufgrund der starken Verwachsungen im Bauchraum „katastrophal" ausgesehen habe. Zum Glück war aber das Bauchfell trotzdem wieder in der Lage, das Hirnwasser aufzunehmen. Es war zu diesem Zeitpunkt nicht klar, ob dies nach den mit Liquor gefüllten Pseudozysten von 1991 wieder funktionieren würde.

Die abgerissenen Shuntteile wurden dann einige Tage später in einer dreistündigen Angiographiesitzung einzeln herausgefischt. Auch hier bekam ich wieder Probleme mit der Atmung, und die Sauerstoffsättigung sackte teilweise immer wieder deutlich ab. Ich selbst fand diese Tatsache aber gar nicht so schlimm, weil ich dadurch einfach nur das Gefühl hatte, ich schliefe ein.

Von diesem Zeitpunkt an hatte ich ein großes Problem weniger. Ich war, um den Hirndruck nachzuweisen, nicht mehr auf das CT oder den Augenhintergrund angewiesen. Meine eigene Wahrnehmung wurde von diesem Zeitpunkt an nicht mehr ständig in Frage gestellt. Jetzt war klar, dass der Telesensor korrekte Werte lieferte und ich zum ersten Mal das Gefühl hatte, dass meine subjektive Einschätzung durch den Telesensor auch objektiv nachweisbar war. Auch wenn ich selbst bis heute keinen Telesensor bräuchte, um Hirndruck wahrzunehmen oder Über- von Unterdruck und von anderen Kopfschmerzen zu unterscheiden, stelle ich fest, dass es die Neurochirurgen sind, die hier offensichtlich etwas brauchen, woran sie sich festhalten können.

In den folgenden Monaten kam es zu unterschiedlichen Komplikationen wie einer Überdrainage durch die Umwandlung des VA-Shunts in einen VP-Shunt, einen Bruch im Shuntverlauf, einen defekten Shuntassistenten und eine Shuntinfektion. Alle Komplikationen zogen wieder Operationen nach sich. Zum ersten Mal musste ich aber nicht mehr darum kämpfen, dass von neurochirurgischer Seite der Hirndruck ernst genommen wurde. Ich hatte nicht mehr die Beweislast, und das war eine ungeheure psychische Entlastung, wie ich sie vorher nicht gekannt hatte.

Insgesamt ist es innerhalb von fünf Jahren im Krankenhaus nur zwei- bis dreimal zu einem „Vorführeffekt" gekommen, in dem der Druck im Telesensor sichtbar wurde. Alle anderen auffälligen Werte habe ich unter alltagsauthentischen Belastungen zu Hause gemessen. Genau diese Messungen sind aber mit der bis heute üblichen operativen Druckmessung unter Krankenhausbedingungen nicht möglich!

Am 1. November 2003, drei Wochen nach der letzten OP bekam ich plötzlich starke Bauchschmerzen. Ich suchte meinen Hausarzt auf, der mich zum Ultraschall in eine radiologische Praxis schickte. Dort war eine sehr oberflächliche Ärztin, die im Ultraschall nichts sehen konnte. Als die Bauchschmerzen weiter zunahmen und ich erst einmal nicht an eine Shuntinfektion dachte, überlegte ich, ob ich in meiner Stadt ins Krankenhaus gehen sollte. Letztlich hat mir mein Bauchgefühl dann aber doch gesagt, dass es sinnvoller ist, zu meinem behandelnden Neurochirurgen Prof. Hans zu fahren. Leider war das an einem Samstag. Ich fuhr also zum x-ten Mal in diesem Jahr in die 300 Kilometer entfernte Uniklinik.

Ich hatte Glück, denn an diesem Samstag hatte Prof. Hans Dienst. Er nahm die Bauchschmerzen sofort ernst, veranlasste einen Ultraschall und eine Blutuntersuchung. Der Ultraschall wurde von einem sehr gründlichen Arzt durchgeführt, der prompt freie Flüssigkeit im Bauchraum feststellte. Auch der CRP im Blut war deutlich erhöht. Damit stand die Diagnose fest – Shuntinfektion. Ich selbst dachte im selbem Moment nur: „Das wird diesmal eng", und ich sollte mit diesem Gefühl leider Recht behalten! Noch am selben Abend wurde ich operiert, und es wurde aufgrund einer Staphylokokkeninfektion eine Außenableitung gelegt. Prof. Hans wollte den Telesensor wegen der guten Messerfahrungen retten und entfernte deshalb nicht alle Shuntteile. Vor dieser OP habe ich noch versucht, ihn zu erreichen, um ihn zu bitten, alle Shuntteile und den Telesensor zu entfernen, da ich befürchtete, dass die Staphylokkoken bereits auch die Shuntteile im Kopf besiedelt hatten. Prof. Hans setzte sich durch, und die Shuntteile im Kopf sowie der Sensor wurden nicht entfernt. Ich selbst hätte sonst etwas darum gegeben, den Telesensor behalten zu können, aber ich war auch realistisch. Ich sollte wieder einmal mit meinem „Gefühl" Recht behalten.

Exkurs: Erläuterung zur Shuntinfektion mit Staphylokokken

Shuntinfektionen treten durchschnittlich in fünf Prozent der Fälle auf. Die Literatur berichtet aber auch von bis zu zwölf Prozent, zugleich existieren Berichte, in denen von einem Prozent der Fälle gesprochen wird. Das klingt zunächst einmal sehr beunruhigend, man muss sich jedoch stets vor Augen halten, dass der Shunt ein nicht durchbluteter Fremdkörper ist, an dessen Oberfläche der Silikonschläuche sich leicht Bakterien einnisten können. Diese Bakterien (wie etwa *Staphylococcus epidermidis*) können weiterhin einen Schleimfilm bilden, der sie für Antibiotikabehandlungen quasi nicht angreifbar macht. Schlimmste Folge einer Shuntinfektion kann das Miteinbeziehen der Hirnhäute oder weiterer Organe sein. In jedem Fall ist der Shunt nicht mehr zu retten und muss explantiert werden. Ein neuer Shunt kann erst dann wieder implantiert werden, wenn die Shuntinfektion vollständig ausgeheilt ist. Ersatzweise kann man sich in einem solchen Fall vorübergehend mit einer externen Ventrikeldrainage (eine sogenannte Außenableitung) behelfen.

Nach einer Woche Antibiotikabehandlung sollte die Ableitung wieder nach „innen" implantiert werden. Da der Bauchraum infiziert war und Infektionen auch weitere Verwachsungen verursachen, musste mein Neurochirurg wieder eine atriale Ableitung legen. Das klappte nicht wie geplant, und ich wachte mit einer Ableitung ins Rippenfell (Pleura-Shunt) auf. Nach wenigen Tagen nahmen meine Schmerzen im Bereich des Rippenfells immer weiter zu. An einem Abend kam es dann zu einer so starken Schmerzattacke, dass ich vor Schmerzen schrie. Die zuständige Stationsärztin wurde vom Pflegepersonal gerufen und gab mir erst einmal etwas gegen die Schmerzen. Die Stationsärztin meinte dann nur zu mir, dass das so auf keinen Fall bleiben könne und jetzt etwas geschehen müsse. Vor diesem Vorfall wurde mir gesagt, dass ich mich erst einmal an die Ableitung gewöhnen müsse und die Schmerzen völlig normal seien.

Am nächsten Tag wurde ich also wieder operiert, und es wurden alle Shuntteile (im Rippenfell und im Kopf inklusive Telesensor) entfernt. Die Infektion hatte sich weiter ausgebreitet und war jetzt auch ins Rippenfell gewandert. Einen Tag später wurde ich dann auf Veranlassung des Leiters der Neurochirurgie, aufgrund der massiven Keimzahl im Liquor, für zwei Tage zur Überwachung auf die Intensivstation verlegt. Ich selbst war darüber nicht erfreut, da es mir mit der Außenableitung subjektiv einigermaßen „gut" ging, aber man befürchtete wohl eine Hirnhautentzündung. Prof. Hans meinte zu mir, es gebe nicht genügend freie Betten auf der Normalstation, und ich würde deshalb auf die Intensivstation verlegt. Ein ziemlich hilfloser Versuch, mich zu „beruhigen".

Eine Woche später wurde ein erneuter Versuch unternommen, einen atrialen Shunt zu legen. Als ich aufwachte, fragte ich Prof. Hans noch im Aufwachraum, ob es geklappt habe; doch dieser schüttelte nur mit dem Kopf. Ich fing an zu weinen, da ich spürte, wie meine Situation mehr und mehr ausweglos wurde. Vor dem Eingriff hatte ich gefragt, ob es nicht sinnvoll sei, Kollegen aus der Kardiologie hinzuzuziehen, doch darauf bekam ich zu diesem Zeitpunkt keine Antwort. Aus lauter Verzweifelung rief ich meinen früheren Neurochirurgen Prof. Klaus an und fragte ihn, ob er mit „alternativen" Ableitungswegen Erfahrungen habe. Das verneinte er und meinte, er sei noch nie in diese Verlegenheit gekommen. Er brachte mich dann auf die Idee eines Sinus-Shunts. Eine Methode, die ein dänischer Neurochirurg auf den Weg gebracht hatte. Dabei wird eine Ableitung innerhalb des Kopfes verlegt, bei der das Hirnwasser in den venösen Blutkreislauf direkt im Kopf abgeleitet wird. Kurze Zeit später sollte sich aber herausstellen, dass diese Methode in meinem Fall nicht funktionieren würde.

Die Kommunikation mit Prof. Hans wurde für mich immer schwieriger. Ich merkte, dass er die Situation zunehmend bagatellisierte, und ich fühlte mich nicht ernst genommen. Er meinte das sicherlich nicht böse und wollte mich wahrscheinlich nur beruhigen. Doch ich hatte genügend Fachwissen, und auch meine eigene Wahrnehmung zeigte mir ganz deutlich, dass es eng wurde. Prof. Hans flüchtete immer mehr aus der Kommunikation mit mir, und plötzlich stand dann auf einmal die Psychologin der Klinik im Türrahmen. Sie sagte, Prof. Hans habe sie geschickt, und sie solle mich unterstützen. Ich war aufgeschlossen, da ich nicht das Gefühl hatte, dass mein Neurochirurg die körperliche Problematik auf die Psyche schieben wollte. Es war wirklich als psychische Unterstützung gedacht, und das konnte ich auch annehmen. Da die Kommunikation mit Prof. Hans für mich das größte Problem war, hoffte ich, dass mich die Psychologin dabei unterstützen könne. Wir verstanden uns gut, und ich nutzte sie, um Prof. Hans an seinen Rückzugstendenzen zu hindern. Er dachte wahrscheinlich nur: „Die Geister, die ich rief, werde ich jetzt nicht mehr los."

Nachdem auch der dritte Versuch, einen venösen atrialen Ableitungsweg zu finden, gescheitert war, veranlasste Prof. Hans eine CT-Angiographie, die das Ausmaß der Thrombosen im Thoraxbereich deutlich machte. Jetzt war klar, warum eine atriale Ableitung auf üblichem Wege nicht funktioniert hatte. Dieses Ergebnis zeigte auch, dass ein Sinus-Shunt aufgrund der Thrombosegefahr im Kopf keine Alternative war.

Nach diesem Ergebnis zog Prof. Hans endlich einen Kardiochirurgen hinzu. Leider schien dieser nicht wirklich erfahren zu sein. Beide erklärten mir dann, dass sie versuchen wollten, das Hirnwasser über eine Thoraxöffnung, wie bei einem großen kardiochirurgischen Eingriff, direkt zum Herzen hin abzuleiten, ein sogenannter kardialer-Shunt. Dabei musste auch das Brustbein aufgesägt werden. Beide verharmlosten diesen Eingriff, aber ich spürte genau, dass er alles andere als harmlos war.

Mir war klar, dass es für mich jetzt um Leben und Tod ging, auch wenn die behandelnden Ärzte dies nicht offen zugaben. In der Nacht vor dieser Operation schrieb ich im Beisein meines damaligen

Partners auf den Holzbänken in der neurochirurgischen Ambulanz mein Testament. Ich machte mir Gedanken darüber, wie ich Abschied nehmen wollte.

Nach dem Eingriff wachte ich auf der Intensivstation auf, und es ging mir extrem schlecht. Ich hatte wahnsinnige Schmerzen im Bereich des Brustkorbes, die von der Öffnung des Brustbeines und der abgelaufenen Shuntinfektion im Bereich des Rippenfells kamen, und wurde mit Morphium behandelt. Am nächsten Tag sollte der festgewachsene Ventrikelkatheter im Kopf endoskopisch entfernt werden, weil die Befürchtung bestand, dass die Infektion auch diesen Katheter erfasst haben könnte. In einer der vorangegangenen Operationen hatte man bereits versucht, diesen Katheter zu entfernen, ihn aber nicht finden können, deshalb sollte ein Tag nach dem kardiochirurgischen Eingriff erneut versucht werden, diesen zu entfernen. Ich teilte Prof. Hans mit, dass es mir extrem schlecht gehe und ich das Gefühl hätte, ich würde die geplante Operation nicht überstehen. Er aber nahm diese Warnung nicht ernst und meinte nur, dass der Eingriff kein Problem wäre.

Am nächsten Tag kam es dann bei der Narkoseeinleitung zu einem Herzstillstand, und ich musste medikamentös reanimiert werden. Aufgrund dieses Zwischenfalls wurde die geplante OP in der Neurochirurgie abgebrochen, und ich wurde sofort auf die Intensivstation der Kardiochirurgie verlegt. Das war an einem Donnerstag Anfang Dezember 2003. Nach drei Tagen im Koma wachte ich langsam auf. Ich war nicht in der Lage, selbstständig zu atmen und konnte nicht einmal den kleinen Finger rühren. Es dauerte auch eine ganze Weile, bis ich meine Umgebung überhaupt wieder richtig wahrnehmen konnte. Ich hatte durch diesen Zwischenfall massive Wassereinlagerungen im ganzen Körper und war völlig aufgeschwemmt. Auch die Lunge war voller Wasser, sodass ich anfangs gar nicht und später eine ganze Weile nur über eine Sauerstoffzufuhr Luft bekam.

Aufgrund der Wassereinlagerungen hatte man mir rechts und links eine Thoraxdrainage gelegt, die dafür sorgen sollte, dass das Wasser aus der Lunge abfließen konnte. Durch die Infektion im Rippenfell verursachten die Thoraxdrainagen extreme Schmerzen, die ich nur durch starke Morphiumgaben ertragen konnte. Als ich später auf die neurochirurgische Intensivstation verlegt wurde, war das dortige Pflegepersonal mit den Folgen dieser Operation völlig überfordert. Eine Intensivpflegerin meinte zu mir, dass sie auch schon einmal auf einer Thoraxchirurgie gearbeitet hätte, und dort seien die Leute sogar mit den Thoraxdrainagen herumgelaufen. Nur hatten die keine zusätzliche Rippenfellinfektion. Auch um die Sauerstoffzufuhr musste ich auf der dortigen Intensivstation kämpfen, denn eine Pflegerin meinte, das sei „Luxus", und den brauche ich ja nicht. Ebendiese Pflegerin fügte mir dann auch noch extreme Schmerzen zu, indem sie beim Wechseln der Bettwäsche das Laken mit einem Ruck unter mir wegzog, sodass ich laut aufschrie vor Schmerz. Als weitere Folge dieser pflegerischen „Kompetenz" trug ich einen Dekubitus am Rücken davon, da die Pfleger zu nachlässig waren, mich ausreichend zu lagern. Vor der genannten Pflegerin hatte ich richtig Angst, und ich wandte mich an die in der Neurochirurgie tätige Psychologin. Die regelte das Problem, und diese Pflegerin wurde nicht mehr bei mir eingesetzt. Sie kam aber einmal zu mir und fragte mich, ob ich Angst vor ihr hätte. Ich erwiderte darauf: „Natürlich, ich bin Ihnen doch schutzlos ausgeliefert!"

Eines Tages kam dann die Psychologin zu mir und fragte mich, ob ich Suizidgedanken hätte. Ich fühlte mich ertappt, da ich das nicht verneinen konnte. Sie informierte daraufhin das Pflegepersonal und sorgte dafür, dass ich nichts in die Finger bekam, womit ich mir Schaden zufügen konnte.

Auch der evangelische Krankenhausseelsorger, den ich 1995 bei dem Selbsterfahrungsseminar der ASbH kennengelernt hatte, war mir eine große Hilfe. Wir telefonierten häufig, und auch er sprach mich auf die Suizidgedanken an. Er hatte von einer meiner Freundinnen, die er auch kannte, erfahren, dass ich mir die Adresse der „Gesellschaft für humanes Sterben“ besorgt hatte. Nur meine Mutter wusste nicht, dass ich diesen Kontakt aufgenommen hatte.

Nach drei Wochen auf der Intensivstation kamen Prof. Hans und der Kardiochirurg zu mir und teilten mir mit, dass der ganze Eingriff noch einmal durchgeführt werden müsse, denn es hatte sich herausgestellt, dass das Hirnwasser in den Herzbeutel gelaufen war und den Herzstillstand verursacht hatte. Als sie mir das mitteilten, konnte ich nicht mehr. Ich blockte komplett ab und meinte nur, dass jetzt Schluss sei und ich die Behandlung einstelle. Prof. Hans war wie vom Donner gerührt. Ich merkte, dass er über diese Reaktion schockiert war, und er rang hilflos um Haltung. Später kam er dann gemeinsam mit meiner Mutter, der Psychologin und dem Kardiochirurgen zu mir. Sie versuchten mich zu einer Einwilligung für diesen erneuten Eingriff umzustimmen. Nach einer Weile ließ ich mit mir reden und handelte „Konditionen“ aus. Ich wollte, dass ich direkt nach diesem Eingriff von der Intensivstation, auf der ich jetzt seit drei Wochen lag, auf die Normalstation verlegt werde. Obwohl ja niemand wusste, wie die OP diesmal ausgehen würde, versprach Prof. Hans, dass ich nicht mehr auf die Intensivstation müsse. Überhaupt wurde er, nachdem ich diese „Notbremse“ gezogen habe, offener und hörte auf, die Situation zu bagatellisieren. Ich hatte das Gefühl, dass er meine Wahrnehmung endlich ernst nahm.

Der Eingriff wurde am 18. Dezember 2003 erneut durchgeführt. Bei dieser Operation wurde noch einmal versucht, einen atrialen Shunt auf üblichem Wege mittels einer Punktion über eine der Hauptschlagadern zu verlegen. Wie durch ein Wunder funktionierte es diesmal, und Prof. Hans kam nach der OP sichtlich erleichtert zu mir, um mir die freudige Nachricht mitzuteilen. Auch mir fiel ein Stein vom Herzen, schließlich hätte man bei einem kardialen Shunt immer das Brustbein öffnen müssen, wenn es hier Probleme gegeben hätte, und das ist eine echte Ochsentour.

Nach diesen Ereignissen war für mich klar, dass ein Pleura-Shunt, ein Sinus-Shunt oder ein kardialer Shunt keine Alternative zum peritonealen oder atrialen Shunt sind, da es damit faktisch kaum Erfahrungen gibt. All diese „Alternativen", wie auch eine Ableitung in die Galle oder in die Blase waren experimentelle Not-„lösungen", die mit massiven Komplikationen verbunden waren. Nach meiner Entlassung verfasste ich deshalb eine Patientenverfügung, in der ich genau regelte, welche Behandlungen ich in welcher Form noch billige. Für mich war von diesem Zeitpunkt an klar, dass ich keine Behandlung um jeden Preis mehr akzeptieren wollte und ich auch die Hirndrucksymptomatik nicht endlos ertragen würde, sollten meine Wahrnehmungen wieder einmal in Frage gestellt werden.

Als Ursache für die Thrombosen wurde eine erbliche Belastung durch das Faktor-V-Leiden festgestellt, das auch meine Großmutter schon hatte. Mein Vater war nicht davon betroffen, und meine Oma ist damit 91 Jahre alt geworden. Gäbe es die Problematik mit dem Hydrocephalus nicht, wäre das Faktor-V-Leiden bei mir wahrscheinlich auch kein großes Problem. Anfang 2004 wurde ich schließlich auf Blutgerinnungspräparate (Coumadin – ähnlich wie Marcumar) eingestellt, die dafür sorgen sollten, dass der Abfluss im Bereich der atrialen Ableitung offen bleibt. Zum ersten Mal gab es eine Lösung ohne Operationen! Eine Lösung, die sich für die nächsten fünf Jahre als höchst effektiv herausstellen und mir eine ungeahnte Lebensqualität bescheren sollte.

Rückblickend vermutete Prof. Hans, dass die jahrelangen intermittierenden Hirndruckschwankungen höchst wahrscheinlich durch eine Abflussstörung im Bereich des atrialen Katheters verursacht worden waren. Diese Erkenntnis war für mich zwar hilfreich, sie änderte aber nichts an der Tatsache, das meine Wahrnehmung all die Jahre nicht ernst genommen worden war – trotz der auffälligen Ergebnisse des Telesensors und obwohl ich immer wieder gesagt hatte, dass ich von einer Ursache im Bereich des Shunts ausging. Nach der Einstellung mit Coumadin verschwanden die Hirndruckschwankungen völlig. Ich hatte weder Unter- noch Überdruck, war also nicht gezwungen, im Sitzen zu schlafen oder mich tagsüber wegen Unterdruck ständig hinlegen zu müssen. Auch die jahrelangen Erschöpfungszustände, von denen ich immer vermutet hatte, dass sie eine Folge der intermittierenden Hirndruckschwankungen sind, ließen erheblich nach – auch wenn ich nicht erwarten konnte, dass die Folgen dieser jahrelangen Symptomatik gänzlich ohne körperliche Spuren blieben.

Wütend macht mich, dass viele Neurochirurgen selbst nach einem Krankheitsverlauf wie dem meinen davon ausgehen, dass nach einer Lösung eines ventiltechnischen Problems die volle körperliche Leistungsfähigkeit eines Betroffenen wiederhergestellt sei.

Ich wurde am 3. Januar 2004 – nachdem ich Weihnachten und Neujahr in der Klinik verbracht hatte – nach neun Wochen und sechs Eingriffen entlassen. Insgesamt war es in den sieben Monaten von Mai bis Dezember 2003 zu elf operativen Eingriffen gekommen. Nach der Entlassung bemühte ich mich um eine stationäre Rehamaßnahme, da die Operationen und der lange Krankenhausaufenthalt deutliche Spuren bei mir hinterlassen hatten. Aber auch hierum musste ich mich selbst kümmern. Genau an meinem Geburtstag, den 17. Februar 2004, fuhr ich in die Reha. Ich hatte einen Ort ausgesucht, von dem ich im Notfall die Uniklinik schnell erreichen konnte. Ich absolvierte sechs Wochen mein tägliches Programm, das ich zu großen Teilen in Eigenregie plante. Ich ging jeden Tag eine halbe Stunde schwimmen, machte eine halbe Stunde Ergometertraining und lief jeden Tag circa eine Stunde durch den Wald. Am Ende konnte ich mich so weit herstellen, dass ich in der Lage war, meine Teilzeittätigkeit wieder aufzunehmen. Ohne die Reha hätte ich das nicht geschafft. Eine psychische Aufarbeitung gab es aber nicht. Ich bemühte mich, die Ereignisse erst einmal zu verdrängen, um wieder eine gewisse Sicherheit im Alltag spüren zu können.

Einige Monate später, als ich noch einmal zu Prof. Hans fuhr – inzwischen ging es mir wieder gut –, meinte er zu mir, dass ich der Hydrocephalusfall mit dem schwierigsten Verlauf im letzten Jahr gewesen sei.

Literatur zum Thema:

Gerhard Geckle: **Mustermappe Vorsorge und Patientenverfügung**
Haufe-Lexware, April 2009
ISBN 978-3-448093-17-9

23. Die Löffelliste, oder: Pures Leben (2004 – 2008)

Zunächst möchte ich den Begriff „Löffelliste" erläutern. Sicherlich kennt jeder den Ausdruck „Den Löffel abgeben". Für mich steht die Löffelliste für Dinge, die ich noch gerne machen möchte, die mir einfach wichtig sind.

Ab April 2004 ging ich wieder arbeiten. Als es Frühling wurde, habe ich jede Veränderung intensiv wahrgenommen. Kein Moment war mehr selbstverständlich, jeder war einzigartig. Im ersten Jahr war ich insgesamt noch sehr verunsichert und traute meiner gesundheitlichen Stabilität in keiner Weise. Ich versuchte an einem Sportkurs teilzunehmen und wollte natürlich wieder mit dem Kopf durch die Wand. Die Rechnung folgte auf dem Fuße, und ich musste den Kurs wieder abbrechen. Insgesamt war meine gesundheitliche Situation aber von einer schon lange nicht mehr gekannten Stabilität geprägt. Es gab keinen Unter- oder Überdruck. Ich war wesentlich leistungsfähiger als all die Jahre zuvor. Eine ungeheure Lebensqualität, die ich nach den Ereignissen im November/Dezember 2003 nie mehr für möglich gehalten hätte. Ich glaube auch, dass weder Prof. Hans noch meine Eltern damit gerechnet hatten, dass ich noch einmal so auf die Beine kommen würde. Vergleichbar gut war es mir zuletzt als Kind gegangen!

Im September 2004 besuchte ich meine Schwester, die auf einem Bauernhof mit vielen Tieren im Münsterland wohnt. Meine Schwester ist leidenschaftliche Reiterin, und auch ich war im Alter von zehn Jahren eine Zeit lang regelmäßig geritten. Durch sie hatte ich die Möglichkeit, mich wieder einmal auf ein Pferd zu setzen. Gerne hätte ich diesen Sport wieder regelmäßig ausgeübt.

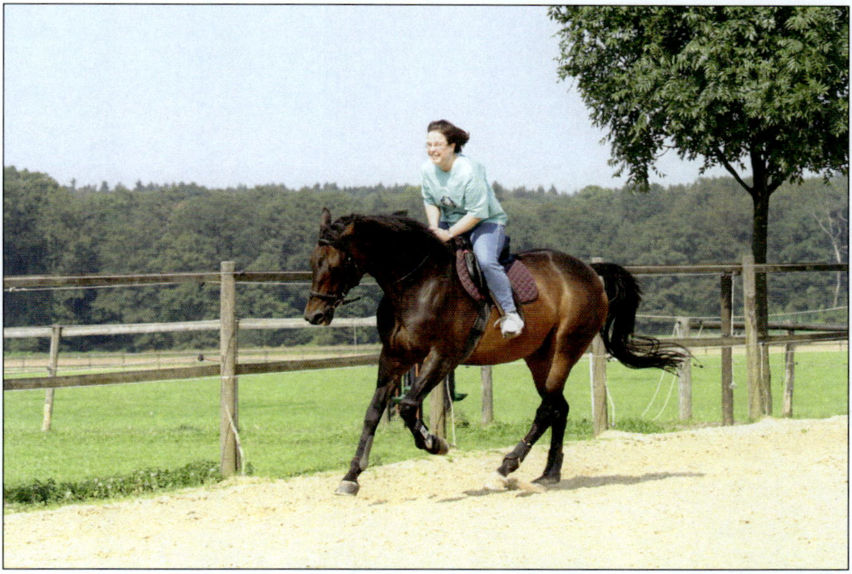

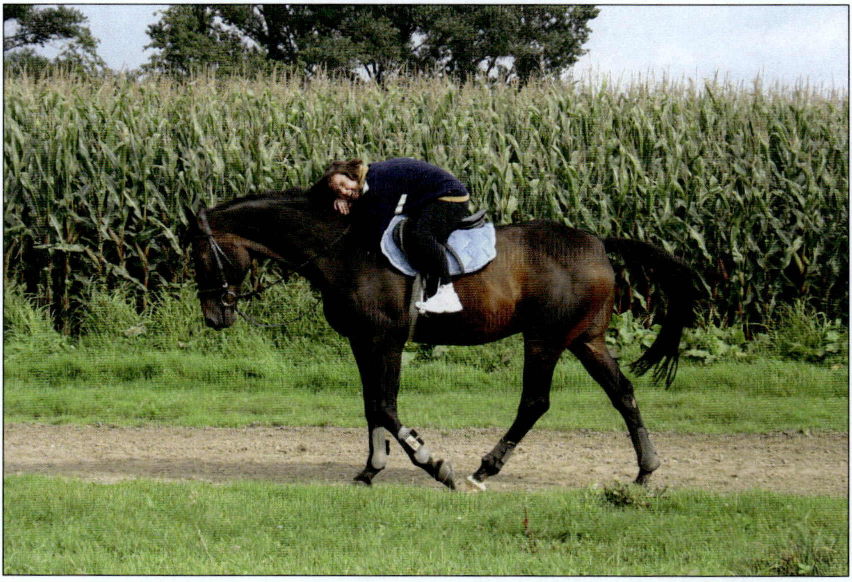

Ich mit Fun auf dem Bauernhof meiner Schwester.

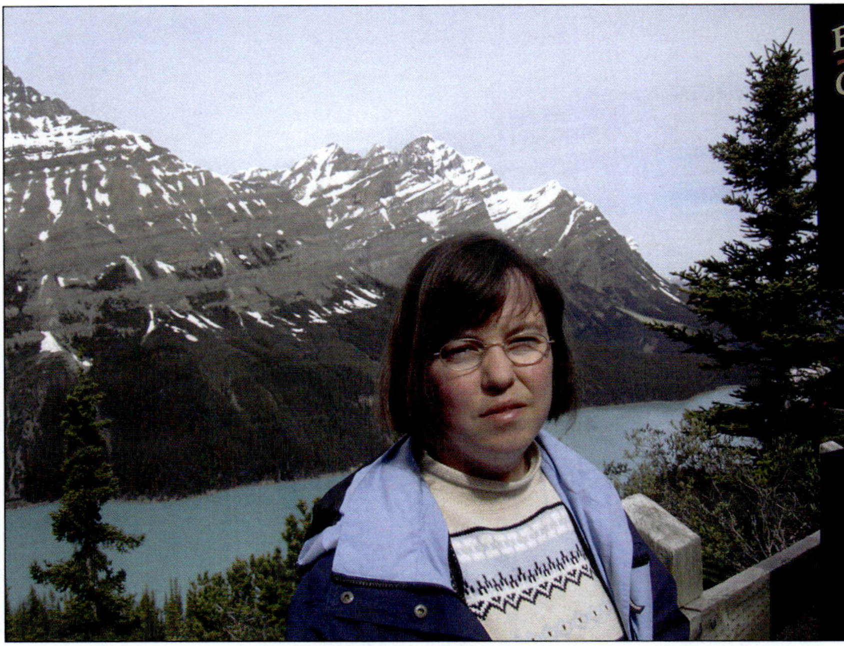

2005 Petolake, Westkanada.

2005 wurde ich schon mutiger und wollte mir einen lang gehegten Traum erfüllen. Ich plante gemeinsam mit meiner Mutter eine Reise nach Kanada. Im Juni 2005 flogen wir nach Toronto, und als wir im Flugzeug saßen und abhoben, kam mir alles ganz unwirklich vor. Ich saß tatsächlich im Flieger nach Kanada! Wir machten eine organisierte Rundreise, die erst in den Osten Kanadas führte. Nach anderthalb Wochen flogen wir weiter nach Calgary, und es ging mit dem Bus über die Rocky Mountains bis nach Victoria auf Vancouver Island. Hier hatten wir noch vier Tage Aufenthalt und konnten uns ein bisschen von der stressigen Bustour erholen. In den gut drei Wochen haben wir sehr viel gesehen. Wir waren in Toronto, Montreal, Ottawa im Osten, Calgary und Vancouver im Westen und bekamen atemberaubende Natur zu sehen, wilde Tiere wie Bären, Elche und

Murmeltiere sowie gigantisch viele Seen. Die Reiseleiterin kam aus Bergisch Gladbach und lebte seit Anfang der 1960er Jahre in Montreal. Mit jedem Satz konnte man ihre Begeisterung für dieses Land spüren, und ich konnte sie gut nachvollziehen. Die Reise hat mich aber auch ein bisschen wehmütig gemacht, weil es mir nie vergönnt war, auch für eine Zeit lang im Ausland zu leben.

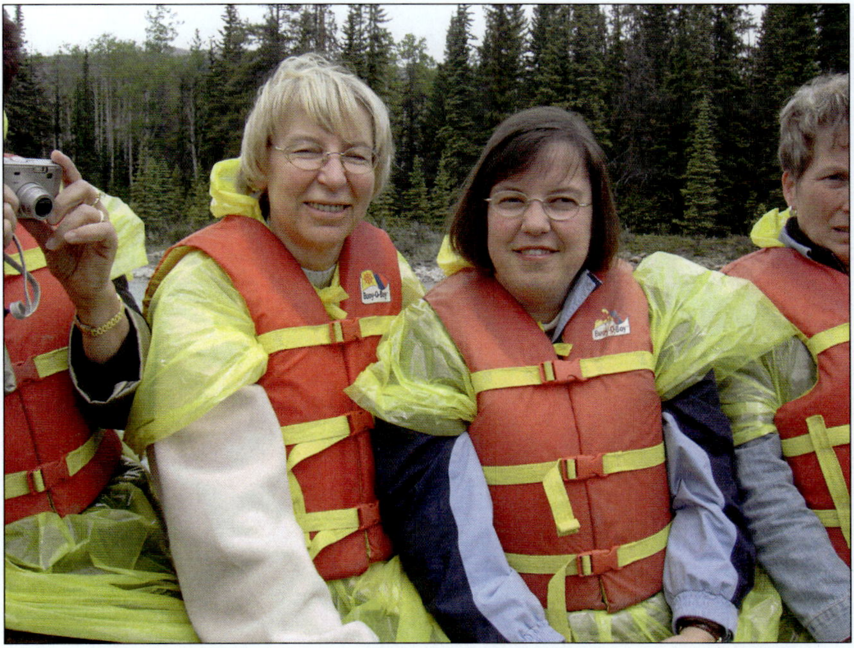

„Rafting" in Kanada mit meiner Mutter.

Auch im Jahr 2006 blieb meine Gesundheit weiter stabil. Ich hatte wie im Vorjahr keine permanenten Druckschwankungen, wie sie bis 2003 über Jahre die Regel waren. Ich plante verschiedene Städtereisen. So war ich mit meiner Mutter 2006 in Venedig, mit meiner ehemaligen Kommilitonin in Rom und mit einer Freundin, die ich über die regionale Hydrocephalusgruppe kennengelernt hatte, in

Prag und in Dresden. Wir mieteten uns in Backpackers in Mehrbettzimmern ein, was ein echtes Abenteuer war: wenig Komfort, aber viel internationales Flair.

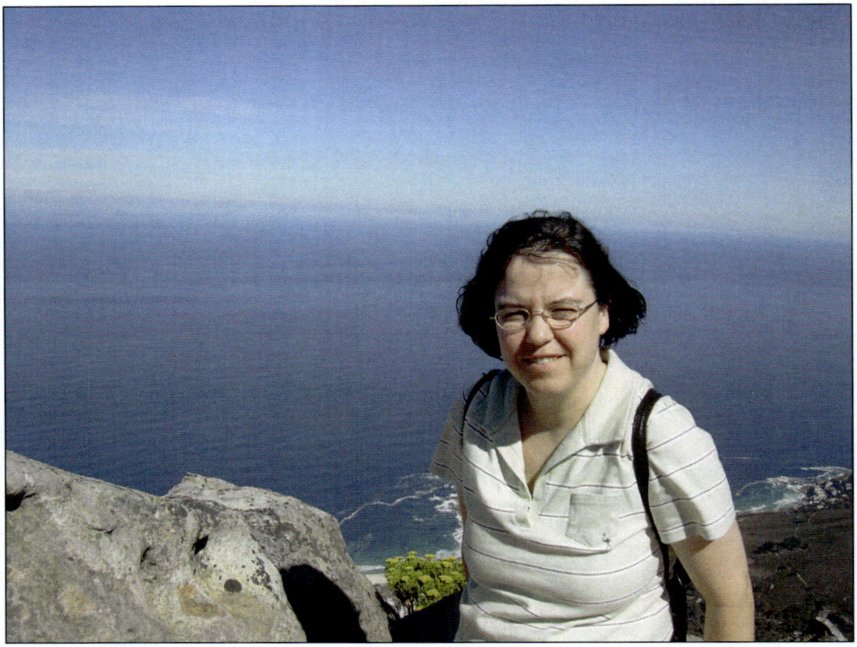

Tafelberg, Südafrika November 2006.

Ende November 2006 flog ich dann mit meinen Eltern nach Südafrika. Auch das war ein Wunsch auf meiner Löffelliste. Wir flogen vom Winter in den Hochsommer. Direkt nach der Ankunft in Kapstadt (nach zwölf Stunden Flugzeit) fuhren wir zum Tafelberg. Es war strahlend blauer Himmel. Auch diese Reise war – ähnlich wie Kanada – einfach nur atemberaubend. Die Natur und die frei lebenden wilden Tiere, die man hier nur aus dem Zoo kennt, waren ein echtes Erlebnis. Es gab aber auch Seiten, die mich nachdenklich machten. So war ich auf die drastischen Unterschiede zwischen den Lebensverhältnissen der schwarzen und der weißen Bevölkerung nicht gefasst. 80 Prozent der Schwarzen leben innerhalb ihrer Viertel, den Townships, in ärmlichen Wellblechhütten, ohne fließendes Wasser oder Strom und sind überdurchschnittlich häufig von Aids betroffen. Jede Stadt hatte ihr eigenes Township. Lebensverhältnisse, die sich in Deutschland keiner vorstellen kann. Mir ging durch den Kopf, dass ich, wäre ich in Südafrika geboren worden, wahrscheinlich nie die Chance zu leben bekommen hätte.

2007 ging ich mit Nina auf Wanderschaft. Wir hatten uns beim Nordic Walking kennengelernt, aber dazu später. Nina und ich teilten eine Leidenschaft: Wir gingen beide gerne wandern. Wir liefen das gleiche Tempo – langsam, aber ziemlich ausdauernd. Wir planten fünf Tagestouren auf dem Rheinsteig und liefen mit 13 Kilo Gepäck in Schlangenbad Richtung Norden los. Jeden Tag legten wir in sechs bis sieben Stunden zwischen 15 und 25 Kilometer zurück. Es ging mehrfach am Tag bergauf und bergab, was teilweise einen Höhenunterschied von bis zu 1400 Metern ausmachte. Wir liefen durch Wälder, Wiesen und Weinberge. Das Wetter war durchwachsen, aber überwiegend trocken. Von Spaziergängern wurden wir immer wieder erstaunt gefragt, wo es denn mit den schweren Rucksäcken hingehe. Man spürte förmlich eine gewisse Bewunderung. Wir waren jeden Abend in einer anderen Unterkunft. Meistens kamen wir bei Privatleuten, in Jugendherbergen oder in kleinen Pensionen unter, die wir vorab übers Internet gesucht und gebucht hatten. Diese fünf Tage waren wunderschön. Auch später machten wir noch Kurzwanderungen übers Wochenende. Die Unterkünfte sorgten teilweise für Überraschungen. Einmal landeten wir in der Jugendherberge in Bad Honnef unter einer ganzen Horde Pfingstlern, die uns auch gleich bekehren wollten. Ich wusste zu diesem Zeitpunkt nicht einmal, was Pfingstler sind, und mir lag die Bemerkung auf der Zunge: „Wir haben doch noch nicht Pfingsten, es ist doch erst Ostern!" Zum Glück hatte ich aber meinen Mund gehalten. Ein anderes Mal landeten wir bei einer Gastgeberin, die Zeugin Jehovas war. War das Wetter mal sehr schlecht, gingen wir spontan in die Sauna – ein sehr gemütliches Alternativprogramm. Die Wanderungen waren körperlich anstrengend. Oft wurden wir gefragt, ob es nicht schwierig sei, mit dem schweren Rucksack zu laufen, aber uns taten bloß die Füße am Abend weh, und wir mussten die Blasen daran versorgen. Alles in allem habe ich die Wanderungen sehr genossen, und sie waren ein gutes Mittel, den Geist zu entspannen.

Irgendwann bekam ich dann ein T-Shirt von Nina, auf dem stand: „Die Wanderschnecken von Köln – Wo wir sind, ist hinten!" Sehr zutreffend!

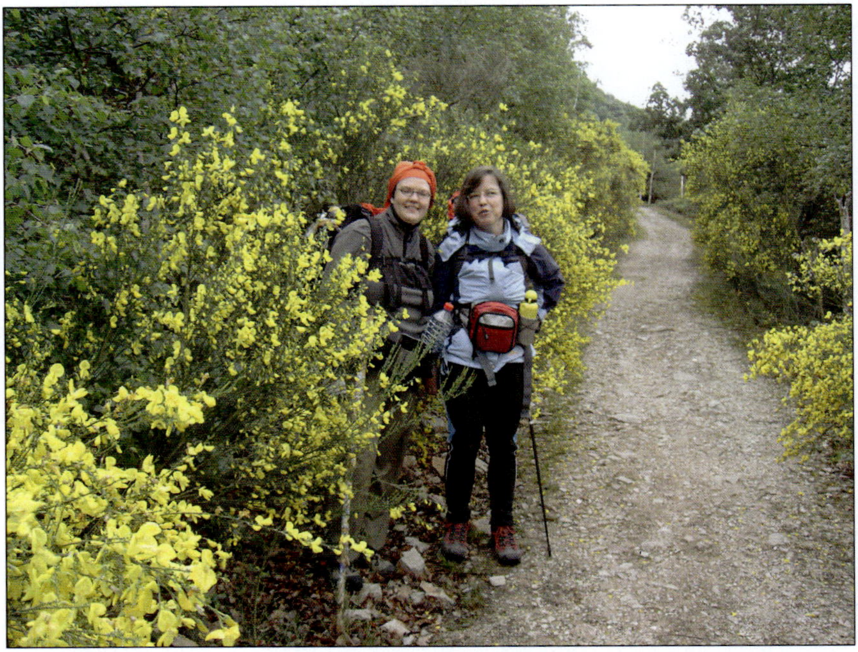

Nina und ich auf dem Rheinsteig im Mai 2007.

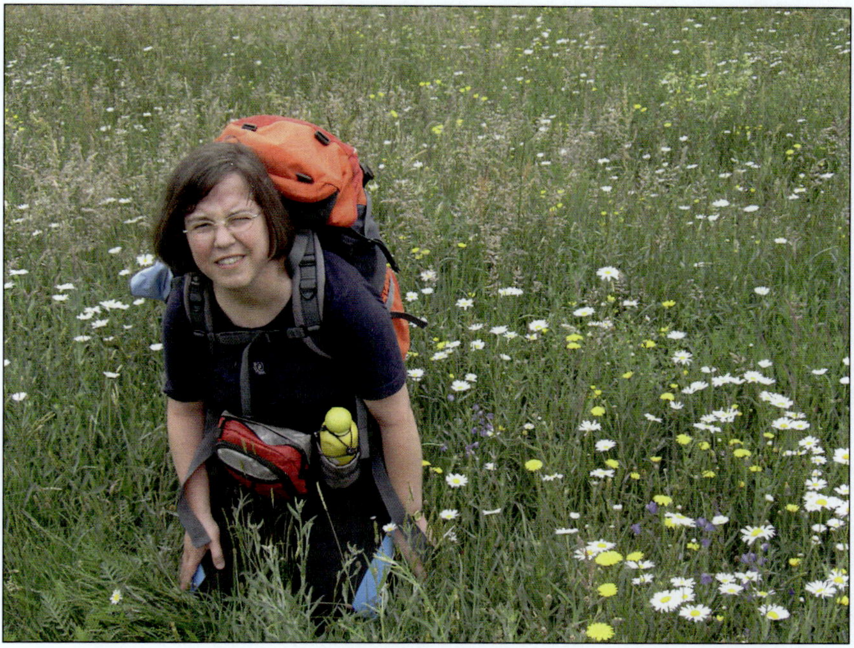

Rheinsteig Mai 2007.

Im Sommer 2007 flog ich noch einmal mit meinen Eltern in den Urlaub. Diesmal ging es in den Südwesten der USA. Wir machten eine Rundreise und besuchten San Francisco, den Grand Canyon, den Bryce Canyon und das Monument Valley. Landschaftlich war die Reise sehr schön. Leider gab es aber immer wieder Auseinandersetzungen mit meinem Vater, sodass ich für mich die Entscheidung traf, keine Reisen mehr mit meinen Eltern zu machen.

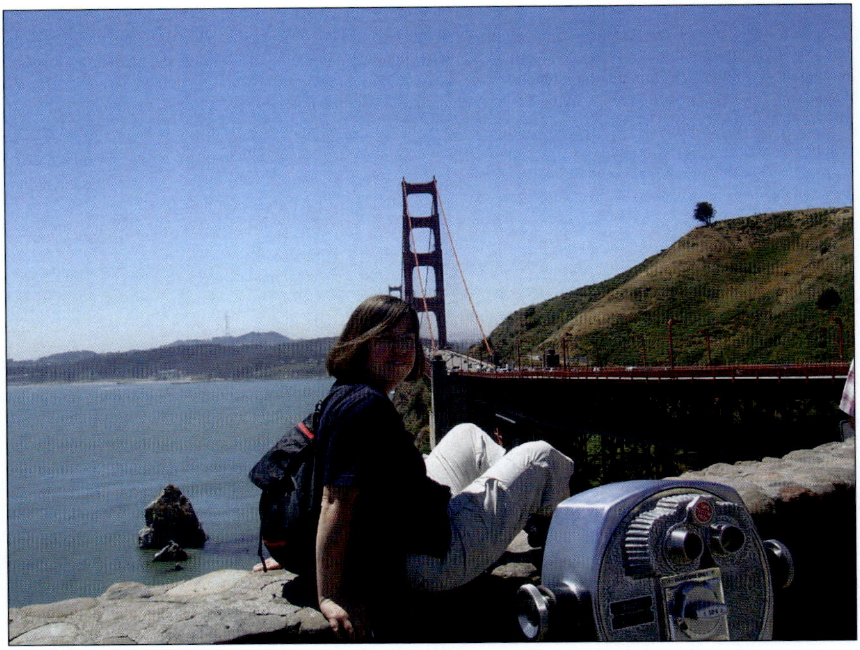

Golden Gate Bridge, San Francisco 2007.

Im August nahm ich an einem „No Limits"-Kurs teil, einem integrativen Angebot des Deutschen Alpenvereins in Hindelang (Allgäu). Organisiert hatte diesen Kurs meine Freundin Anne mit der Tetraplegie. Für mich sollte das eine unvergessliche Woche werden, die ich in vollen Zügen genoss. Hier konnte ich auch mal wieder meine Grenzen austesten.

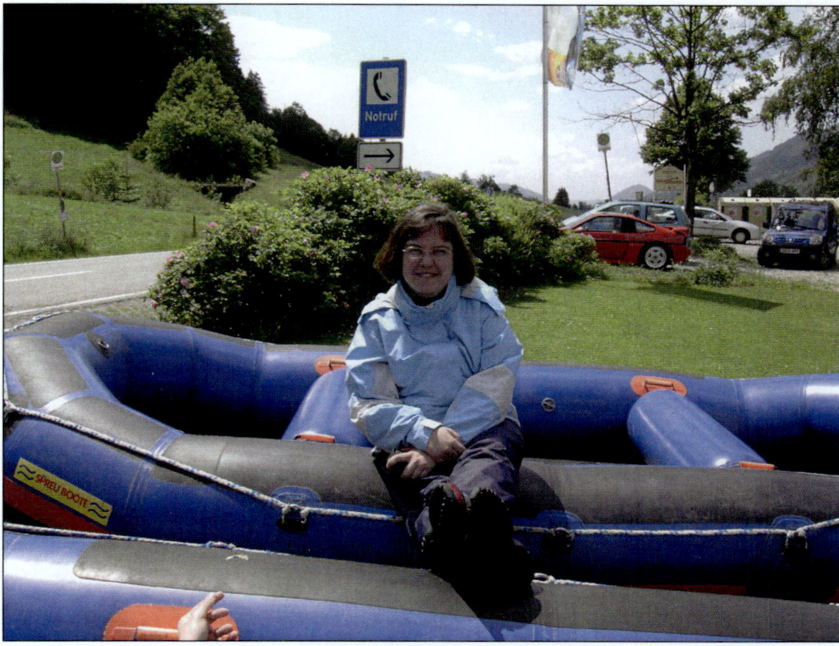

No Limits – August 2007.

2007 machte ich auch eine Feier und lud Freunde und Kollegen zu meinem „dritten“ Geburtstag ein. Mir war zu diesem Zeitpunkt schon bewusst, dass dieser „Höhenflug“ oder auch nur die „Normalität“ irgendwann wieder ein Ende haben würden. Und ebendarum genoss ich jede einzelne Aktivität auf „meiner Löffelliste“. Nichts davon war selbstverständlich. Meinen Eltern bin ich dafür dankbar, dass sie mir diese Dinge finanziell ermöglichten, was auch nicht selbstverständlich ist. Auch wenn meine Mutter mich gerne vor lauter Angst ausgebremst hätte, konnte ich oft meinen sturen Kopf durchsetzen. Rückblickend war das absolut richtig. Ich selbst war in der Lage, meine Angst, es könne jederzeit wieder Probleme mit dem Ventil geben, zu unterdrücken. Die Unbeschwertheit, die mir in dieser Zeit möglich war, wollte ich mir von der Angst meiner

Mutter nicht nehmen lassen. Ich grenzte mich an dieser Stelle immer klar von ihr ab.

Im September 2007 flog ich mit meiner alten Freundin Sophie für zwei Wochen auf eine Rundreise nach Andalusien. Wir handelten einen Kompromiss aus. Sophie war der Pool- und Strandtyp, der gerne den ganzen Tag im Liegestuhl lag und las. Ich wollte gerne aktiv sein und suchte die Abwechslung. Also machten wir beide die erste Woche eine Rundreise durch Andalusien und besuchten Sevilla, Ronda, Granada und Cordoba. Hier gab es viel zu sehen, besonders gut gefielen mir die maurischen Bauwerke. Die zweite Woche verbrachten wir, ganz nach Sophies Geschmack, am Hotelpool im Liegestuhl.

2008 sollte vorläufig das letzte Jahr meiner „Löffelliste" werden. Im Mai 2008 flog ich mit Jenny nach London. Seit dem Zwischenfall von 1990 war ich nicht mehr dort gewesen, deshalb war es schon ein komisches Gefühl, dort hinzufliegen.

Im Juni 2008 machte ich mit meiner Mutter eine kleine Kreuzfahrt über die Ostsee. Wir besuchten Kopenhagen, Stockholm, Tallin und St. Petersburg. Leider hatten wir in den Städten nur jeweils einen Tag Aufenthalt, was für Stockholm und St. Petersburg auf jeden Fall zu wenig war. Es war zwar ganz interessant, mit einem so großen Schiff in der Ostsee zu fahren. Für mich ging in diesem schwimmenden Hotel aber alles zu steif zu. Ich fühle mich in Backpackers wohler. Deshalb würde ich so etwas nicht noch einmal machen.

Im September 2008 sollte meine vorerst letzte Reise stattfinden. Ich hatte durch Zufall eine Motorsegler-Tour in Istrien (Kroatien) gefunden, die mich sehr reizte. Der Motorsegler hatte elf Kabinen, alles war klein und überschaubar. Tagsüber fuhren wir an der Küste entlang und machten Badestopps in einsamen Buchten mit glasklarem Wasser. Abends legten wir in kleinen Städten im Hafen an und konnten bummeln gehen. Diese Reise war eine der schönsten meines Lebens, da wir tagsüber die Seele baumeln lassen konnten und jeden Abend genügend Abwechslung hatten, und immer in einer anderen Stadt. Ich selbst mag keine Hotels oder liege den ganzen Tag am Strand oder am Pool. Das ist mir einfach zu langweilig.

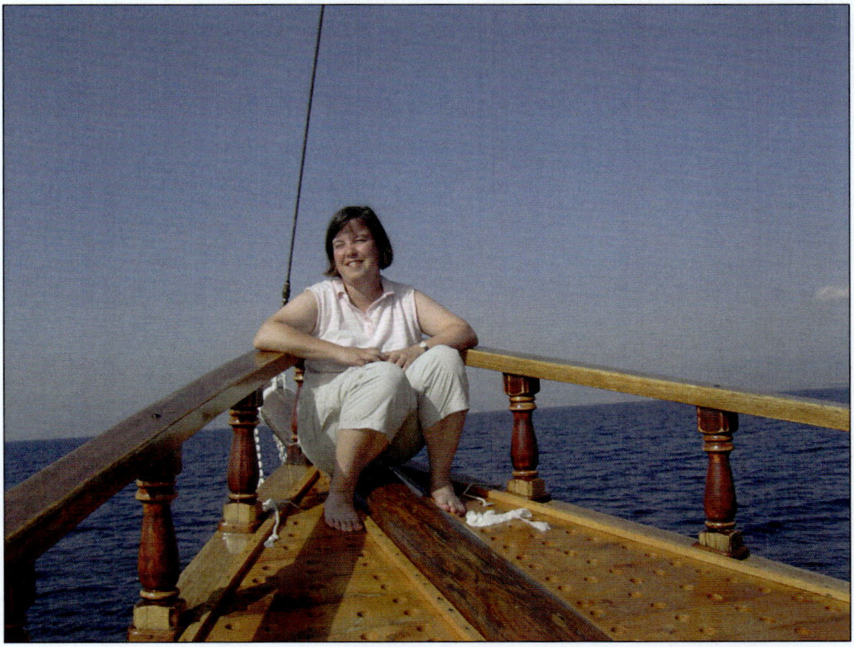

Motorsegler-Tour September 2008 in Istrien (Kroatien).

Von 2004 bis 2008 lief mein Leben in einer Art Zeitraffer ab. Ich stopfte so viel Aktivitäten, wie es nur ging, in diese Zeit und genoss jeden Augenblick, immer von der Angst getrieben, dass meine gesundheitliche Stabilität wieder ein Ende haben könnte. Rückblickend kann ich sagen, dass das absolut richtig war, denn Ende 2008 änderte sich meine gesundheitliche Situation wieder schlagartig.

24. Eine bittere Realität, oder: Hat das denn nie ein Ende (Ende 2008 – ?)

Am letzten Samstag im Jahr 2008 wachte ich mit Schwindel und Übelkeit auf. Anfangs dachte ich mir nichts dabei und schob die Symptomatik auf Kreislaufprobleme. Am Morgen ging ich für das geplante Silvesteressen mit Nina einkaufen. Nachmittags nahm ich an einer Reitstunde teil, und am Abend ging ich mit Nina ins Kino. Wir schauten uns „1 ½ Ritter" an. Der Film war lustig, und wir haben viel gelacht. Anschließend fuhren wir nach Hause, und ich ging direkt ins Bett und schlief auch schnell ein. Eine knappe Stunde später wurde ich von massiven Schwindelattacken und Übelkeit aus dem Schlaf gerissen. Ich musste mich mehrmals heftig übergeben. Mir schwante Böses. Es ging mir so schlecht, dass ich Nina anrief und sie fragte, ob sie zu mir kommen könne. Sie packte ihre Sachen und war ganz schnell bei mir. Der Hirndruck war zwar nach dem Erbrechen etwas besser, aber ich musste den Rest der Nacht im Sitzen auf der Couch verbringen, um den Druck in Schach zu halten. Auch in den Tagen darauf ging es mir nicht gut. Es kam immer wieder zu heftigen Schwindelattacken – oft im Liegen – und zu Übelkeit. Anfangs hatte ich keine Kopfschmerzen. Da die Symptomatik aber klar lageabhängig war, wusste ich, dass als Ursache nur Hirndruck in Frage kam. Ich schrieb Prof. Hans eine Mail. Dieser antwortete prompt und schlug mir vor zu kommen. Er nahm die geschilderte Symptomatik absolut ernst. Kein Wort von: „Wir machen erst einmal ein CT." Nach einigen Tagen ließen die Symptome plötzlich wieder nach, und ich hoffte, dass es sich nur um eine vorübergehende Störung gehandelt hatte. Also ging ich nach meinem Weihnachtsurlaub wieder arbeiten und fuhr erst einmal nicht zu Prof. Hans. Ich erzählte auch einer Arbeitskollegin von dem Vorfall. Diese erschrak ein wenig, denn alle Kollegen hatten die Ereignisse von 2003 noch gut im Gedächtnis. Leider sollte diese Ruhe nicht lange anhalten. Wenige Tage später hatte ich erneut Schwindelattacken mit Übelkeit, und diesmal kamen noch Kopfschmerzen hinzu. Ich ging zu meinem Hausarzt und erzählte ihm von meinem Problem. Er organisierte mir direkt für den nächsten Tag einen Termin bei einem örtlichen Neurologen, den er persönlich kannte. Dieser machte am nächsten Tag seine üblichen Untersuchungen und stellte eine leichte Seitendifferenz fest, die aber für mich nicht neu war. Auch er war, wie mein Hausarzt, erst einmal hilflos. Mitte Januar fuhr ich dann doch zu Prof. Hans. Dieser veranlasste ein kardiologisches Konzil, da er ein Problem mit der atrialen Ableitung befürchtete. Der Kardiologe konnte im Ultraschall keine Auffälligkeiten feststellen. Allerdings teilte er mir mit, dass man kleinste Thromben im Bereich der Ableitung nicht feststellen könne. Ich bat ihn daraufhin, das in den Bericht zu schreiben, was er zusagte, aber nicht tat. Ich fuhr nach Hause und ging in den folgenden Tagen wieder arbeiten. Der Druck kam und ging. Er war wieder durch körperliche Belastung provozierbar. Als er wieder zunahm, ging ich erneut zu meinem Hausarzt. Dieser schrieb mich erst einmal krank. Er verstand, dass für mich so ein normaler Arbeitsalltag nicht zu bewältigen war. Ich wollte mich auch nicht mehr mit ständigem Hirndruck, so wie ich es zwischen 1999 und 2003 getan hatte, zur Arbeit schleppen. Ich beschloss, hier klare Grenzen zu setzen, um mich vor einer ständigen körperlichen Überforderung zu schützen.

In den folgenden Wochen ging der Druck herauf und herunter. Ich hoffte immer noch, dass es sich von allein wieder beruhigen würde. Anfang März nahm der Druck dann aber deutlich zu, sodass ich von Freitag bis Montag alle Nächte im Sitzen verbringen musste und kaum geschlafen habe. Am Montag rief ich bei Prof. Hans an, der mir sagte, dass ich sofort kommen könne. Da das passierte, kurz nachdem in Köln der U-Bahntunnel eingestürzt und ein ICE entgleist waren, meinte er nur trocken: „Nehmen Sie keinen ICE, und meiden Sie die Kölner U-Bahn!“ Ich lachte und dachte nur: „Scherzbold.“ Meine Mutter brachte mich dann mit dem Auto in die 300 Kilometer entfernte Uniklinik, da ich nach diesen Nächten gar nicht mehr in der Lage gewesen wäre, die Strecke mit dem Zug zurückzulegen. Prof. Hans kam relativ schnell und drückte mir stationäre Aufnahmepapiere in die Hand. Ich hatte damit zwar im Stillen gerechnet, aber doch gehofft, dass ich wieder nach Hause fahren könne. Nach den Ereignissen von 2003 überkam mich ein ungutes Gefühl, jetzt wieder stationär aufgenommen zu werden. Plötzlich waren alle Erlebnisse von 2003 wieder präsent. Mein Arzt stellte das Ventil von 9 auf 5 cmH_2O. Auch die Nacht von Montag auf Dienstag verbrachte ich noch sitzend mit kaum Schlaf. Stündlich kontrollierte eine Schwester meine Augen. Am nächsten Tag sank der Druck deutlich, worüber ich sehr erleichtert war. Ich sprach mit der Psychologin, die mich bereits von 2003 kannte. Ich berichtete ihr, dass mich, nachdem ich dort 2003 fast gestorben war, ein ungutes Gefühl überkam, jetzt wieder stationär aufgenommen zu werden. Zur Klärung wurden dann in den folgenden Tagen ein MRT vom Bauchraum und eine CT-Angiographie vom Thorax gemacht. Beides brachte keine wirklichen Aufschlüsse. Nach einigen Tagen kam Prof. Hans zu mir. Er ging davon aus, dass der atriale Katheter wahrscheinlich die Ursache für die intermittierenden Druckanstiege war. Da der Hirndruck durch die Verstellung aber wieder deutlich gesunken war, ich sogar teilweise Unterdruck hatte, lehnte ich eine OP zu diesem Zeitpunkt ab. Ich hatte panische Angst davor, da ich befürchtete, dass sich die Ereignisse von 2003 wiederholen könnten. Also wurde ich nach fünf Tagen erst einmal entlassen und fuhr nach Hause. Auch in den nächsten Wochen schwankte der Druck erheblich. Die Symptomatik war ganz ähnlich wie im Jahr 1990, zwischen Mai 1997 und Oktober 1998 sowie März 1999 bis Dezember 2003. Das Ventil stand auf einer sehr niedrigen Stufe. Zeitweise stieg der Druck, und zeitweise sackte er plötzlich zu weit ab. In den folgenden Wochen stand ich in häufigem E-Mail-Kontakt mit Prof. Hans. Er schlug vor, eine peritoneale Ableitung zu legen. Ich aber hatte Angst, dass eine Bauchableitung aufgrund der starken Verwachsungen, die in der

Vergangenheit festgestellt wurden, nicht funktionieren würde und damit auch der Weg zurück zu einer atrialen Ableitung versperrt bliebe. Ich glaubte einfach nicht, dass der atriale Shunt, sofern er erst einmal am Hals abgebunden würde, später wieder reaktivierbar sei. Zumal ja auch noch eine Gerinnungsstörung bestand. Ich versuchte Prof. Hans zu überreden, die atriale Ableitung durchzuspülen, um diese zu erhalten. Doch darauf ließ er sich nicht ein. Ich überlegte, was ich machen sollte. Durch Zufall erfuhr ich, dass eine Neurochirurgin, die früher in einer Uniklinik die HC-Sprechstunde gemacht hatte, jetzt in einer Pädiatrischen Neurochirurgie tätig war. Einer ihrer Patienten erzählte mir, dass sie dort auch erwachsene Patienten mit Hydrocephalus behandeln. Da Prof. Hans bald in den Ruhestand gehen würde und ich auch jemanden für Ventilverstellungen brauchte, beschloss ich, für eine solche Verstellung dort hinzufahren – auch mit dem Hintergedanken, hier jemanden zu finden, der meine Behandlung später übernehmen könnte, wenn Prof. Hans in den Ruhestand ging.

Bei dem Verstelltermin in der neuen Klinik sprach ich dann auch mit PD Dr. Arnold über meine aktuelle Problematik. Sie teilte mir mit, dass hier, anders als in den Unikliniken, eine enge Zusammenarbeit mit Ärzten aus anderen Fachbereichen gut funktioniere, da alle unter einem Dach arbeiteten. Sie schlug mir zur Klärung der Thromboseproblematik eine Angiographie durch die dortigen Kardiologen vor und meinte, dass hier bei Bedarf auch ein Austausch des atrialen Katheters möglich sei. Ich war hin- und hergerissen. Ich wusste, ich wollte keine Bauchableitung, da ich Angst hatte, dass hier vielleicht meine letzte Option eventuell umsonst vergeben und ich das später bereuen würde. Ich wollte aber auch nicht auf die fachliche Kompetenz von Prof. Hans verzichten, da ich wusste, dass ein Wechsel mit einer solchen Vorgeschichte auch immer problematisch ist. Ich sprach darüber mit der Psychologin in der Uniklinik. Sie ermutigte mich, auf mein Gefühl zu hören, denn schließlich hatte ich damit in der Vergangenheit immer richtig gelegen. Ich sprach mich mit Prof. Hans ab und entschied mich dafür, zu PD Dr. Arnold zu wechseln. Ich hoffte, dass sich beide in meinem Sinne noch einmal austauschen würden.

Im Juni 2009 – ich war seit dem 10. Februar 2009 krankgeschrieben – wurde in der neuen Klinik eine Angiographie durchgeführt. Zunächst versicherte mir PD Dr. Arnold, dass sie dabei anwesend sei. Einen Tag vorher teilte sie mir aber mit, dass sie wegen eines Vortrages nicht teilnehmen könne. Auch ob der andere Oberarzt für Neurochirurgie dabei sein würde, konnte sie mir nicht sagen. Ich war darüber nicht erfreut, denn ich hatte mich auf die Zusage verlassen. Der Kardiologe fragte mich bei der Aufklärung für die Angiographie, worum es denn hier gehe? Ich war von dieser Frage völlig verunsichert, da ich nicht wusste, ob überhaupt ein Austausch zwischen den Kardiologen und den Neurochirurgen stattgefunden hatte, und die Neurochirurgen waren vorher nicht mehr erreichbar. Ich wurde misstrauisch. Ich wusste nicht mehr, ob ich mich auf die Aussagen von PD Dr. Arnold verlassen konnte, denn sie hatte doch etwas über eine gute interdisziplinäre Zusammenarbeit gesagt. Ich wusste einfach nicht mehr, woran ich war. Sicherlich hatte auch meine Vorgeschichte zu meiner Reaktion beigetragen, für die PD Dr. Arnold nichts konnte. Da ich aber wissen wollte, woran ich bin, schrieb ich ihr eine E-Mail, worauf sie verärgert reagierte. Nach der Angiographie hatte ich dann nur noch einen Kollegen sprechen können, der mir freudig mitteilte, dass keine schwerwiegenden Thrombosen festgestellt worden seien. Meine Reaktion war: „Schön, aber das löst mein bestehendes Problem nicht. Das ist trotz des Ergebnisses nicht verschwunden!" Der junge Neurochirurg war nach meiner Reaktion etwas verunsichert. Er konnte nicht verstehen, dass ich mich über seine Nachricht nicht freuen konnte. Er verwies mich daraufhin an die leitende Neurochirurgin PD Dr. Arnold und meinte, ich solle das mit ihr besprechen.

Er sei nicht im Bilde. Diese war vor meiner Entlassung nicht mehr zu sprechen.

Zwischenzeitlich fragte mich PD Dr. Arnold, ob die Symptomatik nicht hormonell bedingt sein könne. Das kam mir wie ein weit hergeholter, unwahrscheinlicher Erklärungsversuch vor. Ich schrieb ihr daraufhin eine E-Mail, dass ich nichts für die fehlenden Ergebnisse in der Diagnostik könne. Darauf erhielt ich eine Antwort, in der sie beteuerte, dass sie mir glaube.

Kurz nach der Angiographie vereinbarten wir einen Termin für eine Shuntrevision. PD Dr. Arnold vermutete als mögliche Ursache den Ventrikelkatheter, da dieser in einem sehr engen Ventrikel lag. Die OP war für mich wieder wie ein „Blind Date". Ich wusste nicht, ob man während der OP eine Ursache für den Druck finden würde. Der Ventrikelkatheter und der atriale Katheter sollten überprüft werden. Ich selbst ging immer noch von einem Problem mit dem atrialen Katheter aus, trotz der Tatsache, dass die Angiographie ohne Ergebnis geblieben war. Denn das war ja in der Vergangenheit mehr als einmal der Fall gewesen! Direkt nach der OP, noch im Aufwachraum, bemerkte ich nur ein Pflaster am Kopf, und mir ging es ziemlich schlecht. Mir war übel, und ich hatte Kopfschmerzen. Ich dachte bloß: „Jetzt ist der Ventrikelkatheter auf Verdacht ausgetauscht worden, und die Ursache – der atriale Katheter – wurde nicht behoben!" Ich war völlig fertig. Jetzt geht die Salamitaktik wieder los, dachte ich, und es folgt eine OP nach der anderen. Das wollte ich auf keinen Fall! Als PD Dr. Arnold nach der OP zu mir auf die Station kam, war ich noch völlig aufgelöst. Es ging mir nicht gut, und ich bekam gar nicht mit, was sie mir sagte. Am nächsten Tag war ich dann etwas klarer. Sie sagte mir, dass der Ventrikelkatheter unter Druck gestanden habe, als sie ihn herausgezogen habe. Es habe sich eine Membran um den Katheter herum gebildet. Ursache für die Beschwerden nach der OP sei die Tatsache, dass ich dabei viel Hirnwasser verloren habe und dass es einige Tage dauere, bis der Druck sich normalisiere. Sie teilte mir auch mit, dass sie bei der OP den Herzkatheter durchgespült habe und keinen Hinweis auf eine Abflussstörung habe finden können. Ich war erleichtert und dachte, jetzt kommt alles wieder in Ordnung. Ich teilte diese freudige Nachricht auch meinen Arbeitskollegen mit, die sich mit mir darüber freuten. Am Tag der Entlassung konnte das Ventil endlich wieder heraufgestellt werden. Zwar dauerte es noch circa zwei Wochen, bis die endgültige Einstellung (auf der alten Stufe von 9 cmH_2O) gefunden wurde und ich endlich weder Unter- noch Überdruck hatte. Das hielt sechs Wochen vor, und ich fühlte mich so sicher, dass ich wieder Sport machte. In der dritten Sportstunde Ende August merkte ich dann plötzlich, dass mir schwindelig und übel wurde. Ich versuchte, dies zu verdrängen, da ich drei Tage später mit Nina für vier Tage nach Oberstdorf fahren wollte. Der Druck war wieder unangenehm hoch, und ich überlegte, was ich machen sollte. Ich hatte gar keine Lust auf ein erneutes monatelanges Tauziehen. So entschied ich mich, doch mit Nina nach Oberstdorf zu fahren. Wenn ich mich belaste und es mir extrem schlecht geht, dachte ich, könne „ich" auch schneller den Hirndruck nachweisen, und eine Lösung würde schneller gesucht.

Ich fuhr also mit Nina Ende August 2009 nach Oberstdorf. Ursprünglich hatte ich vorgehabt, einen Paragliding-Tandemsprung vom Nebelhorn zu machen, denn der Wetterbericht hatte sonnige Tage vorhergesagt. Ich wollte meine Löffelliste weiter abarbeiten. Doch dann dachte ich, dass ich mich auch noch kurzfristig für einen Flug entscheiden könne, und plante nichts im Voraus. Wir gingen zunächst zur Touristeninformation und fragten nach Wanderwegen ohne große Steigungen. Die Leute von der Touristeninfo haben wahrscheinlich gedacht: „Warum fahren die denn in die Berge, wenn sie nur im Flachen laufen wollen?" Durch den Hirndruck war ich aber nicht in der Lage, bergauf zu laufen. Am ersten Tag machten wir einen seichten Spaziergang ins Oeytal, und ich entschied mich, den Tandemsprung am nächsten Tag zu wagen. Die Nacht war wie die Nächte davor nicht erholsam.

Ich konnte kaum schlafen, da der Druck einfach zu hoch war. Der Flug war für den Nachmittag geplant, und da es mir nicht sehr gut ging, habe ich mich ruhig in die Ecke gesetzt und gehofft, dass der Druck noch etwas heruntergeht. Kurz bevor ich dann zum Treffpunkt an der Nebelhornbahn aufgebrochen bin, habe ich Zofran und Vomex A gegen die Übelkeit sowie Kopfschmerztabletten genommen. Als wir auf das Nebelhorn gefahren sind, hatte ich kein gutes Gefühl, doch ich sagte nichts. Insofern kann diese Unsichtbarkeit der Behinderung auch manchmal ein Vorteil sein. Nachdem ich dann in den Anzug geschlüpft war, folgten ein paar kurze Instruktionen, und es ging los. Als ich die anderen Flieger von unten gesehen habe, dachte ich: „Das ist ja doch ziemlich hoch. Eigentlich bist du doch verrückt!" Nina meinte nur: „Du bist verrückt, aber ich verstehe dich!" Nach einem kurzen Anlauf von circa acht Metern ging es in die Luft. Das Gefühl war atemberaubend! Ich saß gemütlich in meinem Sitz, und wir schwebten in 2.200 Metern Höhe. Der Flug dauerte eine gute halbe Stunde. Als ich unten ankam, kippte ich erst einmal kurz um. Mir war ziemlich übel, trotz Zofran und Vomex A. Nach ein paar Minuten ging es mir aber wieder etwas besser. Der Pilot war ziemlich irritiert. Als ich mit Nina eine Stunde später in einem Café saß und eine SMS schrieb, verschwamm die Schrift auf meinem Handy plötzlich. Ich hatte über circa zehn Minuten deutliche Sehstörungen auf dem rechten Auge. In der folgenden Nacht hatte ich wieder deutliche Druckanstiege und verbrachte die ganze Nacht ohne Schlaf im Sitzen. Ich nahm Vomex A und zwei Tabletten Lasix. Danach ging es mir zwar etwas besser, aber an Liegen oder Schlafen war trotzdem nicht zu denken. Ich dachte nur: „Dir geht es zwar jetzt richtig schlecht, aber das war es wert! Abgesehen davon, wäre es mir ohne diesen Flug auch nur unwesentlich besser gegangen!" Am nächsten Morgen war ich durch das Lasix so ausgetrocknet, dass ich den ganzen Tag nicht zur Toilette musste. Da ich nicht genau wusste, wie viel Lasixtabletten ich höchstens nehmen durfte, fragte ich in einer Apotheke nach. Die Apothekerin war sehr verunsichert und besorgt. Sie meinte, dass ich das mit meinem Arzt absprechen müsse. Der war aber leider gerade nicht da, und genutzt hätte das wohl ohnehin nichts! Von Oberstdorf schrieb ich eine E-Mail an PD Dr. Arnold. Ich teilte ihr mit, dass ich seit einer Woche wieder deutlich Überdruck hätte, nachdem es mir sechs Wochen richtig gut gegangen sei. Wir vereinbarten einen Tag nach meiner Rückkehr einen Termin.

In den sechs Wochen, in denen es mir gut ging, fuhr ich noch einmal zu Prof. Hans, um mich von ihm zu verabschieden. „Sie waren ein schwerer Brocken!", meinte er plötzlich in unserem Abschiedsgespräch. Ich antwortete nur: „Ich weiß!", und dachte: „Sie auch!" Prof. Hans war fachlich kompetent und persönlich sehr engagiert, was ich immer sehr geschätzt habe. Ich hatte nie das Gefühl, dass ich nur ein „Fall" für ihn war und für ihn die gesundheitliche Hilfe, egal ob spektakulär oder nicht, immer im Vordergrund stand. Trotzdem hätte ich mir gewünscht, dass er mich mehr an seinen Gedanken hätte teilhaben lassen. Er hat sich zweifelsohne viele Gedanken gemacht, um Lösungen zu finden. Doch mir hätte es besser gefallen, wenn wir gemeinsam Lösungen gefunden und ich aktiv beteiligt gewesen wäre. Das hätte mir das Gefühl gegeben, der Situation nicht nur einfach ausgeliefert zu sein. Mit einem solchen Wunsch können die meisten Ärzte nicht umgehen. Viele sehen sich in ihrer fachlichen Kompetenz in Frage gestellt. Das ist aber nicht der Fall! Ärzte sollten anerkennen, dass so mancher Patient eine sehr genaue Wahrnehmung hat, die für die Behandlung vielleicht sogar hilfreich sein könnte und deshalb einbezogen werden sollte. Bisher hatte ich dieses Gefühl nur bei Prof. Klaus, bei dem ich zwischen 1989 bis 1998 in Behandlung war. Ein Gefühl, das ich sehr vermisse!

Die E-Mails von Prof. Hans waren immer sehr kurz und knapp, und ich hatte nach einer Zeit das Gefühl, dass er lieber über Bilder kommuniziert. Auch hier fand ein reger Austausch statt. Jeder hat eben seine Eigenarten. Das machte den Umgang für mich zwar oft nicht einfach, war aber nicht zu ändern.

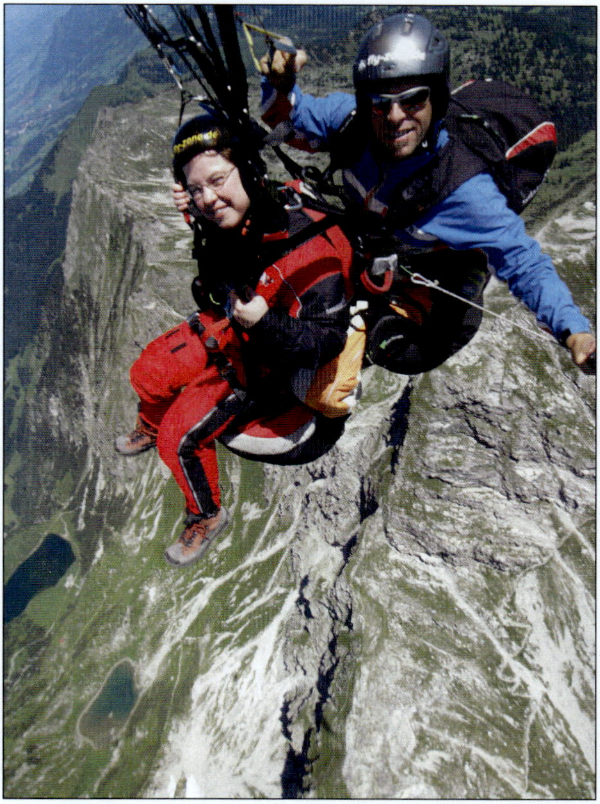

Tandemsprung vom Nebelhorn in Oberstdorf oder das Gefühl, im freien Fall gehalten zu werden.

Ein Tag nach der Rückkehr aus Oberstdorf fuhr ich zu PD Dr. Arnold. Sie bot mir an, das Ventil herunterzustellen. Ich ließ mich erst einmal darauf ein, obwohl ich wusste, dass das Problem damit nicht gelöst war. Die darauffolgenden Wochen kam es immer wieder zu Überdruck, und wie immer stieg der Druck durch körperliche „Belastung" an. PD Dr. Arnold machte ein MRT vom Kopf und teilte mir mit, dass der Ventrikelkatheter gut liege und in dieser Lage kein Hirnplexus ansaugen könne, dies sei unmöglich. Eine Aussage, die mich sehr wütend machte, denn ich habe in der Vergangenheit schon zu oft gehört: „Das kann aber nicht sein!" – und es war doch so! Auch kam sie plötzlich wieder mit der Bemerkung, dass vielleicht doch ein hormonelles Problem vorliege. Ich habe darauf nur noch sehr barsch reagiert und dachte, wenn sie es unbedingt will, kläre ich auch das ab. Nur damit diese Diskussion ein Ende hat! Und natürlich kam bei der Untersuchung bei meiner Gynäkologin nichts heraus. Ich habe auch nichts anderes erwartet. Der Druck ging weiter herauf und herunter. In den Herbstferien nahm er dann wieder so stark zu, dass ich erneut in die Klinik fuhr. PD Dr. Arnold war im Urlaub. So kam ich zu ihrem jungen Oberarzt, der meinte, mit mir über meinen Toleranzrahmen für normale Hirndruckschwankungen diskutieren zu müssen. Ich habe ihm gesagt, dass ich in den fünf Jahren, in denen es mir gut ging, mit 13 Kilo Gepäck sechs bis sieben Stunden täglich bergauf und -ab gewandert sei und nicht davon ausgehe, dass der Druck da statisch war. Daran habe sich auch jetzt nichts geändert! Daraufhin sagte er nichts mehr. Er schlug mir ein MRT vor, um den Hirndruck anhand der Ventrikelweite feststellen zu können. Ich teilte ihm mit, dass seit 20 Jahren eine Ventrikelstarre bestehe und ich keinen Sinn darin sähe. Darauf teilte er mir mit, dass die Klinik gefragt worden sei, ob sie an einer neuen Telesensorstudie teilnehmen wolle. Dies war vielleicht ein Hoffnungsschimmer für mich.

Bei einem weiteren Termin eröffnete mir PD Dr. Arnold, dass ihr Prof. Hans einen Bericht der Psychologin geschickt habe. Sie meinte, wir müssten doch ehrlich miteinander sein und sie sehe das doch alles ganzheitlich. Ich war in diesem Moment so perplex, dass ich gar nicht richtig reagieren konnte. Ich habe ihr daraufhin gesagt, das seien zwei Paar Schuhe, und die Hirndruckproblematik sei ein eigenständiges Problem. Im Nachhinein dachte ich, warum sollte ich ihr von meinem Rehaantrag für eine Klinik für Psychotherapie erzählen? Probleme aus anderen Fachbereichen wären für sie ja auch nicht von Interesse gewesen. Seit sie von dem Rehaantrag wusste, hatte ich das Gefühl, dass sie die Hirndruckproblematik aus den Augen verlor. Sie riet mir, trotz der bestehenden Druckproblematik die Reha anzutreten. Ich stand wieder einmal mit dem Rücken zur Wand und dachte, wenn ich jetzt zu Hause bliebe, würde auch nichts passieren. Vielleicht würde man in der Reha mitbekommen, wie sich die nächtliche Hirndruckproblematik im Alltag auswirkt. Im Grunde war ich wütend, weil ich dachte, die Reha war nicht dafür gedacht, den Hirndruck vor Zeugen für die Neurochirurgen nachzuweisen. Zu dem Zeitpunkt, als sie geplant wurde, war der Druck in Ordnung, und ich hoffte, hier einige Dinge, die im Rahmen der Erkrankung passiert waren, aufarbeiten zu können. Da PD Dr. Arnold auch jetzt immer betonte, dass sie die Hirndruckproblematik ernst nehme und mir glaube, kam mir ein Gedanke. Solange kein neuer Telesensor zur Verfügung stand, der eine alltagsauthentische Hirndruckmessung ermöglichte, war ich auf die übliche operative Hirndruckmessung unter Klinikbedingungen angewiesen. Ich schrieb PD Dr. Arnold eine E-Mail und fragte, ob sie gegebenenfalls für eine notfallmäßige Hirndruckmessung zur Verfügung stehe. Ich rechnete damit, dass es durch das anstrengende Programm in der Reha erneut zu Druckanstiegen kommen würde. Eine geplante Hirndruckmessung unter Krankenhausbedingungen war in meinen Augen nicht sinnvoll, da ich nicht in der Lage war, intermittierenden Hirndruck vorherzusagen. Leider erhielt ich auf diesen Vorschlag – auch nach Wochen – keine Antwort. Ich wollte vor allem, dass der Hirndruck durch Fakten belegt würde, auch wenn ich selbst keine Hirndruckmessung brauche, um festzustellen, dass der Druck nicht in Ordnung ist. Im Moment habe ich den Eindruck, dass ich mit PD Dr. Arnold nicht in einem Boot sitze. In der Reha machte sich deshalb das Gefühl in mir breit, dass ich hängen gelassen werde. Und eins wusste ich: Ich wollte nicht wieder jahrelang mit intermittierendem Hirndruck leben, der ständig in Frage gestellt würde. Ich wollte nicht wieder den Eindruck haben, immer die Beweislast tragen zu müssen. Und ich wollte auch keine operativen Eingriffe mehr. Ich war operationsmüde und wollte einfach nur noch meine Ruhe. Das Empfinden, hängen gelassen zu werden und den Hirndruck nicht eigenständig lösen zu können, führte unweigerlich zu Suizidgedanken, von denen ich nicht weiß, wie lange sie nur Gedanken bleiben. Nach der Ruhephase von sechs druckfreien Wochen lief ich an so mancher Straßenbahn vorbei und dachte: „Du kannst dem ganz schnell ein Ende machen – und zwar endgültig!" Jenny, die selbst schon einen Suizidversuch hinter sich hatte, und Nina meinten dann unabhängig voneinander zu mir: „Was machst du, wenn du überlebst, dann bist du noch viel mehr abhängig, dann bist du vielleicht ein Pflegefall!" Im Moment weiß ich einfach nicht, wie es weitergeht. Anfangs hatte ich zumindest das Gefühl, dass mich die Therapeutin in der Rehaklinik ernst nahm und meine Reaktionen auch gegenüber den Neurochirurgen vielleicht ein wenig verstand. Gegen Ende der Reha meinte sie aber, sie gehe doch davon aus, dass zumindest ein Teil der bestehenden Hirndrucksymptomatik psychosomatisch bedingt sei. Sie machte das daran fest, dass ich auch über Weihnachten drei Tage Probleme mit Hirndruck gehabt habe. Dass ich auch die ganzen Wochen zuvor immer wieder Hirndruck hatte, schien sie nicht berücksichtigen zu wollen. Wieder einmal wurde Ursache und Wirkung verdreht.

Der Wunsch, durch Kontrolle mehr Sicherheit zu erlangen, wurde bei anderen Patienten mit posttraumatischen Belastungsstörungen für gut und richtig befunden. Bei mir hieß es dann aber, damit könnten die Ärzte nicht umgehen. Ich müsse mich mit ihnen arrangieren und solle mich mit meinem Kontrollbedürfnis zurückhalten, denn Ärzte ließen sich nun einmal nicht gerne etwas vom Patienten sagen! Auch hätte ich das Problem, dass ich mit der Sache nicht gänzlich abschließen könne und ich nun einmal hier auch abhängig sei. „Echt toll!", dachte ich, wenn ich so etwas zu hören bekam. „Was für andere gut und richtig ist, darf ich aus Rücksicht auf die Ärzte nicht tun." In solchen Momenten stellt sich mir auch die Frage: „Wohin mit meiner Wut? Soll ich sie gegen mich selbst richten?"

In der Reha hatte sich eine kleine nette Clique aus sehr unterschiedlichen Menschen gebildet. Unter anderem war darunter ein kleiner, rothaariger evangelischer Theologe und Erzieher. Er sprach fließend fünf Sprachen und lernte so eben nebenbei Kroatisch. Er hatte einen Galgenhumor, der mir sehr gefiel. Wenn ihn andere mal wieder zur Verzweiflung brachten, sagte er oft: „Lieber Gott, schmeiß Hirn vom Himmel, aber bitte triff diesmal auch!" Unsere kleine Truppe ging zu Nikolaus knobeln. Alle hatten sich einen typischen Spitznamen ausgedacht, nur ich hatte noch keinen. Als ich aufgefordert wurde, mir auch einen zu überlegen, musste ich nicht lange nachdenken. Ich war der kleine Hydrant, was die anderen ziemlich genial fanden. Dass ich einen gewissen Galgenhumor habe, war allen bereits aufgefallen. Manchmal lassen sich die Dinge aber auch nur so ertragen.

Beim Knobeln bekam ich ein Rezeptbuch. Im Deckel stand mit einer kleinen Zeichnung eines Hydranten, der eigentlich mehr wie eine türkische Wasserpfeife aussah: „Leitfaden für den kleinen Hydranten! Crêpes sind lebenswichtig! ..." (davon hatte ich reichlich auf dem Weihnachtsmarkt gegessen – sogar so viele, dass mir der Inhaber der Crepesbude am letzten Tag des Weihnachtsmarktes den letzten geschenkt hat) „... Matschen ist Pflicht! Es darf auch mal etwas anbrennen! Alleine Essen ist doof! Und ganz, ganz viel Spaß!"

Auch gingen wir zweimal in eine Cocktailbar. Nach zwei Cocktails mit Wodka war ich betrunken, da ich so gut wie nie Alkokohl trinke und nicht viel davon vertrage. Danach habe ich noch nicht einmal die 18 Grad minus gespürt. Es war alles in allem sehr nett, und nach den Cocktails wusste ich wenigstens, wer für den Brummschädel verantwortlich war.

Manchmal wird mir die Frage gestellt: „Warum wechselst du nicht einfach die Ärztin, wenn das mit ihr alles so schwierig ist?" Ein schöner Vorschlag – wenn es denn nur genügend fachlich kompetente in der Nähe gäbe! Fakt ist aber, dass es in ganz Deutschland (!) nur etwa eine Handvoll Neurochirurgen gibt, die fachlich in der Lage sind, komplizierte Krankheitsverläufe wie den meinen zu bewältigen. Leider ist das nicht so einfach wie der Wechsel eines Hausarztes. Die meisten können sich das leider nicht vorstellen. Selbst andere Ärzte können das oft nicht verstehen. Wer sich aber – wie ich – jahrelang auch fachlich mit dieser Erkrankung auseinandergesetzt hat und weiß, dass er auf fachlich qualifizierte Neurochirurgen angewiesen ist, der weiß, wo die guten Leute sitzen. Ich habe mir nach den Ereignissen von 2003 verschiedene Meinungen eingeholt, da ich meine Optionen ausloten wollte. Ich hatte im Stillen gehofft, dass ich auch für eine Ventrikulostomie in Frage komme, um das Ventil loszuwerden. Leider habe ich von mehreren Ärzten die Rückmeldung bekommen, dass zum einem der Krankheitsverlauf (Shuntinfektionen und Hirnhautentzündungen sowie jahrelange Shuntabhängigkeit) und ein zu enges Ventrikelsystem gegen den Erfolg dieses endoskopischen Eingriffes sprechen und dieser deshalb auch zu gefährlich sei. Das Problem ist aber auch, dass selbst die fachlich spezialisierten Neurochirurgen in diesem Bereich an ihre Grenzen stoßen. Und mit einer Tatsache können auch diese Neurochirurgen nicht umgehen – dass bei einer Ventrikelstarre mit den heutigen Möglichkeiten intermittierender Hirndruck nicht feststellbar ist. Manchmal habe ich den Eindruck, dass die Neurochirurgen nicht gelernt haben, diese Grenzen der medizinischen Möglichkeiten gegenüber ihren Patienten offen zu kommunizieren. Aus diesem Grund würde im Moment selbst ein Wechsel zu einem anderem, auf diesem Gebiet gut qualifizierten Fachmann keinen Sinn machen. Auch hier fange ich wieder bei null an. Im Moment hoffe ich, dass ich mit PD Dr. Arnold noch auf einen Nenner komme, denn sie verfügt zweifelsohne mit rund tausend Shuntoperationen über ausreichend fachliche Erfahrung. Was sagte Prof. Hans zu mir? „Sie brauchen einen Neurochirurgen mit geschickten Händen!" Ich denke, er weiß sehr genau, warum er das gesagt hat.

Die Abhängigkeit zu den Ärzten bringt mich häufig in die unangenehme Situation, mir im Vorfeld Gedanken über ihre möglichen Reaktionen und Emotionen machen zu müssen. Diese Tatsache kostet mich sehr viel Energie und ist sehr anstrengend.

Mittlerweile vermute ich, dass für die seit Ende 2008 bestehende Hirndrucksymptomatik doch der atriale Katheter verantwortlich ist. Ich gehe davon aus, dass die sechs Wochen Stabilität nach der OP Ende Juni möglich waren, weil hier nicht nur der Ventrikelkatheter ausgetauscht, sondern auch der Herzkatheter durchgespült wurde. Ich vermute deshalb, dass der Herzkatheter vorübergehend wieder durchgängig war und sich mit der Zeit durch kleinste Thromben wieder zugesetzt hat, die nicht in einer Angiographie sichtbar werden.

Nach Beendigung der Reha Anfang 2010 vereinbarte ich noch einmal einen Termin bei PD Dr. Arnold. Ich teilte ihr mit, dass sich während der Reha nichts an den Hirndruckschwankungen geändert habe. Ich erfuhr, dass der Telesensor immer noch nicht zur Verfügung stand und dieser überhaupt nur für 30 Tage eingesetzt werden solle. Unter diesen Voraussetzungen sah ich wenig Sinn darin, an dieser Studie teilzunehmen. Wir vereinbarten, dass bei einem der nächsten Druckschübe eine herkömmliche operative Hirndruckmessung über eine Sonde im Kopf gemacht werden solle. Ich selbst hatte diesen Vorschlag gemacht, um endlich zu einer Lösung zu kommen und aus dieser Starre befreit zu werden. Die Druckanstiege waren teilweise extrem, sodass ich befürchtete, mir könne etwas Ähnliches wie meiner Freundin Ilske passieren, von der ich später noch erzählen werde. Da die Druckmessung nur der Hirndruckdiagnostik dient und keinen Hinweis auf eine Ursache oder mögliche Lösungsoption bringt, glaube ich, dass diese OP im Prinzip überflüssig wäre, da ich keine Druckmessung brauche, um zu merken, dass ich Hirndruck habe.

Nach diesem Termin kam es wieder zu einem massiven Druckanstieg, und ich rief in der Klinik an mit der Hoffnung, man könne jetzt eine Druckmessung machen. Doch bekam ich die Auskunft: „Wir haben kein Bett frei, wenn es gar nicht mehr geht, gehen Sie in irgendeine Neurochirurgie!" Ich war schockiert und fühlte mich, als hätte man mir den Boden unter den Füßen weggezogen. PD Dr. Arnold hatte mir im Sommer zugesagt, dass sie die Behandlung übernimmt, und jetzt soll ich im Notfall in irgendeine Neurochirurgie gehen? Das ist für mich ein „No Go". Das wegen Bettenmangels gerade keine Druckmessung möglich war, war gar nicht so das Problem – aber dieser Abschiebeversuch, „wenn es gar nicht anders mehr geht", schon. Denn was heißt diese Aussage für mich im Notfall? Ich war so verunsichert, dass ich nochmals einen Termin in der Klinik ausmachte, um zu klären, woran ich bin. Meine Mutter begleitete mich. PD Dr. Arnold erklärte mir, dass sie einen Versorgungsauftrag für Kinder hätten. Sie betonte wieder: „Sie sind kein Notfall!" Natürlich bin ich kein Notfall, aber das sagt sie seit August 2009! Finden Behandlungen nur noch statt, wenn es um Leben oder Tod geht? Dann las ich einen Brief, den PD Dr. Arnold nach unserem letzten Termin Ende Januar 2010 geschrieben hatte. Dort stand folgender Satz: „Die Patientin ist nicht vollständig belastungsfähig!" Ich hatte PD Dr. Arnold gesagt, dass ich gezwungenermaßen einen Rentenantrag gestellt habe. Nun befürchte ich, dieser Satz könne von der Rentenversicherung so aufgefasst werden, als sei ich zu faul zu arbeiten. Fakt ist, dass ich selbst zu meinen besten Zeiten nur im Rahmen einer halben Stelle berufstätig sein konnte.

Weiter sagte PD Dr. Arnold in unserem Gespräch, sie habe eine Patientin aus Hannover gehabt, bei der anfangs jeder davon ausging, sie habe Unterdruck – und die Druckmessung habe diese Vermutung dann nicht bestätigt. Ich verstand nicht so recht, warum sie mir diese Geschichte erzählte. Weiter sagte sie mir – wie auch schon vor einigen Monaten ihr Kollege –, dass es normale Druckschwankungen gebe, die jeder habe. Auf mich machten diese Aussagen einen sehr ambivalenten Eindruck, weil sie ja auch immer wieder beteuerte, dass sie mir glaube. PD Dr. Arnold teilte mir mit, dass sie sich an objektive Fakten halten und mir alle Eventualitäten nennen müsse. Auf meinen Hinweis, dass es seit 20 Jahren eigentlich nicht möglich war (mit Ausnahme des Telesensors in den Jahren 1998 bis 2003), intermittierenden Hirndruck nachzuweisen, und auf die Grenzen der

Diagnostik in diesem Punkt ging sie erst viel später ein. Aber genau das ist für mich das zentrale Problem! Ich fühle mich durch solche Äußerungen nicht ernst genommen. Mich hat dieser Termin in ein psychisches Chaos gestürzt und ich stelle mir die Frage: Will ich so weitermachen? Immer und immer wieder die gleiche Rechtfertigung? Immer wieder um Hilfe betteln? Immer wieder Operationen, deren Ergebnis bestenfalls für ein paar Jahre hält? Im Moment komme ich mir vor wie in dem Film „Und täglich grüßt das Murmeltier". In diesem Film beginnt für den Protagonisten jeden Morgen der gleiche Tag, an dem sich die gleichen Ereignisse stets aufs Neue wiederholen. Immer und immer wieder.

Auch bei der OP Ende Juni hat sich PD Dr. Arnold nicht auf eine Hirndruckmessung gestützt, obwohl die ganze vorherige Diagnostik (MRT, Angiographie) keinen Hinweis auf Hirndruck oder Thrombosen ergab. Die OP zeigte, dass etwas nicht in Ordnung war – auch wenn ich persönlich glaube, dass der Ventrikelkatheter nur ein Teil des Problems war. Die Vergangenheit hat gezeigt, dass die Hirndruckproblematik mit den derzeitigen Mitteln der Medizin kaum nachweisbar ist. Hätten meine beiden alten Neurochirurgen 1990 und 2003 sich ausschließlich auf die herkömmliche Diagnostik verlassen, würde ich heute wahrscheinlich nicht mehr leben. Wenn PD Dr. Arnold sich in Zukunft ausschließlich an objektiven Fakten orientiert, die vor Gericht standhalten müssen, befürchte ich, dass es für mich keine Lösung mehr geben wird.

Nachdem ich im März 2010 erneut über eine Woche massive Hirndruckprobleme mit Kopfschmerzen, Übelkeit, Schwindel und Nackensteifheit hatte, wurde über eine kurzfristige operative Druckmessung nachgedacht. Wir entschieden, dass wir auf den im April in Aussicht gestellten Telesensor warten wollten. Da die Druckanstiege sehr deutlich waren, sprach ich mehrfach mit PD Dr. Arnold. Bei einem Gespräch teilte sie mir mit, dass der Herzkatheter sehr ungünstig liege und sie bei einem Austausch mit Komplikationen rechne. Es mag sich merkwürdig anhören, aber ich war erleichtert über diese Aussage, da ich zum ersten Mal das Gefühl hatte, dass sie offen und ehrlich war. Damit kann ich besser umgehen, als das Gefühl zu haben, dass die ganze Problematik bagatellisiert wird, obwohl ich selbst merke, dass es schwierig wird. Ich hoffe sehr, dass das der Beginn einer anderen, einer offenen und direkten Kommunikation ist.

Am 19. April 2010 wurde mir also ein Telesensor implantiert. Ich hatte große Hoffnung hierein gesetzt und gedacht, jetzt könne ich den Hirndruck unter Alltagsbedingungen über mehrere Monate messen. Doch diese Hoffnung zerschlug sich nach nur fünf Tagen, denn dann war der Telesensor schon defekt und lieferte keine Messwerte mehr. Da ich in der knappen Woche, in der er funktionierte, eine Unterdruckphase hatte, ging man jetzt davon aus, dass ich – wenn überhaupt – lediglich kleine „Druckspitzen" hätte, wie sie im Rahmen normaler Druckschwankungen eben auftreten. Doch Fakt ist, dass die Ventileinstellung von 7 cmH_2O, wenn das Ventil lief, zu niedrig war und es damit auch immer wieder zu Unterdruck kam. Dann gab es Zeiten, in denen es mir vorübergehend gut ging, und Zeiten, in denen ich in der Regel mehrere Nächte hintereinander ohne Schlaf im Sitzen verbrachte, und das alles bei einer Einstellung von 7 cm H_2O. Um auch den Überdruck nachweisen zu können, hätte der Telesensor mindestens sechs bis acht Wochen funktionieren müssen. Anhand der Messwerte von nur fünf Tagen eine endgültige Diagnose für monatelang intermittierende Druckschwankungen mit immer wieder massiven Überdruckphasen stellen zu wollen, finde ich fragwürdig. Die Erfahrung mit dem Telesensor, den ich von 1998 bis 2003 hatte, hatte gezeigt, dass hier nur Messungen von einigen Wochen zuverlässige Ergebnisse bringen. Ich glaube nicht, dass noch von normalen Druckschwankungen ausgegangen werden kann, wenn der Druck so massiv ist und ich die Nächte komplett im Sitzen und ohne Schlaf oder die Tage komplett im Liegen verbringen muss. Auch ein

Hightechventil, das in der Lage wäre, normale Druckschwankungen aufzufangen, würde mir nicht weiterhelfen, denn ich gehe von einer konkreten intermittierenden Abschlussstörung im Bereich der atrialen Ableitung aus, die auch mit einem Hightechventil nicht zu beheben wäre.

Die Bemerkung des jungen Oberarztes, dass viele HC-Patienten mit Kopfschmerzen lebten und, wenn ich damit nicht zurechtkäme, doch zum Schmerztherapeuten gehen könne, finde ich zynisch. Seiner Meinung nach ist eine Intervention nur angezeigt, wenn es zu deutlichen neurologischen Ausfällen oder einer weiteren Schädigung des Sehnervs kommt. Letztlich wird es nur eine Lösung geben, wenn die technische Ursache für den Hirndruck behoben wird. Da komme ich auch mit einer Schmerztherapie, die ja nicht nur Kopfschmerzen, sondern auch lageabhängige Übelkeit und Schwindel abdecken müsste, nicht weiter. Die fünf Jahre, die es mir zwischen 2004 und 2008 sehr gut ging, in denen ich arbeiten gehen, Sport treiben und reisen konnte, werden mit der Begründung abgetan, dass sich das Gehirn nun einmal verändere. Auf die Frage, ob das Ziel, die Arbeitsfähigkeit und auch die Lebensqualität zu erhalten, denn keine Rolle in der Behandlung spiele, habe ich keine Antwort erhalten. Aber das Verhalten der behandelnden Ärzte vermittelt mir, dass die bestehende Hirndruckproblematik ein Problem ist, das sie für vernachlässigbar halten. Ich fürchte, dass mein Gefühl, wieder einmal nicht ernst genommen zu werden, mich nicht täuscht. PD Dr. Arnold hat es – obwohl sie bei meinem letzten Besuch in der Klinik in ihrem Büro saß und wusste, dass ich davor wartete – vorgezogen, sich nicht blicken zu lassen, und ihren jungen Oberarzt vorgeschickt.

Als ich eine Woche später das Messgerät noch einmal für einen Tag abholte und meine Mutter das Gerät am folgenden Tag allein in die Klinik zurückbrachte, traf sie PD Dr. Arnold. Diese sagte ihr wieder, dass sie von einer Abflussstörung im Bereich der Herzvene ausgehe, ich aber eine Risikopatientin sei, bei der eine Behandlung schwierig sei. Angesichts der Äußerungen ihres Oberarztes weiß ich nicht, wer hier welche Meinung vertritt. Leider schrieb PD Dr. Arnold solche Sätze nicht in die Arztberichte, sodass ich nicht weiß, wessen Aussage ich hier noch glauben kann. Auf meine mehrfache Bitte um Klärung der Funktionsfähigkeit des Telesensors wurde auch nach Monaten nicht reagiert.

Auch wenn ich nicht weiß, wie dieses Kapitel enden wird, ziehe ich jetzt erst einmal einen Schlussstrich. Ich kann nur hoffen, dass trotz der komplizierten Konstellation des Faktor-V-Leidens, der damit zusammenhängenden Thromboseneigung und der erblich bedingten Neigung zu Verwachsungen im Bauchraum noch einmal eine Lösung gefunden werden kann.

Als wären die geschilderten gesundheitlichen Probleme nicht schon genug, schlage ich mich mit der Deutschen Rentenversicherung, der Krankenkasse, dem ehemaligen Versorgungsamt und der Wohngeldstelle herum. Alle versuchen, sich aus der Verantwortung zu stehlen. Die Rentenversicherung will mit fadenscheinigen Gefälligkeitsgutachten einen Rentenanspruch abwehren. Die Krankenkasse kündigt eine Überprüfung meiner Arbeitsunfähigkeit durch ihren Medizinischen Dienst der Krankenkasse an und droht gleichzeitig mit der Einstellung des Krankengeldes, sollte ich den Rentenantrag zurückziehen. Einem Antrag auf Wohngeld wurde aufgrund einer Verschleppung des Verfahrens durch die Deutsche Rentenversicherung nur teilweise entsprochen. Alle Behörden versuchen die Verantwortlichkeit auf andere Kostenträger zu schieben und verzögern die Entscheidungen über Monate. Gleichzeitig geht dadurch zum Beispiel ein bestehender Wohngeldanspruch verloren, und niemanden interessiert, wie ich meine laufenden Kosten finanziere. Eine unangenehme Nebenbeschäftigung und ein echter Teufelskreis!

Exkurs: Erwerbsminderungsrente und Grundsicherung

Was tun, wenn meine Gesundheit mich im Stich lässt?
Sobald sich die Leistungseinschränkung bemerkbar macht, kann mit medizinischen oder berufsfördernden Reha-Maßnahmen (z. B. Kuren oder Umschulungen) versucht werden, die Leistungsfähigkeit der betroffenen Versicherten wiederherzustellen oder aber ihnen neue Möglichkeiten auf dem Arbeitsmarkt zu eröffnen. Wenn sich ihre gesundheitlichen Einschränkungen nicht beseitigen lassen oder eine Umschulungsmaßnahme nicht greift, wird der Verlust an Erwerbsfähigkeit durch eine Zahlung aus der gesetzlichen Rentenversicherung ausgeglichen.

Feststellung der Leistungsfähigkeit
Durch einen Arzt der Rentenversicherungsträger wird festgestellt, wie viele Stunden am Tag Sie mit Ihrer Krankheit oder Behinderung noch arbeiten können. Bei seiner Einschätzung geht der Mediziner von einem üblichen Arbeitsverhältnis im Rahmen einer 5-Tage-Woche aus. Er prüft Ihre Leistungsfähigkeit nicht nur in Ihrem bisher ausgeübten Beruf, sondern auch in anderen Tätigkeiten, die auf dem Arbeitsmarkt angeboten werden.

Tipp: Während der Dauer des Rentenverfahrens werden Sie in aller Regel Anspruch auf Lohn oder Krankengeld haben. Ist der Anspruch auf Krankengeld ausgeschöpft, sollten Sie sich – auch bei fortbestehendem Arbeitsverhältnis – bei Ihrer Arbeitsagentur melden. Denn bis zur Entscheidung des Rentenversicherungsträgers kann Anspruch auf Arbeitslosengeld bestehen.

Maßstab Leistungsfähigkeit

Die Rente richtet sich nach der verbliebenen Leistungsfähigkeit:

- Wer weniger als drei Stunden arbeiten kann, bekommt eine volle Rente.
- Wer mindestens drei, aber weniger als sechs Stunden arbeiten kann, bekommt eine halbe Rente.

Der Rentenanspruch ist nicht abhängig von Ausbildung oder ausgeübtem Beruf.

Maßstab für die Feststellung des Leistungsvermögens ist die Erwerbsfähigkeit auf dem allgemeinen Arbeitsmarkt. Wer unabhängig von der Arbeitsmarktlage unter den üblichen Bedingungen des allgemeinen Arbeitsmarktes noch mindestens 6 Stunden täglich tätig sein kann, ist nicht erwerbsgemindert.

Rente wegen teilweiser Erwerbsminderung

Eine teilweise Erwerbsminderung liegt vor, wenn Versicherte wegen Krankheit oder Behinderung auf nicht absehbare Zeit nur noch 3 bis unter 6 Stunden täglich im Rahmen einer 5-Tage-Woche unter den üblichen Bedingungen des allgemeinen Arbeitsmarktes erwerbstätig sein können.

Die Höhe der Rente wegen teilweiser Erwerbsminderung beträgt die Hälfte der Rente wegen voller Erwerbsminderung. Die Ausübung einer Erwerbstätigkeit steht dem Rentenanspruch nicht entgegen.

Bei Arbeitslosigkeit gilt der Arbeitsmarkt für die Vermittlung in eine dem verbliebenen Leistungsvermögen entsprechende Teilzeittätigkeit als verschlossen, sodass keine Möglichkeit besteht, Einkommen aus einer Beschäftigung zu erzielen. In diesem Ausnahmefall wird eine Rente wegen voller Erwerbsminderung auf Zeit gewährt.

Ob Arbeitslosigkeit vorliegt, wird im Einzelfall von dem Rentenversicherungsträger festgestellt. Der Rentenversicherungsträger prüft bei einem Antrag auf Rente wegen Erwerbsminderung gleichzeitig, ob Leistungen zur medizinischen Rehabilitation und/oder Teilhabe am Arbeitsleben in Betracht kommen.

Rente wegen voller Erwerbsminderung

Eine volle Erwerbsminderung liegt vor, wenn Versicherte wegen Krankheit oder Behinderung unter den üblichen Bedingungen des allgemeinen Arbeitsmarktes auf nicht absehbare Zeit nur noch weniger als 3 Stunden täglich im Rahmen einer 5-Tage-Woche erwerbstätig sein können. Voll erwerbsgemindert sind auch behinderte Menschen, die in besonderen Behinderteneinrichtungen versicherungspflichtig tätig sind und Versicherte, die bereits vor Erfüllung der allgemeinen Wartezeit voll erwerbsgemindert waren, während der Zeit einer nicht erfolgreichen Eingliederung in den allgemeinen Arbeitsmarkt. Die Ausübung einer Erwerbstätigkeit steht dem Anspruch auf Rente wegen voller Erwerbsminderung grundsätzlich nicht entgegen.

Rente wegen teilweiser Erwerbsminderung bei Berufsunfähigkeit

Die Rente wegen teilweiser Erwerbsminderung bei Berufsunfähigkeit ist eine **Sonderregelung für vor dem 02.01.1961 geborene Versicherte**, die aufgrund ihrer berufliche Qualifikation Berufsschutz genießen. Berufsunfähigkeit bedeutet, dass der bisherige versicherungspflichtige Beruf wegen Krankheit oder Behinderung im Vergleich zu einem ähnlich ausgebildeten Gesunden nur noch weniger als 6 Stunden täglich ausgeübt werden kann. Vor der Entscheidung über den Rentenantrag wird allerdings noch geprüft, ob die gesundheitliche Leistungsfähigkeit sowie die fachlichen Kenntnisse und Fähigkeiten ausreichen, um eine zumutbare andere Tätigkeit (sog. Verweisungstätigkeit) mindestens 6 Stunden täglich zu verrichten. Zumutbar ist dabei eine Tätigkeit, die eine Stufe unter der Gruppe des bisherigen Berufs liegt. Eine Tätigkeit, für die im Rahmen einer Leistung zur Teilhabe am Arbeitsleben eine Ausbildung oder Umschulung absolviert wurde, ist stets zumutbar.

Erst wenn weder der bisherige Beruf noch eine in diesem Sinne zumutbare andere Tätigkeit mindestens 6 Stunden täglich ausgeübt werden können, liegt Berufsunfähigkeit vor. Die Ausübung einer Erwerbstätigkeit steht dem Rentenanspruch nicht entgegen.

Viele jüngere Arbeitnehmerinnen und Arbeitnehmer glauben, dass ihnen mit dem Wegfall der Rente wegen Berufsunfähigkeit der soziale Schutz bei Verlust der Erwerbsfähigkeit genommen wird. Das ist aber nicht der Fall. In aller Regel ist die Erwerbsfähigkeit von Versicherten, die ihren bisherigen Beruf nicht mehr ausüben können, zugleich auch auf dem allgemeinen Arbeitsmarkt eingeschränkt. In diesem Fall haben sie einen Anspruch auf eine Rente wegen teilweiser oder voller Erwerbsminderung.

Die Grundsicherung

Wer kann Leistungen erhalten?

Menschen mit gewöhnlichem Aufenthalt in der Bundesrepublik Deutschland,

- die das 65. Lebensjahr vollendet haben oder
- die das 18. Lebensjahr vollendet haben und – unabhängig von der jeweiligen Arbeitsmarktlage – aus medizinischen Gründen **dauerhaft voll erwerbsgemindert** sind,

sind zum Bezug von Grundsicherungsleistungen berechtigt, wenn sie ihren Lebensunterhalt nicht selbst bestreiten können.

Ob die **Voraussetzungen für den Bezug von Grundsicherungsleistungen** an **dauerhaft voll erwerbsgeminderten Menschen** vorliegen, prüft in diesen Fällen der zuständige Rentenversicherungsträger im Auftrag der zuständigen Kreisverwaltung, Stadtverwaltung oder Gemeindeverwaltung. Wird die volle **Erwerbsminderungsrente befristet** bewilligt, besteht **KEIN Anrecht auf eine Grundsicherung!** Menschen, deren volle Erwerbsminderungsrente nicht für die Bestreitung des Lebensunterhaltes ausreicht, können Sozialgeld nach dem SGB II beantragen. Da das **Sozialgeld**, ähnlich wie die frühere Sozialhilfe nach BSHG, **nachrangig** ist, werden Verwandte in grader Linie (z.B. Eltern) zum Unterhalt herangezogen. **Alternativ** besteht die Möglichkeit, **Wohngeld** zu beantragen. Dieses fällt **deutlich niedriger als das Sozialgeld** aus, ist **aber nicht im Sinne des SGB II nachrangig**.

Hier werden gerade junge Menschen, die aus gesundheitlichen Gründen nicht mehr in der Lage sind, ihren eigenen Lebensunterhalt zu verdienen, im Vergleich zu den Altersrentnern deutlich benachteiligt und in Abhängigkeit und Armut getrieben!

Wer hat keinen Anspruch auf Leistungen zur Grundsicherung?

Keinen Anspruch auf Grundsicherungsleistungen haben:

- Personen, wenn das Einkommen der Eltern (gemeinsam) oder Kinder (jeweils pro Kind) jährlich einen Betrag von 100.000 Euro übersteigt,

- Personen, die ihre Bedürftigkeit in den letzten 10 Jahren vorsätzlich oder grob fahrlässig herbeigeführt haben sowie
- ausländische Staatsangehörige, die Leistungen nach dem Asylbewerberleistungsgesetz (AsylbLG) erhalten.

In welcher Höhe besteht Anspruch auf Leistungen?

Die Höhe der Grundsicherungsleistungen umfasst:

- Den für den Antragsberechtigten maßgebenden Regelsatz nach dem SGB XII, in dem der bisherige Zuschlag von 15 Prozent des Regelsatzes eines Haushaltsvorstandes zur pauschalen Abgeltung einmaliger Leistungen enthalten ist,
- Die angemessenen tatsächlichen Aufwendungen für Unterkunft und Heizung (bei nicht getrennt lebenden Ehegatten oder bei einer eheähnlichen Partnerschaft jeweils anteilig) und,
- Die Übernahme der Kranken- und Pflegeversicherungsbeiträge, soweit sie nicht anderweitig abgedeckt werden.
- Mehrbedarfe sind für folgende Personenkreise vorgesehen, wobei auch mehrfache Mehrbedarfsregelungen zuerkannt werden können; die Summe des insgesamt anzuerkennenden Mehrbedarfs darf jedoch die Regelsatzhöhe nicht übersteigen.
- Gehbehinderten Menschen, die einen Schwerbehindertenausweis mit dem Merkzeichen „G" besitzen, erhalten einen Zuschlag von 17 Prozent ihres Regelsatzes. Soweit im Einzelfall ein höherer Bedarf besteht, wird dieser auch als Grundsicherungsleistung erbracht.
- Alleinerziehende Personen mit einem oder mehr Kindern wird ein Mehrbedarf anerkannt in Höhe von 36 vom Hundert ihres Regelsatzes für ein Kind unter 7 Jahren oder für 2 Kinder unter 16 Jahren, oder 12 vom Hundert ihres Regelsatzes für jedes Kind, wenn die vorstehenden Voraussetzungen nicht vorliegen, insgesamt jedoch höchstens 60 vom Hundert

des Eckregelsatzes. Soweit im Einzelfall ein höherer Bedarf besteht, wird dieser auch als Grundsicherungsleistung erbracht.

- Dauerhaft erwerbsgeminderte Personen erhalten für eine Eingliederungshilfe einen Mehrbedarf von 35 vom Hundert, soweit nicht im Einzelfall ein abweichender Bedarf besteht.
- Leistungen für eine Erstausstattung (zum Beispiel für eine Wohnung einschließlich Haushaltsgeräten oder für Bekleidung einschließlich Schwangerschaft und Geburt) werden gesondert erbracht.
- Hilfen in Sonderfällen wie zum Beispiel die Übernahme von Schulden zur Sicherung der Unterkunft oder zur Behebung einer vergleichbaren Notlage können im Rahmen der Grundsicherung als Beihilfe erbracht werden.

E-Mail: publikationen@bundesregierung.de
Internet: http://www.bmas.de

Deutsche Rentenversicherung Bund
Service-Nr.: 0800 3331919
E-Mail: drv@drv-bund.de · www.deutsche-rentenversicherung-bund.de

25. Die psychischen Folgen der Hydrocephalusbehandlung (Erkrankung)

Der Verlauf dieser Erkrankung, aber vor allen Dingen der Umgang mit Ärzten, der Familie, den Lehrern, den Mitschülern, den Arbeitskollegen und anderen Involvierten hinterlässt mit der Zeit psychische Folgen und Reaktionen, auf die ich gerne verzichtet hätte. Man muss als Betroffener mit den Reaktionen und Verhaltensweisen des gesamten Umfeldes auf diese Erkrankung zurechtkommen. Als Folge auf diese oft belastenden Interaktionen keine ungesunden psychischen Reaktionen und Verhaltensmuster zu entwickeln ist nicht leicht.

So habe ich gelernt, im Gespräch mit den behandelnden Neurochirurgen Emotionen gezielt zu unterdrücken oder vielmehr abzuspalten, um einen möglichst sachlichen und vor allen Dingen emotional stabilen Eindruck zu hinterlassen. Das mag in dieser Situation zwar sinnvoll sein, wirkt sich aber auch auf andere Lebensbereiche aus, was irgendwann kein gesundes Verhältnis zu den eigenen Gefühlen mehr zulässt. Ich habe die Erfahrung gemacht, dass es schwer wird, überhaupt noch an seine Emotionen heranzukommen. Und zeitweise kommen die aufgestauten Gefühle dann plötzlich und völlig unkontrollierbar hoch, und ich und andere können damit nur schwer umgehen.

Oft habe ich versucht, mich auf Gespräche mit Ärzten emotional vorzubereiten. Meistens funktionierte das nicht, da ich häufig den Eindruck hatte, von den Reaktionen der Ärzte überrollt zu werden. Meistens war ich völlig schockiert und zu gar keiner Reaktion mehr fähig. Im Nachhinein hinterließ das bei mir Wut und Verzweiflung. Wut, weil mir immer wieder schmerzlich die Abhängigkeit von der Ärzteschaft deutlich wurde, und Verzweiflung und Ohnmacht, da ich nicht imstande war, mir selbst zu helfen. In der Regel fühlte ich mich dann allein gelassen, da ich die Hilfe und Unterstützung meiner Eltern, die ich in dieser Situation gebraucht hätte, nicht bekam.

Auch macht mich wütend, dass die Neurochirurgen, wie schon mehrfach erwähnt, die Erkrankung häufig bagatellisieren. Bemerkungen wie „Hydrocephalus ist wie ein Schnupfen, und der Neurochirurg gibt das Taschentuch dazu!" finde ich zynisch. Immer wieder habe ich die Erfahrung gemacht, dass viele Neurochirurgen die Auswirkungen von Hirndruck im Alltag der Betroffenen als zu vernachlässigendes Problem sehen – oder gar als faktisch „nicht vorhanden". Frage ich nach mehreren Monaten (oder länger) mit Hirndruck nach überstandener OP nach einer Reha, habe ich das Gefühl, schon fast belächelt zu werden.

Oft hatte ich den Eindruck, dass ich mit meinen Beschwerden nicht ernst genommen werde. Auch das hinterlässt nicht selten Wut auf die Neurochirurgen, denen ich so manches Mal wünschen würde, sie müssten meinen Kopf nur für ein paar Tage aushalten.

Die Erfahrung, immer wieder in existenziellen Entscheidungen abhängig und den körperlichen Schmerzen ausgeliefert zu sein, führte dazu, dass ich versuche, möglichst die Kontrolle zu behalten. Die schwierigen Erfahrungen mit den Ärzten und das Gefühl der Ohnmacht haben sicherlich auch dazu beigetragen, dass ich mich überdurchschnittlich gründlich über diese Erkrankung informiert habe, um in die Lage versetzt zu werden, eigenständige Entscheidungen – auch gerade im Hinblick auf die medizinische Behandlung – treffen zu können. Auch das reduziert das Gefühl, ausgeliefert zu sein, sofern die behandelnden Ärzte sich auf eine Kommunikation auf Augenhöhe einlassen. Dies scheitert jedoch oft an deren mangelnder Kooperationsbereitschaft. Häufig reagieren sie genervt oder fühlen ihre Kompetenz in Frage gestellt, wenn ich misstrauisch reagiere, massiv Informationen einfordere und mich nicht mit jeder Entscheidung der Ärzte kommentarlos zufrieden gebe. Das ist mein Weg, mir durch eine gewisse Kontrolle Sicherheit zu verschaffen, um mich nicht mehr so ausgeliefert zu fühlen. Nur so bin ich in der Lage, das Gefühl der Bedrohung und der Ungewissheit zu ertragen.

Eine weitere Folge der Erkrankung ist die Erfahrung, immer wieder von geliebten Dingen Abschied nehmen zu müssen. So ging es mir unter anderem mit meinen heiß geliebten Sportaktivitäten. Einige mögen jetzt denken, dann suche dir doch ein anderes Hobby. Sport ist für mich aber nicht bloß ein Hobby. Vielmehr benötige ich ihn als psychische Kompensation. Auch der Verlust der körperlichen Leistungsfähigkeit, die sich massiv auf die Bewältigung des ganz normalen Alltags auswirkt, ist nur schwer zu ertragen. Ich kann beispielsweise keine Urlaube mehr planen, selbst gemeinsame Aktivitäten wie am Abend ins Kino oder auszugehen sind nicht mehr möglich. Auch die Berufstätigkeit und damit etwas existenziell Wichtiges wie die finanzielle Eigenständigkeit habe ich mit 36 Jahren verloren. Nicht gerade ein Alter, in dem man sich auf die Rente einstellt, erst recht nicht, wenn man sich trotz massiver gesundheitlicher Probleme durch die Schule und das Studium gekämpft hat. Immer wieder Dinge aufgeben zu müssen und von ihnen Abschied zu nehmen, hinterlässt ein starkes Gefühl der Trauer. Der Gedanke, als Couchpotato enden zu müssen, ist gerade da ich sehr aktiv bin unerträglich. Dieses Abschiednehmen von geliebten Dingen muss ich immer wieder neu lernen, immer aufs Neue begreifen, dass es manchmal sinnvoller ist, seine Energie nicht in aussichtsloses Kämpfen zu verbrennen. Mir das einzugestehen fällt mir ungeheuer schwer, gerade weil ich zwischen 2004 und 2008 so viele schöne Dinge erlebt habe.

Eine Reaktion auf den ständigen Hirndruck ist, mich durch extreme Aktivitäten (wie zum Beispiel einen Tandemsprung) zu „betäuben“. Statt mich weniger zu belasten, mache ich das Gegenteil. Dieser „Aktionismus“ hat zur Folge, dass ich den Hirndruck und damit die Kopfschmerzen und die Übelkeit nicht mehr wahrnehmen kann. Sie werden von Adrenalinschüben überlagert. Auch eine Art, die

Symptomatik zu verdrängen. Diese Möglichkeit habe ich bereits in den Jahren zwischen 1986 und 1989 entdeckt, als die Kinderchirurgen die Symptomatik über Jahre auf vermeintlichen Schulstress geschoben haben. Und auch heute funktioniert das noch ziemlich gut. Ein Verhaltensmuster, das mit erheblichen Risiken behaftet ist, wenn ich bedenke, dass ich nach dem Tandemsprung erst einmal umgekippt bin. (Auch war das nicht das erste Mal!)

Die unbewussten Erfahrungen im ersten Lebensjahr, das ich ohne feste Bezugsperson im Krankenhaus verbracht habe und später mit den behandelnden Ärzten, haben dazu geführt, dass ich heute fast jedem – aber besonders der Ärzteschaft – gegenüber sehr misstrauisch bin. Zu oft habe ich erlebt, wie Ärzte gelogen haben oder Absprachen nicht eingehalten wurden. Mir fällt es einfach schwer, jemand anderem zu vertrauen und mich auf andere Menschen zu verlassen. Am Ende hatte ich immer das Gefühl, mit wichtigen Entscheidungen alleine zu sein, auch wenn ich mir mehr Unterstützung gewünscht hätte. Ich weiß nicht, ob ich heute noch dazu in der Lage bin, anderen Menschen wirklich zu vertrauen. Ein Lieblingsspruch von mir ist deshalb: „Vertrauen ist gut, Kontrolle ist besser!"

Niemals werde ich sagen können: „Das war jetzt die letzte OP! Jetzt kannst du damit wirklich abschließen!" Das wird bis zu meinem Lebensende nicht passieren! Nach 48 Operationen bin ich operationsmüde geworden und fühle mich ausgebrannt. Die Sehnsucht nach Ruhe führt immer wieder zu Suizidgedanken. Damit stellt sich für mich im Moment die Frage, mit wie viel körperlichen Hirndrucksymptomen ich lernen muss zu leben.

Jede OP ist dabei wie ein „Blind Date". Nie weiß ich, ob die Ursache für den Hirndruck gefunden und ob das wieder nur der Anfang einer ganzen Operationskette wird. Nie weiß ich, ob und wie lange ich nach der nächsten Operation Ruhe haben werde. Immer schwingt die Angst mit, wie ich, wenn keine Ursache für den Hirndruck gefunden wird, meine Beschwerden beweisen soll und ob jetzt wieder ein psychosomatisches oder anderes fadenscheiniges Problem aus dem Hut gezaubert wird. Diese Ungewissheit vor jeder OP ist eine absolute psychische Zerreißprobe.

Vor allem die Ereignisse Ende 2003 haben dazu geführt, dass ich extreme Angst vor kommenden Operationen habe, weil ich immer befürchten muss, dass sich die damaligen Komplikationen wiederholen könnten. Dieses massive Gefühl der Bedrohung hat dazu geführt, dass ich die letzte OP ein halbes Jahr vor mir hergeschoben und mich nicht auf eine Bauchableitung eingelassen habe. Ich hatte Angst, dass, sofern eine Bauchableitung nicht funktioniert, ich wie 2003 wieder mit dem Rücken an der Wand stehe.

In der Vergangenheit, das heißt im Alter von sieben Jahren (1980), vom 16. bis zum 18. Lebensjahr (1989 bis 1991) und mit 30 Jahren (2003), bin ich mehrfach auf unterschiedliche Weise traumatisiert worden. Dies hat zur Folge, dass ich bei der Wahrnehmung bestimmter Gerüche, wie beispielsweise in einer chemischen Reinigung, Flashbacks bekomme, die den „Film von der Narkoseeinleitung" ablaufen lassen. Eine weitere Folge sind Alpträume, in denen oft Situationen im Krankenhaus vorkommen und ich mich stark ausgeliefert fühle oder vor Angst nicht mehr einschlafen kann.

Dieses Gefühl des Ausgeliefertseins trat aber auch immer wieder gegenüber dem Pflegepersonal auf. Zum Beispiel legte mir, als ich fünf Jahre alt war, eine Kinderkrankenschwester eine Windel an, da sie sich von meinen Rufen gestört fühlte. Dafür hatte ich mich fürchterlich geschämt, und bis heute kann ich, wenn ich nicht in der Lage bin aufzustehen und allein zur Toilette zu gehen, keine Bettpfannen benutzen – man muss mich katheterisieren, da ich völlig verkrampft bin. Aus dem gleichen Grund war ich, wenn wir wandern waren, auch nie in der Lage, draußen im Wald Wasser zu lassen. Wir mussten unsere Wanderungen immer nach der Toilettenroute planen, was oft schwer möglich ist.

Der vorübergehende Verlust der Sprache im Jahr 1989, die immer wiederkehrenden Sehstörungen oder die Tatsache, dass ich durch Hirndruck 1989 mehrfach das Bewusstsein verloren habe, haben bei mir eine erhebliche Verunsicherung hinterlassen. Ich kann nicht einschätzen, ob sich solche Ausfälle wiederholen und manifestieren. Zu einer deutlichen Schädigung der Augen ist es bereits im Kindesalter gekommen. Diese hat durch wiederkehrenden Hirndruck über die Jahre weiter zugenommen. Da der Druck sich bei mir vor allem im dritten Ventrikel auswirkt, habe ich immer wieder die begründete Angst, dass der nächste massive Hirndruck zu einer kompletten Erblindung führen könnte.

All die geschilderten Folgen, das Gefühl der Ohnmacht und des Ausgeliefertseins, die Abspaltung von Emotionen und mich selbst zu betäuben, das Gefühl der Bedrohung von bestimmten Situationen, das große Kontrollbedürfnis, die Alpträume und die Flashbacks, die Verlustängste und die Trauer, entspringen dieser Traumatisierung, die teilweise durch die Erkrankung selbst verursacht wurden, mehr noch aber durch den Umgang meines Umfelds, und hier vor allem der Ärzte, mit dieser Erkrankung. Eine ausweglose Situation!

Literatur zum Thema:

Thomas Gordon: **Patientenkonferenz – Ärzte und Kranke als Partner**
Heyne 1999
ISBN 978-3-453148-52-9

Michaela Huber: **Trauma und die Folgen Teil 1: Trauma und Traumabehandlung**
Junfermann 2009
ISBN 978-3-873875-10-4

Michaela Huber: **Trauma und die Folgen, Teil 2: Wege der Traumabehandlung**
Junfermann 2006
ISBN 978-3-873875-50-0

26. Hydrocephalus, die unsichtbare Behinderung – Fluch oder Segen?

Bei den meisten Betroffenen ist der Hydrocephalus eine „unsichtbare" Behinderung, da bei vielen die Ursachen der Erkrankung nicht vorgeburtlich bestanden haben. Seit Einführung des Ultraschalls kann man einen übergroßen Kopf bei einem Baby mit Hydrocephalus schon fast als Kunstfehler bezeichnen. Die meisten Babys werden heute frühzeitig mit einem Shunt versorgt. Bei älteren ist der Schädelknochen bereits verschlossen, sodass der Kopf durch den Hirndruck nicht an Umfang zunehmen kann. Die bei manchen Babys zu Anfang vielleicht noch etwas auffällige Kopfform verwächst sich im Laufe des Wachstums. Sie fällt dann Außenstehenden nicht mehr auf. Die Bezeichnung „Wasserkopf" halte ich persönlich deshalb für unpassend, ja sogar diffamierend, da jeder sofort an einen entstellten übergroßen Kopf und eine geistige Behinderung denkt. Jeder meint zu wissen, was das ist, wenn er dieses Schlagwort hört, dabei haben viele nicht den leisesten Schimmer, worum es sich eigentlich handelt! Treffender finde ich deshalb die Bezeichnung „Störung des Gehirnwasserkreislaufs", die von den meisten nicht mit dem Begriff „Wasserkopf" in Verbindung gebracht wird. Die meisten fragen dann erst einmal, was das ist.

Nun sagen viele Menschen, ohne nachzudenken: „Du kannst aber froh sein, dass man dir das nicht ansieht!" Auf der einen Seite haben sie Recht, denn ich sehe weder entstellt aus, noch werde ich gleich für geistig behindert gehalten. Die Leute würden dann einen großen Bogen um mich machen, weil sie nicht wissen, wie sie mit mir umgehen sollten. Ich kann außerdem selbst entscheiden, wem ich was von der Behinderung erzähle. Wenn ich etwas darüber sage, kommen oft die üblichen Bemerkungen wie: „Das sieht man ja gar nicht. Du bist ja ganz normal!" Ganz normal, sprich: nicht geistig behindert. Schnell gehen die meisten zur Tagesordnung über und sind der Auffassung, wenn man nichts sieht, kann es auch keine gesundheitlichen Einschränkungen geben. Und genau da fängt das Problem der „Unsichtbarkeit" an. Viele können es nicht verstehen, wenn ich von einer Behinderung spreche – selbst viele Ärzte nicht. Die meisten können sich auch nichts unter Hirndruckproblemen vorstellen. Wenn man dann von Kopfschmerzen und Übelkeit berichtet, heißt es oft: „Das kenne ich auch!" Aber die Hirndrucksymptomatik im Ganzen ist mit gelegentlichen Kopfschmerzen oder Übelkeit nicht vergleichbar. Sie führt bei vielen Betroffenen längerfristig zu deutlichen neuropsychologischen Ausfällen, beispielsweise zu Schwierigkeiten, sich zu konzentrieren oder sich Dinge zu merken und aufnehmen zu können. Eine Einschränkung, die sich besonders im beruflichen Alltag als echtes Problem herausstellen kann. Da gilt man dann auch schon mal als schluderig, wenn einem Dinge „durchgehen". Auch steht oft die Frage im Raum: „Warum kannst du denn dieses oder jenes nicht leisten?" Ich habe die Erfahrung gemacht, dass Menschen sehr visuell ausgerichtet sind und Einschränkungen, die sie nicht sehen können, nicht wahrnehmen oder verstehen. So wird bei einem Rollstuhlfahrer pauschal gedacht, dass er diese oder jene Dinge nicht tun kann (zum Beispiel: Auto fahren, arbeiten gehen oder in einer eigenen Wohnung eigenständig leben). Automatisch wird den Betroffenen Unterstützung angeboten (oder manchmal auch „aufgezwungen"). Davon mag sich so mancher Rollstuhlfahrer genervt fühlen. Gleichwohl habe ich aber auch schon Rollstuhlfahrer erlebt, die dieses „Überangebot" an Hilfestellungen und Vergünstigungen (sogenannte Nachteilsausgleiche) gerne in Anspruch nehmen, was den einen oder anderen auch bequem werden lässt. Was ich damit sagen will: Menschen mit sichtbaren Behinderungen müssen weniger um Hilfe und Unterstützung kämpfen als Menschen mit unsichtbaren Behinderungen. Die Hilfen werden oft sogar als selbstverständlich wahrgenommen. Dazu möchte ich kurz ein Beispiel anführen, das mir Anfang der 1990er Jahre passiert ist. Ich hatte damals einen Antrag auf einen Schwerbehindertenausweis gestellt.

Der zuständige Neurologe sah jedoch keine Einschränkungen, und entsprechend sah sein Gutachten aus. Es wurde ein Grad der Behinderung von 40 Prozent festgestellt. Dagegen legte ich Widerspruch ein und forderte die Unterlagen vom Versorgungsamt an. In den Unterlagen stand als Begründung: „Behinderung äußerlich sichtbar? Nein! GdB angemessen? Ja!" Die Antworten waren handschriftlich geschrieben und doppelt unterstrichen.

Umgekehrt müssen Menschen mit sichtbaren Behinderungen oft erst einmal beweisen, dass sie bestimmte Dinge leisten können, weil ihnen diese aufgrund der Sichtbarkeit ihrer Behinderung nicht zugetraut werden. Oder sie werden übermäßig bemitleidet. Das sind die Nachteile an einer sichtbaren Behinderung, und das kann auch ziemlich anstrengend sein.

Auch habe ich die Erfahrung gemacht, dass ich durch den Hirndruck oft nicht in der Lage war, meinen Haushalt allein zu regeln. Gartenarbeit und Getränke einkaufen sind selbst zu meinen guten Zeiten nicht möglich. Ich bin hier einfach auf die Hilfe anderer angewiesen. Wenn ich akute Hirndruckprobleme habe, bin ich auch nicht mehr in der Lage, allein mit öffentlichen Verkehrsmitteln zu fahren. Darüber hinaus kann ich aufgrund einer durch den Hydrocephalus verursachten Sehbehinderung kein Auto fahren. Jetzt könnte man meinen, für Hilfen im Haushalt könnte ich doch eventuell Pflegegeld beantragen. Fehlanzeige! Denn dieser Anspruch besteht erst bei einem überwiegenden Pflegebedarf im Bereich von körperlichen Hilfen wie etwa Waschen und Anziehen. Dass ich kein Auto fahren kann, wird nicht als Mobilitätseinschränkung gesehen. Auch wenn ich aufgrund des Hirndrucks nicht mehr in der Lage bin, längere Strecken zu Fuß zurückzulegen, ist das im Sinne des Gesetzes noch lange keine Mobilitätseinschränkung.

Bei Rollstuhlfahrern wird ein körperlicher Pflegebedarf einfach vorausgesetzt. Ein großer Teil der fitten und sehr eigenständigen

Rollstuhlfahrer ist aber durchaus in der Lage, sich selbst zu duschen, anzuziehen, den Haushalt zu bewältigen … da wird das Pflegegeld dann auch schon mal gerne für andere Dinge verwendet. Es gibt selbstständige Rollstuhlfahrer, die das Merkzeichen „H" für „hilflos" in ihrem Schwerbehindertenausweis haben. Zum Teil arbeiten diese Menschen auf dem ersten Arbeitsmarkt, fahren Auto und leben in der eigenen Wohnung. Ein Rollstuhlfahrer mit einem aG im Behindertenausweis ist von der KFZ-Steuer befreit, erhält finanzielle Zuschüsse für den Kauf eines Autos (ich meine hiermit keine behinderungsbedingten Umbauten) und kann frei mit regionalen öffentlichen Verkehrsmitteln fahren (unabhängig von seinen Einkünften). Begründung ist eine motorische Gehbeeinträchtigung. Ich bin wegen des Hirndrucks aber teilweise genauso wenig in der Lage, bestimmte Gehstrecken zurückzulegen! Das wird in keiner Weise berücksichtigt. Auch bei Hilfsmitteln gibt es diese Ungleichbehandlung. So habe ich, weil ich die Nächte bei Hirndruck oft auf einem Kissenstapel im Sitzen verbringen muss, gefragt, ob ich eine Verordnung für einen elektrischen Bettrahmen bekommen könne. Die Antwort war: „Sie haben doch keine körperlichen Einschränkungen!" Die Mittel werden hier also meiner Ansicht nach teilweise sehr ungerecht – eben nach Sichtbarkeit der Behinderung – verteilt. Dass ich aufgrund der nicht sichtbaren körperlichen Einschränkungen nach meinem Studium nur auf einer halben Stelle arbeiten konnte und ich damit von einem sehr geringen Einkommen leben muss, wird ebenfalls nicht im Rahmen des Nachteilsausgleichs berücksichtigt. Menschen mit einer sichtbaren Behinderung sind deshalb nicht selten finanziell besser gestellt und können sich unabhängige Hilfen leisten. Ich muss meine Mutter oder meine Freunde um Unterstützung bitten, was mir oft unangenehm ist. Hier stehe ich oft bewusst oder unbewusst in Regresspflicht oder muss mich den Vorstellungen der Helfer unterwerfen.

Auch wenn Menschen mit sichtbaren Behinderungen Hilfsangebote von Menschen ohne Behinderung manchmal für nervig halten (was ich durchaus verstehen kann), würde ich mir manchmal ein spontanes Hilfsangebot oder den Platz in der Straßenbahn wünschen, wenn es mir nicht gut geht. Ich selbst traue mich nicht, das einzufordern, da ich auch von Ärzten zu oft das Gefühl vermittelt bekommen habe, mich doch „nur anzustellen".

Ein eindeutiger Nachteil einer sichtbaren Behinderung ist, dass es in Deutschland auch immer wieder zu Übergriffen auf Betroffene kommt. Als ich mit Alexa, die eine sichtbare Gehbehinderung durch eine Spastik in den Beinen hat, in Dresden war, gerieten wir in die Nähe einer Gruppe von Neonazis. Wir haben schnell zugesehen, dass wir Land gewinnen, weil wir nicht einschätzen konnten, was in diesen Köpfen in diesem Moment vor sich ging. Das war eine sehr unangenehme Situation.

Ärzte oder auch andere Außenstehende können oft nicht einmal verstehen, warum ich den Hydrocephalus überhaupt als unsichtbare oder nicht offensichtliche Behinderung bezeichne. Häufig wird das für eine Art Selbstaufgabe oder selbst gewählte Stigmatisierung gehalten. Fakt ist, dass mein Alltag durch diese Behinderung dauerhaft deutlich beeinträchtigt ist. An die Maßstäbe von sogenannten Nichtbehinderten komme ich einfach nicht heran. Dies zu verleugnen würde in einer ständigen Überforderung enden. Oft genug führt die Reaktion des Umfeldes dazu, dass ich gezwungen bin, mich zu überfordern, nur um einer ständigen Infragestellung der Einschränkungen aus dem Weg zu gehen. Ich habe einfach keine Lust mehr, mich immer rechtfertigen zu müssen, und sage deshalb oft nichts mehr, trotz des Wissens, dass ich wieder meine Grenzen überschreite. Auch den Satz: „Du siehst aber heute wieder gut aus", wenn klar ist, dass es mir nicht gut geht, kann ich nicht mehr hören! Menschen, die mich genauer kennen, sehen allerdings sehr wohl, wenn es mir nicht gut geht und ich wieder völlig übermüdet bin, da ich nachts aufgrund von Hirndruck mal wieder im Sitzen „geschlafen" habe.

Mein ehemaliger Lebensgefährte nannte das, wie schon erwähnt, immer charmant meinen „Kifferblick". Aber auch Freunde sehen mir deutlich an, wenn ich schon früh abends völlig erschöpft bin. Eine Freundin sagte einmal, dass meine Mimik und meine Reaktionen dann deutlich verlangsamt seien und ich einen leeren Blick hätte. Auch meine Sprache ist dann nur noch sehr monoton und stimmlos. Mein Umfeld nehme ich dann nur wie durch einen Schleier wahr.

Vielleicht werden in Zukunft auch Menschen mit Hydrocephalus, die einen Hilfebedarf haben, der bisher nirgendwo geleistet wird, bessere Möglichkeiten zur finanziellen Unterstützung bekommen. Das würde vieles leichter machen und die ohnehin schon schwierige Situation durch Abhängigkeiten reduzieren.

Exkurs: Schwerbehindertenausweis und Nachteilsausgleiche

Ein Hydrocephalus wird in den Gutachterrichtlinien mit einem Grad der Behinderung (GdB) von 30 bewertet. Eine anerkannte Schwerbehinderung liegt ab einem GdB von 50 vor. Wenn der GdB aber mindestens 30 beträgt, kann der behinderte Mensch bei der Bundesagentur für Arbeit die Gleichstellung mit einem schwerbehinderten Menschen beantragen. Diesem Antrag kann die Bundesagentur für Arbeit nur entsprechen, wenn der behinderte Mensch infolge seiner Behinderung ohne die Gleichstellung einen geeigneten Arbeitsplatz nicht erlangen oder nicht behalten kann.

Als Behinderung gilt dabei **die Auswirkung** einer oder mehrerer nicht nur vorübergehender Beeinträchtigungen der Teilhabe am Leben in der Gesellschaft, die auf einem regelwidrigen

körperlichen, geistigen oder seelischen Zustand beruhen. Regelwidrig ist der Zustand, der von dem für das Lebensalter typischen abweicht.
Als nicht nur vorübergehend gilt ein Zeitraum von mehr als sechs Monaten.
Der GdB ist ein Maß für die Auswirkungen eines Mangels an körperlichem, geistigem oder seelischem Vermögen. Grundsätzlich ist der GdB unabhängig vom ausgeübten oder angestrebten Beruf zu beurteilen.

Die Feststellung erfolgt nach Beziehung von

- Berichten von Ärzten, die den Antragsteller ambulant behandelt oder untersucht haben,
- Gutachten, die für die Träger der Sozialversicherung, für die Arbeitsverwaltung oder für Gerichte erstellt worden sind,
- Unterlagen von Krankenhäusern, Kuranstalten, speziellen Rehabilitationseinrichtungen oder anderen Kliniken,
- Vorgängen, die bei Gesundheitsämtern, Fachstellen behinderter Menschen im Beruf, Integrationsämtern oder bei anderen ärztlichen Diensten (zum Beispiel vertrauensärztlichen, personal- oder betriebsärztlichen Diensten) entstanden sind.

In **Einzelfällen** kann zur Feststellung der Gesundheitsstörungen eine **ärztliche Untersuchung** erforderlich werden. Dazu werden auch externe Gutachter eingeschaltet. Verweigert der behinderte Mensch ihm zumutbare Untersuchungen, so geht das zu seinen Lasten.
Der Antragsteller hat das Recht, die ärztlichen Beurteilungen und übrigen Unterlagen einzusehen; er kann deshalb Akteneinsicht beantragen.

Das **Merkzeichen B** bedeutet „Die Berechtigung zur Mitnahme einer Begleitperson ist nachgewiesen". Erfolgt allerdings nur,

wenn zudem eine erhebliche oder außergewöhnliche Gehbehinderung festgestellt ist.
Die Berechtigung zur Mitnahme einer Begleitperson ist bei schwerbehinderten Menschen erforderlich, die infolge ihrer Behinderung bei der Benutzung von öffentlichen Verkehrsmitteln regelmäßig auf fremde Hilfe angewiesen sind, das heißt beim Ein- und Aussteigen oder während der Fahrt des Verkehrsmittels regelmäßig fremde Hilfe benötigen. Die Feststellung bedeutet nicht, dass die schwerbehinderte Person, wenn sie nicht in Begleitung ist, eine Gefahr für sich oder andere darstellt.
Es B kann auch als Hilfe zum Ausgleich von Orientierungsproblemen (z.B. bei einer Sehbehinderung, geistiger Behinderung, o.ä.) in Anspruch genommen werden.

Merkzeichen G
bedeutet „erheblich beeinträchtigt in der Bewegungsfähigkeit im Straßenverkehr" (gehbehindert).
Das Merkzeichen erhält, wer infolge einer altersunabhängigen Einschränkung des Gehvermögens Wegstrecken bis zwei Kilometer bei einer Gehdauer von etwa einer halben Stunde nicht ohne erhebliche Schwierigkeiten oder Gefahren gehen kann. Die Gehbehinderung kann **auch durch innere Leiden** verursacht sein, durch Anfälle oder Orientierungsstörungen aufgrund einer Sehbehinderung oder Hörbehinderung. Um ein G zu bekommen, müssen heute auch gleichzeitig die Voraussetzungen für ein B vorliegen.

Die Eintragung von G bedeutet:
- Bei der Lohn- und Einkommensteuer,
- Bei „Freifahrt" mit den örtlichen ÖPNV oder (wahlweise) bei der Kraftfahrzeugsteuerermäßigung und gegebenenfalls noch beim Beitragsnachlass in der Kraftfahrzeug-Haftpflichtversicherung.

Merkzeichen aG
bedeutet „außergewöhnlich gehbehindert". Das Merkzeichen erhält, wer sich wegen der Schwere seines Leidens dauernd nur mit fremder Hilfe oder nur mit großer Anstrengung außerhalb seines Kraftfahrzeuges bewegen kann. Hierzu zählen Querschnittsgelähmte, Doppel-Oberschenkelamputierte, Menschen mit Erkrankungen des Herzens oder der Atmungsorgane et cetera.

Die Eintragung von aG bedeutet:
- Die „Freifahrt"
- Die Kraftfahrzeugsteuerbefreiung, eventuell noch den Beitragsnachlass in der Kraftfahrzeug-Haftpflichtversicherung,
- Die Parkerleichterungen.

Merkzeichen H
bedeutet „hilflos". Als hilflos ist derjenige anzusehen, der infolge seiner Behinderung nicht nur vorübergehend (also mehr als sechs Monate) für eine Reihe von häufig und regelmäßig wiederkehrenden Verrichtungen zur Sicherung seiner persönlichen Existenz im Ablauf eines jeden Tages fremder Hilfe dauernd bedarf (zum Beispiel beim An- und Auskleiden, beim Essen und bei der Körperpflege). Die Zuerkennung der Pflegestufen II und III ist regelmäßig ein Indiz für die Beantragung dieses Merkzeichens.
Dazu zählen auch Hirnschäden, Anfallsleiden, eine geistige Behinderung und Psychosen, wenn diese Behinderung allein einen GdB von 100 bedingt,

Die Eintragung von H bedeutet:
- Die Lohn- und Einkommensteuer,
- Die Hundesteuer,
- Die Berechtigung zur „Freifahrt" für Schwerbehinderte und

– Die Kraftfahrzeugsteuerbefreiung und den Beitragsnachlass in der Kraftfahrzeug-Haftpflichtversicherung

Merkzeichen Bl
bedeutet „blind". Blind ist der behinderte Mensch, dem das Augenlicht vollständig fehlt. Als blind ist auch der behinderte Mensch anzusehen, dessen Sehschärfe auf keinem Auge und auch nicht bei beidäugiger Prüfung mehr als 1/50 beträgt oder wenn andere Störungen des Sehvermögens von einem solchen Schweregrad vorliegen, dass sie dieser Beeinträchtigung der Sehschärfe gleich zu achten sind.

Merkzeichen Gl
bedeutet „gehörlos". Gehörlos sind hörbehinderte Menschen, bei denen Taubheit beiderseits vorliegt, sowie hörbehinderte Menschen mit einer an Taubheit grenzenden Schwerhörigkeit beiderseits, wenn daneben schwere Sprachstörungen (schwer verständliche Lautsprache, geringer Wortschatz) vorliegen.

Merkzeichen RF
bedeutet „die gesundheitlichen Voraussetzungen für die Befreiung von der Rundfunkgebührenpflicht liegen vor". Das Merkzeichen erhalten wesentlich sehbehinderte, schwer hörgeschädigte und behinderte Menschen, die einen GdB von wenigstens 80 haben und wegen ihres Leidens allgemein von öffentlichen Veranstaltungen ausgeschlossen sind. Die Voraussetzungen sind gegeben bei behinderten Menschen mit schweren Bewegungsstörungen – auch durch innere Leiden (schwere Herzleistungsschwäche, schwere Lungenfunktionsstörung) –, die deshalb auf Dauer selbst mit Hilfe von Begleitpersonen oder mit technischen Hilfsmitteln (zum Beispiel Rollstuhl) öffentliche Veranstaltungen in ihnen zumutbarer Weise nicht besuchen können.

Behinderten Menschen, die durch ihre Behinderung auf ihre Umgebung unzumutbar abstoßend und störend wirken (zum Beispiel durch Entstellung, Geruchsbelästigung bei nicht funktionsfähigem künstlichen Darmausgang, häufige hirnorganische Anfälle, grobe unwillkürliche Kopf- und Gliedmaßenbewegungen bei Spastikern, laute Atemgeräusche wie etwa bei Asthmaanfällen und Kanülenträgern, ständig wiederkehrende akute Hustenanfälle mit Auswurf bei Kehlkopflosen).
Geistig oder seelisch behinderten Menschen, bei denen befürchtet werden muss, dass sie beim Besuch öffentlicher Veranstaltungen durch motorische Unruhe, lautes Sprechen oder aggressives Verhalten stören.
Die behinderten Menschen müssen allgemein von öffentlichen Zusammenkünften ausgeschlossen sein. Es genügt nicht, dass sich die Teilnahme an einzelnen, nur gelegentlich stattfindenden Veranstaltungen – bestimmter Art – verbietet. Behinderte Menschen, die noch in nennenswertem Umfang an öffentlichen Veranstaltungen teilnehmen können, erfüllen die Voraussetzungen nicht. Die Berufstätigkeit eines behinderten Menschen ist in der Regel ein Indiz dafür, dass öffentliche Veranstaltungen – zumindest gelegentlich– besucht werden können, es sei denn, dass eine der vorgenannten Beeinträchtigungen vorliegt, die bei Menschenansammlungen zu unzumutbaren Belastungen für die Umgebung oder für den Betroffenen führt.

(Quelle: „Leistungen zur Teilhabe am Arbeitsleben" sowie „Behinderung und Ausweis", 2009 Herausgegeben vom LVR und LWL, Integrationsämter NRW)

Literatur zum Thema:

BAG-Selbsthilfe, **„Die Rechte behinderter Menschen und ihrer Angehörigen"**, 36. Auflage, 2009, **http://www.bag-selbsthilfe.de/**

Informationen zum „Persönlichen Budget" unter www.bmas.de

Landschaftsverband Rheinland, **„Verschiedene Informationen u.a. zum Schwerbehinderten-Ausweis, Kündigungsschutz, Persönliches Budget, Teilhabe am Arbeitsleben etc." unter http://www.lvr.de/soziales/**

27. Verlässliche Freunde, oder: Was mir gut tut

Vielen Menschen fällt es schwer, sich gerade in schwierigen Zeiten auf hilfreiche Personen und Dinge zu besinnen, um hieraus Kraft zu schöpfen. Manchmal ist beides aber auch einfach nicht vorhanden. Mir selbst war und ist das besonders wichtig. Seit Anfang der 1990er Jahre habe ich mir ein kleines, aber sehr wirkungsvolles Netzwerk aufgebaut. Ich habe verlässliche Freunde, die mich nicht hängen lassen, wenn es mir nicht gut geht. Die meisten dieser Freunde, die ich in diesem Buch schon vorgestellt habe, haben auch eine Behinderung. Viele Erfahrungen, die ich gemacht habe, können sie gut nachvollziehen. Es gibt viele Gemeinsamkeiten, aber vor allen Dingen das Bewusstsein, worauf es im Leben ankommt. Keiner meiner Freunde gewinnt sein Selbstwertgefühl aus Markenklamotten oder irgendwelchen Schönheitsidealen von Models. Die Wertmaßstäbe sind andere und sehr viel verlässlicher. Was alle meine Freunde gemeinsam haben ist, dass sie ihre persönliche Situation in der Regel sehr genau reflektiert haben. Davon habe ich in Gesprächen oft profitiert. Meine Freundschaften sind keine Einbahnstraße. Ich habe allerdings die Erfahrung gemacht, dass das gewisse kognitive Fähigkeiten voraussetzt und dass viele meiner Freunde eben auch sehr starke und kämpferische Persönlichkeiten sind und nicht selten auch ihre Grenzen (im Sinne von ausprobieren) überschreiten.

Wenn ich durch Hirndruckprobleme beeinträchtigt bin und mir somit das Abarbeiten meiner „Löffelliste" und andere Zukunftsplanungen versagt bleiben, versuche ich mich auf alltägliche Kleinigkeiten zu konzentrieren (auch wenn mir das oft schwerfällt, weil ich anderen Zeiten nachtrauere). Hierbei ist mir sehr wichtig, dass ich mich nicht nur zu Hause einigele. Ich bin nicht der Typ, der in Selbstmitleid zerfließt. Ich versuche, so oft es geht, mich mit Freunden zu treffen. Mit Alexa und ihrem kleinem Sohn koche ich des Öfteren, und mit Nina gehe ich regelmäßig spazieren, was häufig noch den Effekt hat, dass der Hirndruck sinkt. Wenn mein Kopf es zulässt, gehe ich aber auch ab und zu am Nachmittag (meistens mit Nina) ins Kino oder auch einmal essen. Mit Kathrin und einigen anderen mache ich manchmal Spielenachmittage. Aktivitäten am Abend sind bei Hirndruck nicht möglich. Mir ist es wichtig, rauszukommen, denn sonst fiele mir die Decke auf den Kopf. Manchmal unternehme ich aber auch etwas, wenn es mir ziemlich schlecht geht. Ich nehme dann Medikamente, die den Hirndruck überlagern, und gehe trotzdem raus, nur um der Situation in diesem Moment zu entfliehen.

Mit Sophie und Jenny telefoniere ich regelmäßig, oft sehr lang (gut, dass es heute Flatrates gibt!). Leider kann ich beide nicht so oft persönlich treffen, da die räumliche Entfernung zu groß ist. Auch mit meiner ehemaligen Mitstudentin Annika treffe ich mich manchmal zum Kaffee oder Frühstück, auch wenn es gar nicht so einfach ist, Termine zu finden, da sie mittlerweile drei Kinder hat.

Wenn mir die Stimmung aufs Gemüt schlägt, höre ich oft laut Musik. Im Moment finde ich die Texte und die Musik von Herbert Grönemeyer für mich passend. Künstlerisch oder handwerklich hingegen betätige ich mich zur Ablenkung eher selten, da mir dies oft schwerfällt und mir das Ergebnis meistens nicht gefällt. Allerdings habe ich in der Reha für mich das Erstellen von Mosaiken mit kleinen Fliesensteinchen entdeckt und möchte dies auch gerne weitermachen. Diese Mosaike erinnern mich ein bisschen an Andalusien.

In der Vergangenheit habe ich einige Versuche unternommen, eine Psychotherapie zu starten. Das erste Mal hat es nicht gepasst. Der zweite Versuch ist daran gescheitert, dass die Therapeutin die Symptomatik der Shuntinfektion auf die Psyche schob, was meinerseits zu einem Abbruch geführt hat. Später lernte ich im Rahmen meiner Weiterbildung zur Klientenzentrierten Gesprächsführung eine Therapeutin kennen, mit der ich ganz gut zurechtkam, die aber leider keine Kassenzulassung hatte. Insgesamt ist es sehr schwierig, einen guten Therapeuten zu finden, der fachlich gut ist und mit dem die Chemie stimmt. Ich für mich würde mir jemanden wünschen, der sehr offensiv und direkt in der Kommunikation ist und mir andere Perspektiven durch die Lenkung der Therapie aufzeigt. Ich brauche keinen bloßen Zuhörer, sondern jemanden, der die Therapie aktiv mitgestaltet. Jemand mit einem Traumaschwerpunkt wäre hier nicht verkehrt. Leider gibt es aber oft lange Wartezeiten, und es ist sehr mühsam, sich durchzutelefonieren und sich verschiedene Therapeuten anzuschauen. Da ich eine intensive Aufarbeitung vorhatte, wagte ich den Schritt, eine stationäre Psychotherapie in Angriff zu nehmen, obwohl die Angst bestehen blieb, dass die Hirndrucksymptome auf die Psyche geschoben werden könnten und sich der psychische Druck für mich dadurch noch erhöhte. Eine Gratwanderung zwischen Hoffen und Bangen! Grundsätzlich ist es aber sinnvoll, sich professionelle Unterstützung zu holen, da – sofern die Chemie passt – Erlebnisse mit Hilfe von Therapeuten aufgearbeitet werden können. Dabei ist auch eine professionelle Distanz immer hilfreich, wenn auch die Empathie stimmt.

Das Wichtigste ist für mich, dass ich immer mit meinen Freunden reden kann und ich mich verstanden fühle. Ich werde von ihnen ernst genommen, denn ich muss nichts beweisen. Auch praktische Hilfen wie der Einkauf von Getränken sind mir von ihnen (und sogar von Arbeitskolleginnen und -kollegen) angeboten worden. Ich finde dieses Angebot sehr lieb, es fällt mir aber schwer, es anzunehmen.

Letztlich sind alle meine Freunde authentisch. Mit Menschen, die anderen nur etwas vorheucheln, kann ich nichts anfangen, denn auch ich bin authentisch.

28. Eine wunderbare Seelenverwandtschaft

Als ich 2006 eine Nordic-Walking-Gruppe fand, wusste ich noch nicht, was mir diese Gruppe bescheren würde: Ich lernte Nina kennen. Wir merkten in der ersten Stunde, dass wir auf einer Wellenlänge lagen. Nina arbeitet als Krankenschwester ausschließlich im Nachtdienst und war für jemanden ohne Behinderung außergewöhnlich. Sie hat einen messerscharfen Verstand und nutzt diesen – genau wie ich –, um eigene Erlebnisse intensiv zu reflektieren und aufzuarbeiten. Sie ist in einer fundamentalistischen evangelikalen Gemeinde aufgewachsen, von der sie sich in großen Teilen distanziert hat. Sie hatte dort viele Dinge erlebt, die sie heute sehr kritisch sieht, denen sie aber als Kind schutzlos ausgeliefert war. Um dieser Realität zu entkommen, flüchtete sie oft in eine Phantasiewelt, was zeitweise fast zu einer Art Spaltung der Persönlichkeit führte. Bis heute nutzt sie diese Fähigkeit bewusst. Häufig schauen Nina und ich uns an und wissen, was die andere denkt und fühlt. Wir leben in der gleichen Welt und sind eben irgendwie anders. Wenn so etwas wie Seelenverwandtschaft existiert, dann gibt es sie bei uns.

Wir lieben es, zu wandern oder in die Sauna zu gehen. Wir sind beide etwas vollschlank. 2007 bekam ich eine Karte von ihr, auf der ein Pärchen abgebildet war. Der Mann sagte zur Frau: „Der Mond nimmt ab!", worauf diese antwortete: „Wie beneidenswert!" Ich habe nur gesagt: „Ich weiß ja, von wem es kommt!" Wir ermuntern uns, um fit zu bleiben, immer gegenseitig zum Spazierengehen. Allein würde keiner von uns beiden losziehen.

Alles teilen wir aber nicht miteinander. Nina ist eine echte Nachteule und arbeitet ausschließlich im Nachtdienst. Außerdem verfügt sie über eine blühende Phantasie, die sie auch als Schutzort einsetzt. Ich selbst bin furchtbar sachlich. Ich kann nichts mit Phantasien und ausgedachten Geschichten anfangen. Ich brauche immer einen realen Rahmen, obwohl ich manchmal denke, ein bisschen mehr Phantasie könnte mir nicht schaden, um manchmal der Realität entfliehen zu können.

Nina ist handwerklich sehr begabt, worum ich sie beneide. So nähte sie mir Bettschuhe für die kalte Jahreszeit und ein Saunahandtuch mit einer Saunamütze aus Frottee. Einmal wurden wir gefragt, ob wir die Mützen in der Sauna aus religiösen Gründen tragen. Das war sehr amüsant. Wer aber weiß, dass Hitze immer nach oben steigt und der Kopf immer der wärmste Punkt ist, erkennt den Nutzen der Mützen. Wir haben uns das übrigens von den Russen abgeschaut: Die tragen Filzmützen in der Sauna.

Einmal rief mich Nina zu Pfingsten an. Es regnete in Strömen. Sie meinte: „Heute ist ideales Wetter für das Phantasialand!" Am Anfang dachte ich: „Oh nein, ich hasse Regen!" Doch sie konnte mich zu dem Ausflug in den Freizeitpark überreden, und schließlich saßen wir mit unseren Regensachen in der Wildwasserbahn. Die Sitze standen unter Wasser, und von oben kam auch noch reichlich Nass dazu. Doch wir waren so gut eingepackt, dass uns das nichts ausmachte. Wir brauchten uns nirgendwo lange anstellen, denn schließlich waren die meisten nicht so verrückt, bei diesem Wetter in einen Freizeitpark zu fahren. Es war ein wunderbarer Tag, wir hatten viel Spaß!

Nina hat eine positiv ansteckende Art, die ich sehr mag. Was auch zu ihr passt, sind ihre ungewöhnlichen Haustiere. Sie besitzt sechs Ratten – im Moment sogar 18, da sie eine trächtige Ratte aus der Zoohandlung bekommen hat, was sie natürlich nicht geplant hatte. Vor meiner Reha im November wollte ich die eine Woche alten Ratten sehen, bevor Nina aus Platzmangel einige zurück in die Zoohandlung bringen musste. Ich hatte eine Handvoll wenige Zentimeter große Ratten in der Hand. Sehr süß! Ich selbst würde mir allerdings keine Nagetiere anschaffen, da die Tierchen alles annagen, was sie zwischen die Zähne bekommen. Wenn bei Nina besetzt ist, ist die Wahrscheinlichkeit groß, dass ihre Ratten mal wieder das Kabel durchgebissen haben.

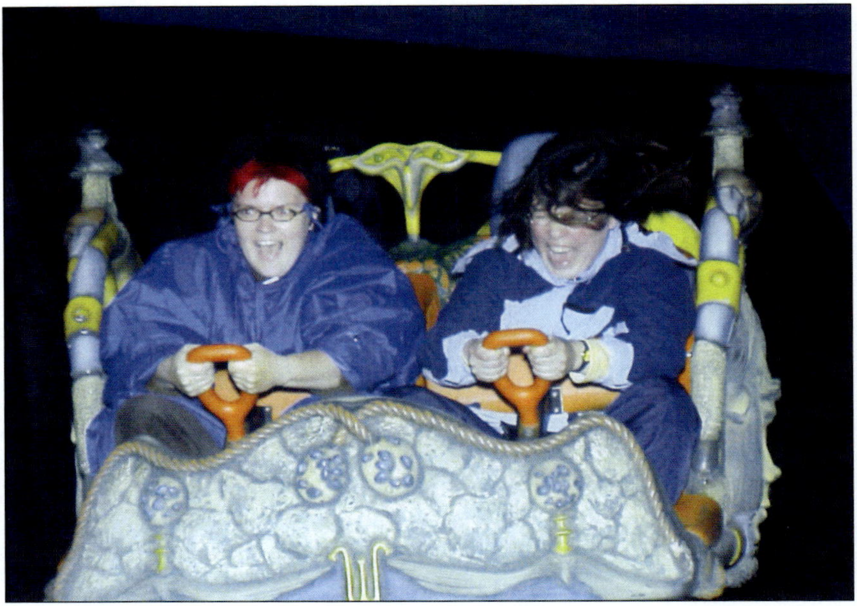

„Wuze-Bahn" im Phantasialand Pfingsten 2007.

Am 24. Januar 2010 hatte Nina einen großen Tag. Sie wollte, dass ich unbedingt dabei bin. Für mich war das sehr ungewohnt: Sie feierte ihre Profess. Jeder fragte mich, ob sie jetzt Mitglied in einem Kloster wäre. Ich selbst habe in puncto Religion und Kirche nicht den blassesten Schimmer einer Ahnung. Meine Erklärung war wahrscheinlich etwas unbeholfen. Ich antwortete in der Regel nur: „Nina ist das kleinste Ein-Frau-Kloster Deutschlands nach Regelauslegung von Nina." Sie wollte einen Anfang für ihr kontemplatives Leben setzen und war froh, eine evangelische Pastorin gefunden zu haben, die für sie eine kleine Zeremonie ausrichtete.

Alles in allem ist sie manchmal ein bisschen durchgeknallt, aber das liebe ich an ihr!

29. Eine kurze Freundschaft – Abschied von Ilske

Im Jahr 2000 lernte ich in der Kita, in der ich mein Anerkennungsjahr absolvierte, Ilske kennen. Sie arbeitete dort als Kinderpflegerin. Auch nach meinem Anerkennungsjahr hatten wir sporadisch Kontakt.

Im Jahr 2004 klagte Ilske über starke Kopfschmerzen, die zunächst einer beginnenden Migräne zugeschrieben wurden. Nachdem sie aber zwei Hörstürze kurz nacheinander hatte, forschte man weiter und diagnostizierte im MRT eine Zyste am Stammhirn, die einen Hydrocephalus verursachte. Ich wies Ilske auf eine Neurochirurgin hin, die ich für fachlich kompetent hielt. Kurz darauf wurde Ilske von dieser operiert. Sie „fensterte" die Zyste, um den Druck im Kopf zu entlasten. Leider war der Erfolg nur von kurzer Dauer. Ein Shunt, um die Zyste „abzuleiten", wurde nicht in Erwägung gezogen, da die Neurochirurgen vor den Komplikationsraten, die ein Shunt mit sich bringen kann, zurückschrecken, sofern keine Abflussstörung im eigentlichen Sinne vorliegt. Ich wusste über meinen ehemaligen Neurochirurgen von einem Kollegen in Hessen, der sich auch auf die Behandlung von Zysten im Kopf spezialisiert hatte, und wies Ilske darauf hin. Dieser Neurochirurg schlug ihr eine Ventrikulostomie vor, worauf er spezialisiert war. Diese OP, bei der man zusätzlich auch noch einmal die Zyste gefenstert hat, wurde zwischen 2006 und 2008 zweimal durchgeführt. Auch hier war die Druckentlastung nicht von Dauer. Ilske machte mehrere Rehamaßnahmen und musste ihre Arbeitszeit um die Hälfte reduzieren. Sie suchte weitere Hilfe und ging zu einer Schmerztherapeutin. Diese verschrieb ihr starke Schmerzmittel, doch der Hirndruck und die Kopfschmerzen waren auch durch diese Medikamente nicht in den Griff zu bekommen. Ilske war sehr gläubig und erhoffte sich von Gott Kraft, Mut und Heilung – selbst als sie die Erfahrung machen musste, dass ihr Gesundheitszustand von Ärzten und Arbeitskollegen oft in Frage gestellt wurde. Es gab für Außenstehende keine äußerlichen Anzeichen für ihren massiven

Hirndruck, auch wenn man ihr, wie ich finde, die Erschöpfung nach schlaflosen Nächten (genau wie mir) deutlich angesehen hat.

Zweimal kippte sie um und wurde notfallmäßig ins Krankenhaus eingeliefert. Doch statt ihre Beschwerden ernst zu nehmen, fragte man ihre Mutter, ob die Bewusstlosigkeit vielleicht durch Depressionen ausgelöst worden sei. Ein anderes Mal schickte man ihr direkt die Psychologin, die ein vermeintlich psychosomatisches Leiden diagnostizieren sollte.

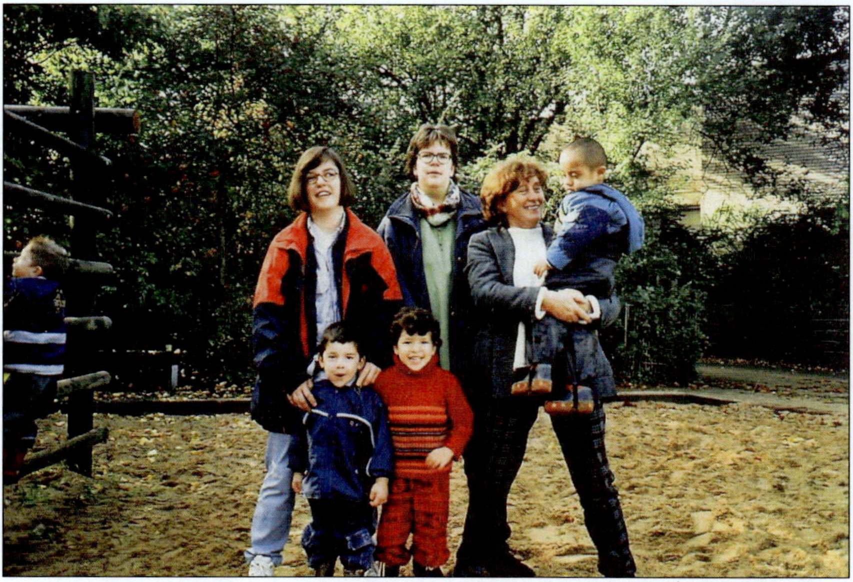

(Ilske in der Mitte).

Schließlich bekam Ilske durch den ständigen Hirndruck, die dadurch verursachten Schmerzen, die Übelkeit und das ständige Infragestellen ihrer körperlichen Beschwerden irgendwann tatsächlich Depressionen. Insgesamt stieß sie auf wenig Verständnis in ihrem Umfeld. Sie hatte leider keinen so verlässlichen Freundeskreis wie ich, und auch unter Arbeitskollegen war das Verständnis sehr begrenzt.

Im Sommer 2009 trafen wir uns des Öfteren. Ich besuchte sie einige Male in einem Fachkrankenhaus für Neurologie und Psychiatrie, das sie aufgrund ihrer zunehmenden Depressionen und Suizidgedanken aufgesucht hatte. Zwar konnte man ihr im Hinblick auf die Hirndrucksymptomatik dort nicht helfen, dennoch fand sie Wege, mit den gesundheitlichen Problemen besser zurechtzukommen. Der psychische Druck konnte Ilske zumindest in dieser Hinsicht etwas genommen werden. Bei ihrer beruflichen Planung bekam sie Unterstützung vom Integrationsfachdienst, den sie nach ihrer Entlassung aus dem Krankenhaus aufsuchte. Sie war zuversichtlich und dankbar über neue Perspektiven, die man ihr dort eröffnete.

Mitte Juni hatte Ilske Geburtstag. Kurz davor trafen wir uns zum Frühstück, was mein letztes persönliches Treffen mit ihr sein sollte.

Ende Juni stand meine geplante Operation in der Klinik an, und wir sprachen darüber, ob es sinnvoll sei, mit meiner Neurochirurgin doch noch einmal darüber zu sprechen, ob ein Shunt für Ilske nicht eine Entlastung sein könnte. Zwei Tage vor ihrem Tod rief sie mich an und erzählte mir von ihrem Termin beim Integrationsfachdienst. Sie klang dabei sehr hoffnungsvoll. Am ersten Wochenende nach meiner Entlassung aus der Klinik schickte ich Ilske eine SMS und schlug ihr vor, in der kommenden Woche brunchen zu gehen – das hatte ich ihr zum Geburtstag geschenkt. Doch auch auf die zweite SMS kam keine Reaktion. Als ich am Dienstag immer noch keine Rückmeldung von ihr hatte, dachte ich: Vielleicht geht es ihr nicht gut, und sie ist bei ihren Eltern. Also rief ich bei ihren Eltern an. Ich hatte ihren Vater am Telefon, der mir mitteilte, dass Ilske am Freitag verstorben sei. Mich traf diese Nachricht wie ein Blitz. Mich überkamen Trauer und Wut gleichzeitig, denn ich dachte sofort daran, wie oft ihr nicht geglaubt worden war und wie ihre Beschwerden selbst von Ärzten bagatellisiert wurden. Ein Gefühl, das mir nur zu gut bekannt war.

Ilskes Familie war über ihren Tod tief erschüttert. Der einzige Trost für sie war, dass Ilske von ihrem Leiden nun befreit sei und es ihr dort, wo sie jetzt sei, besser gehe. Sie glaubten daran, dass sie sich wiedersehen werden.

Ilskes Mutter hatte sie einen Tag nach ihrem Tod friedlich „schlafend" in ihrem Bett gefunden. Ich war noch einige Zeit nach Erhalt dieser Nachricht wie gelähmt und dachte, auf was für einem schmalen Grad „wir" uns doch oft bewegen und dass ich so manches Mal mehr Glück als Verstand gehabt habe, dass mir bisher nichts Schlimmeres passiert ist. Wahrscheinlich habe ich aber dadurch, dass ich schon sehr lange mit der Hirndruckproblematik lebe, mittlerweile ein sehr genaues Gespür dafür bekommen, wann es gefährlich wird. Ilske hatte dafür eigentlich keine Chance. Sie ist gerade 35 Jahre alt geworden.

30. Schmerzmittel, Antidepressiva und Co.

Wie ich selbst erlebt habe, schicken Neurochirurgen, die Hirndruck nicht objektiv nachweisen können, die Betroffenen gerne zu Schmerztherapeuten oder zum Psychologen. Nach meiner persönlichen Erfahrung ist der Hirndruck mit Schmerzmitteln und Antidepressiva nicht adäquat behandelbar. Aufgrund des zunehmenden psychischen Drucks nach den Ereignissen von 2003 hatte ich große Probleme, abends abzuschalten und zur Ruhe zu kommen. Aus diesem (!) Grund habe ich darum gebeten, mir etwas zu geben, damit ich am Abend besser zur Ruhe kommen kann. Ich habe dieses Medikament auch in Zeiten genommen, in denen der Hirndruck in Ordnung war. Als der Hirndruck im Dezember 2008 plötzlich wieder anfing, habe ich keine (positive) Veränderung durch diese Antidepressiva festgestellt. Daran hat sich auch nach über einem Jahr nichts verändert. Fazit ist also, dass Antidepressiva absolut keine (positive) Wirkung auf den Hirndruck haben! Sie sind in diesem Punkt völlig nutzlos! Sie sind – und das vergessen viele Neurochirurgen gerne – nicht für die Behebung von Hirndruck gedacht! Auch Schmerzmittel und Medikamente gegen Übelkeit „helfen" hier nach meiner Erfahrung nur sehr begrenzt. Medikamente wie Lasix oder Diamox entlasten zwar den Hirndruck ein wenig, das ist aber nicht von Dauer und mit erheblichen Nebenwirkungen verbunden. In der Regel steckt ein technisches Problem hinter dem Hirndruck, und dieses ist leider zu 99,99 Prozent nur operativ zu beheben. Ich persönlich hätte absolut nichts dagegen, wenn es Medikamente geben würde, die den Hirndruck dauerhaft kompensieren könnten. Das wäre in jeder Hinsicht besser, als sich immer wieder operieren zu lassen. Ich denke aber, dass die behandelnden Ärzte realistisch und ehrlich bleiben sollten. Ich habe mir von einigen Neurochirurgen die Behauptung anhören müssen, dass sich die meisten Hydrocephaluspatienten gerne operieren lassen würden. Meiner Meinung nach ist solch eine Unterstellung ein Ausdruck von Hilflosigkeit und Überforderung.

Betroffene möchte ich an dieser Stelle darauf hinweisen, dass Schmerzmittel wie Aspirin oder Thomapyrin das Blut verdünnen, da sie sich auf die Gerinnung auswirken. Bei Operationen kann das außerordentlich gefährlich werden, da dies zu unkontrollierbaren Blutungen führen kann. Deshalb eignen sich eher Ibuprofen oder Paracetamolpräparate als Schmerzmittel. Stärkere Schmerzmittel wie Tramal können den Hirndruck sogar erhöhen. Die Einnahme von Medikamenten sollte deshalb immer mit dem behandelnden Neurochirurgen abgesprochen werden.

Exkurs: Cranio-Sacral-Therapie (Erläuterung nach Wikipedia)

Die Cranio-Sacral-Therapie (von englisch *cranio-sacral therapy*: „Schädel-Kreuzbein-Therapie", auch Kraniosakraltherapie oder kraniosakrale Osteopathie) ist eine alternativmedizinische Behandlungsform, die sich aus der Osteopathie entwickelt hat. Es ist ein manuelles Verfahren, bei dem Handgriffe vorwiegend im Bereich des Schädels und des Kreuzbeins ausgeführt werden. Die behauptete Wirkungsweise ist aus naturwissenschaftlicher Sicht nicht plausibel. Ein Nachweis für die Wirksamkeit des Verfahrens konnte nicht erbracht werden.

Die Cranio-Sacral-Therapie beruht unter anderem auf der Annahme, dass die rhythmischen Pulsationen der Gehirn-Rückenmarksflüssigkeit (Liquor cerebrospinalis) sich auf die äußeren Gewebe und Knochen übertragen und ertasten lassen. Die Einzelknochen der Schädelkalotte werden als gegeneinander beweglich angesehen.

Durch Berührung von Kopf und Rücken will der Therapeut Informationen über mögliche Blockaden dieser Bewegung sammeln und dadurch auf Funktionseinschränkungen an Körper und Schädel einwirken sowie indirekt auch Membranen innerhalb des Schädels (Falx cerebri, Tentorium, Falx cerebelli) und die harte Hirnhaut (Dura mater) beeinflussen. Dieses Vorgehen soll einen angenommenen „Energiefluss" verbessern und Selbstheilungskräfte aktivieren sowie Funktionseinschränkungen und seelische Traumata lösen. **http://www.cranioverband.org/**

Ich selbst habe mit diesem Verfahren keine Erfahrung, kenne aber Betroffene, denen die Cranio-Sacral-Therapie bei Überdruck Linderung verschafft hat.

31. Ein anderes Wunschkind, oder: Recht auf Leben

Die Arbeitsgemeinschaft Spina bifida und Hydrocephalus (ASbH) hat vor einiger Zeit eine Broschüre mit dem Titel „Ein anderes Wunschkind" herausgebracht. In dieser Broschüre berichten Eltern und auch Betroffene darüber, was es heißt, ein anderes „Wunschkind" bekommen zu haben beziehungsweise zu sein. Für mich als Betroffene ist das ein sehr schwieriges Thema. Ich selbst denke, dass auch ein Kind mit einer Behinderung ein Recht auf Leben hat. Ich glaube aber, dass in unserer Gesellschaft, in der jeder nach Perfektionismus und Schönheit strebt, wenig Platz für nicht perfektes Leben ist. Und was heißt das eigentlich, der Norm entsprechen? Ich sage: Es gibt eigentlich keine Norm, denn es gibt keinen Menschen, der genau ist wie der andere. Es ist also normal, anders zu sein! Eine Gesellschaft, in der alles nur gleich ist, in der würde ich nicht leben wollen. Bei dieser Vorstellung läuft es mir nur kalt den Rücken herunter! Wie langweilig! Es sind vielmehr die Unterschiede, die eine Gesellschaft ausmachen. Wichtig ist, dass jeder den anderen mit all seinen Stärken und Schwächen akzeptiert und respektiert. Aber immer wieder wird das Leben von Menschen mit Behinderung in Frage gestellt. Es wird behauptet, dass ihr Leben nur mit Leid einhergeht. Zweifelsohne gibt es leidvolle Erfahrungen, aber kennt die nicht jeder? Außerdem muss ich sagen, dass in meinem Fall oft nicht die Behinderung selbst „Leid" verursacht hat, sondern vielmehr der Umgang meines Umfeldes damit. Die leidvollste Erfahrung ist die oft fehlende Bereitschaft, mich mit meinen Realitäten anzunehmen. Ich leide unter der Erfahrung, nicht ernst genommen zu werden. Aber hat das tatsächlich etwas mit mir zu tun? Sicher durchleben gerade Eltern, die ein behindertes Kind bekommen haben, eine Trauerphase, in der sie von ihrem Wunschkind Abschied nehmen müssen. Ich wünsche allen Eltern, dass sie diese Trauer bewusst durchleben, sodass sie ihr „anderes Wunschkind" auch wirklich annehmen können. Ich selbst habe leider oft das Gefühl, dass meine Eltern ihre Trauer nie wirklich durchlebt haben und ich heute noch ein „Trauerfall" für sie bin. Diese Traurigkeit und auch die Abwehr dagegen, sich mit ihren eigenen Emotionen auseinanderzusetzen, ist für mich spürbar, und sie macht mich sehr traurig, denn sie hinterlässt bei mir das Gefühl, dass ich nicht die Richtige beziehungsweise nicht richtig bin. Aus diesem Grund möchte ich gerade den Eltern, die ein „anderes Wunschkind" bekommen haben, folgenden Text mit auf den Weg geben …

Out of Desert (Von Emily Perl Kingsley)

I am often asked to describe the experience of raising a child with disability, to try to help people who have not shared that unique experience to understand it, to imagine how it would feel. It's like this …

When you're going to have a baby, it's like planning a fabulous vacation to Italy. You buy a bunch of guide books and you make wonderful plans. The Coliseum … Michelangelo's David … the gondolas in Venice. You may learn some handy phrases in Italian. It's all very exciting.

After months of eager anticipation, the day finally arrives. You pack your bags and off you go. Several hours later, the plane lands. The stewardess comes in and says "Welcome to Holland".

"Holland!" you say. "What do you mean Holland? I signed up for Italy! I'm supposed to be in Italy. All my life I've dreamed of going to Italy."

But there's been a change in the flight plan. They've landed in Holland and there you must stay.

The important thing is that they haven't taken you to a horrible, disgusting, filthy place, full of pestilence, famine and disease. It's just a different place. So you must go out and buy some new guide books. And you must learn a whole new language. And you will meet a whole new group of people you would never have met.

It is just a different place. It's slower paced than Italy, less flashy than Italy. But after you've been there a while and you catch your breath, you look around … and you begin to notice that Holland has windmills … and Holland has tulips. Holland even has Rembrandts.

But everyone you know is busy coming and going from Italy … and they're all bragging about what a wonderful time they had there. And for the rest of your life you will say, "Yes, that's where I was supposed to go. That's what I had planned."

And the pain of that will never, ever, ever go away – because the loss of the dream is a very significant loss.

But … If you spend your life mourning the fact that you didn't get to Italy, you may never be free to enjoy the very special, the very lovely things … about Holland.

Im Grunde ist dieser Text auch auf andere Lebenssituationen übertragbar. Es geht darum, Abschied (von den eigenen Idealen und Werten) zu nehmen, um Trauer und um Neuorientierung (Aufarbeitung), die auch eine Veränderung der eigenen Ideale und Wertvorstellungen beinhaltet. Das Leben wird durch extreme Erfahrungen in seinen Grundwerten erschüttert und in Frage gestellt. Wer diese Neuorientierung umsetzen kann, wird sehr viel verlässlichere Werte entdecken, denn es geht hier auch um einen tieferen Sinn. Diesen Sinn findet man nicht an der Oberfläche. Letztlich ist Glück nicht ohne Leid zu haben. Nur wer Leid erfährt, wird im Unterschied dazu das Glück erkennen. Insofern kann eine aktive Auseinandersetzung mit extremen Ereignissen auch zu einer sehr viel intensiveren Wahrnehmung seines eigenen Lebens führen, was auch zu einer anderen Qualität führt.

„Behindertes“ Leben ist genauso wertvoll wie „nichtbehindertes“ Leben. Wer sich auf Menschen mit Behinderung einlässt, wird andere Maßstäbe kennenlernen. Werte, die gerade in unserer oberflächlichen Gesellschaft abhandengekommen sind. Werte, die wirklich verlässlich sind. Wie weit unsere Gesellschaft sich davon mittlerweile entfernt hat, zeigen beispielsweise zwei Unwörter des Jahres. Sie heißen „Wohlstandsmüll“ oder „sozial verträgliches Frühableben“. Eine Gesellschaft, die solche Wörter kreiert, ist in meinen Augen krank und gefühlskalt.

Ich hoffe, dass Eltern, die ein behindertes Kind erwarten, nicht nur Horrorgeschichten von ihrem Gynäkologen zu hören bekommen. Häufig sind diese selbst unwissend. Ich wünsche allen Eltern, die ein behindertes Kind erwarten, dass sie andere Eltern kennenlernen, die ein solches Kind bereits haben, und sich dann bewusst dafür oder dagegen entscheiden können.

Ich möchte an dieser Stelle auch darauf hinweisen, dass 90 Prozent aller Behinderungen erst durch spätere Krankheiten oder Unfälle entstehen. 97 Prozent aller Neugeborenen kommen gesund auf die Welt, und nur drei bis vier Prozent aller Behinderungen und Erkrankungen können vorgeburtlich überhaupt festgestellt werden. Niemand bekommt die Garantie auf ein gesundes Kind! Und schließlich würde niemand auf die Idee kommen, jemanden, der später erkrankt, zu töten – oder hatten wir das nicht schon einmal? Worum geht es? Um den Kosten-Nutzen-Faktor? Wollen wir da wieder hin?

Den Gedanken, dass ich nur, weil ich erst um die Geburt herum als Frühchen am Hydrocephalus erkrankt bin, lebe, finde ich schon sehr krank. Wäre der Hydrocephalus vor der Geburt festgestellt worden, wäre das eine Erlaubnis zu einer zeitlich unbegrenzten Abtreibungsmöglichkeit bis zur Geburt gewesen. Auf der einen Seite sind Frühchen heute schon ab der 23. Schwangerschaftswoche mit weniger als 500 Gramm überlebensfähig und Kinder, bei denen eine Spina bifida, ein Hydrocephalus oder ein Down-Syndrom vorgeburtlich festgestellt wird, dürfen ohne zeitliche Begrenzung abgetrieben werden. Da verwundert es denn auch nicht, dass immer wieder behinderte Kinder ihre eigene Abtreibung überleben. Das ist menschenverachtend, denn ich kann nicht ein Kind wie in einem Katalog bestellen. Ich würde mir wünschen, dass sich Eltern vielmehr vor einer Schwangerschaft überlegen, was es bedeutet, vielleicht auch ein behindertes Kind zu bekommen.

Auch dass Eltern, bei denen der Gynäkologe die Behinderung des Kindes nicht vor der Geburt feststellen konnte, Schadensersatz erstreiten können, halte ich nicht für eine tragbare Entwicklung. Vielmehr sind es die Eltern, die sich vor einer Schwangerschaft auch mit der Möglichkeit, ein behindertes Kind zu bekommen, auseinandersetzen müssen! Diese Verantwortung liegt nicht bei den Gynäkologen, sondern einzig und allein bei den werdenden Eltern. Dass werdende Eltern diese Möglichkeit verdrängen, sollte nicht zu Lasten anderer gehen.

Allen Eltern, die sich für ihr behindertes Kind entscheiden, wünsche ich viel Mut und Kraft, denn es ist zweifelsohne keine leichte Aufgabe, ein Kind mit Behinderung in unserer Gesellschaft großzuziehen.

Ärztliche Prognosen sind oft falsch und sagen nichts über die Alltagsrealität aus. Am Ende bewältigen die meisten Eltern und Betroffenen mehr, als sie sich vorher vielleicht zugetraut haben, und darin liegt auch immer eine Chance.

Literatur zum Thema:

Ratgeber der Arbeitsgemeinschaft Spina bifida und/oder Hydrocephalus e.V.
Ein anderes Wunschkind
Hg. von der ASbH e.V.
ISBN 3-980351-30-0

32. Kinderwunsch mit Hydrocephalus

Mit Anfang zwanzig habe ich mir über die Möglichkeit, trotz des Hydrocephalus ein Kind zu bekommen, Gedanken gemacht. Auf dem damaligen ersten Seminar für Menschen mit Hydrocephalus brachte ich das Thema auf die Tagesordnung. Mein damaliger Neurochirurg, der das Seminar inhaltlich mit Leben füllte, versuchte Informationen zu dem Thema zu bekommen. Ich selbst kannte damals niemanden, der mit einem shuntversorgten Hydrocephalus ein Kind bekommen hatte. Auf einer späteren HC-Tagung wurden drei Frauen mit Hydrocephalus vorgestellt, die ein Kind bekommen hatten. Ich stellte damals die Frage, ob der Hirndruck und auch starke Verwachsungen im Bauchraum während der Schwangerschaft zum Problem werden können. Sämtliche Fragen wurden mit „Kein Problem" beantwortet. Die Studien, die mein damaliger Neurochirurg zu diesem Thema gefunden hatte, kamen aber teilweise zu anderen Ergebnissen. Ein kurzer Auszug aus seinem eigenen Artikel „Hydrocephalus 3":

„Bei jungen Frauen mit einem ventilversorgten Hydrocephalus kann eine Schwangerschaft spezifische Probleme aufwerfen. Auch bei gut funktionierendem Shunt können aufgrund des während der Gravität zunehmenden Hirnwassergehaltes sowie einer Erweiterung der blutabführenden Hirngefäße und der dadurch verminderten Volumenaufnahmefähigkeit des Schädelinnenraums Hirndrucksymptome auftreten. Deshalb sollte ein vor Eintreten der Schwangerschaft angefertigtes CT oder MRT des Kopfes Aufschluss über die Weite der Hirnkammern und die Funktion des Shuntsystems geben. Bei Auftreten von Shuntproblemen kann sich der behandelnde Arzt dann auf diesen Befund stützen. Im letzten Schwangerschaftsdrittel ist wegen des in der Bauchhöhle ansteigenden Druckes das Risiko einer Shuntdisfunktion am größten. Zu diesem Zeitpunkt ist die Durchführung eines CT für Mutter und Kind ungefährlich.

Eine gesunde Schwangere erträgt leichtere Anstiege des Schädelinnendrucks relativ gut. Die Behandlung kann daher, solange es geht, konservativ sein. Sie besteht aus Bettruhe, sparsamer Trinkmenge und eventuell in der Verordnung leicht entwässernder Medikamente. Auch Liquorentnahmen über ein eventuell vorhandenes Shuntreservoir sind möglich.

Nach der Geburt bilden sich die Hirndrucksymptome meistens spontan zurück. Aus diesem Grund wird bei Frauen mit leichten Hirndrucksymptomen die Geburt des Kindes eingeleitet, sobald feststeht, dass das Kind eine ausreichende Lungenreife hat.

Zeigt das CT oder MRT unter der konservativen Behandlung eine zunehmende Erweiterung der Hirnkammern und ist eine Einleitung der Geburt noch nicht möglich, so ist eine operative Shuntrevision notwendig. Bei Neuanlage eines Shuntsystems bevorzugt man das erste und zweite Schwangerschaftsdrittel eine Liqourableitung in die Bauchhöhle, im letzten Drittel in den rechten Herzvorhof.

Die Art der Geburt muss vom neurologischen Befund der Frau abhängig gemacht werden. Immer strebt man zunächst eine Geburt des Kindes auf normalem Wege an, da eine Entbindung durch Sectio wie jede Operation im Bauchraum das Risiko von Verwachsungen oder einer Shuntinfektion erhöht. Nur bei Auftreten neurologischer Ausfälle ist eine Entbindung durch Kaiserschnitt angezeigt. Bei der Behandlung von Schmerzen sind Opiate zu vermeiden, da sie einen Hirndruckanstieg begünstigen." **Quelle: ASbH Ratgeber Hydrocephalus 3, (vgl. S. 41 – 42)**

Am Ende ist es vom Einzelfall abhängig, wie groß das Risiko bei einer Schwangerschaft für Mutter und Kind ist. Eine enge Zusammenarbeit zwischen Gynäkologen und Neurochirurgen ist deshalb auf jeden Fall sinnvoll.

Ich selbst habe mich von dem Gedanken, ein Kind zu bekommen, verabschiedet, da ich froh bin, wenn ich auch ohne Schwangerschaft einen halbwegs erträglichen Druck im Kopf habe. Auch die begrenzten Lösungsoptionen bei Shuntproblemen halten mich mittlerweile davon ab. Ich bin froh, solange es mir einigermaßen gut geht, und möchte das nicht unnötig aufs Spiel setzen. Außerdem wäre meine eingeschränkte körperliche Belastbarkeit ein Problem, denn ein Kind ist ein 24-Stunden-Job. Auch wenn ich traurig darüber bin, denke ich, dass ich hier einfach realistisch bleiben muss.

33. Sehbehinderung und Epilepsie bei Hydrocephalus

Bei nicht wenigen Patienten mit Hydrocephalus bestehen noch weitere Behinderungen, die durch die Störung des Gehirnwasserkreislaufs selbst oder durch die Ursache dafür ausgelöst wurden.

Bei mir ist es schon früh zu einer Fehlstellung der Augen (Schielen) gekommen sowie zu einer Verschlechterung der Sehschärfe und zu Ausfällen des Gesichtsfeldes durch den immer wiederkehrenden Hirndruck. Ein Auge ist weitsichtig, das andere kurzsichtig. Da eigentlich kein Augenfehler, sondern eine Beeinträchtigung des Sehzentrums im Gehirn (III. Ventrikel) vorliegt, ist eine Korrektur mittels Brille nur bedingt möglich. Eine Stauungspapille, die einen Hinweis auf Hirndruck geben kann, ist aufgrund des chronischen Verlaufs schon seit circa 20 Jahren, auch bei einer später festgestellten Shuntinsuffizienz, nicht mehr diagnostiziert worden. Die Fehlstellung der Augen wurde bei mir im Alter von fünf Jahren einmal operativ korrigiert. Als es in meinem siebten Lebensjahr wieder zu Hirndruckproblemen kam, verursachten diese erneut eine Fehlstellung der Augen. Um einen größeren Verlust der Sehschärfe durch das Schielen zu vermeiden, wurde das nicht schielende Auge im Kindesalter abgeklebt, um das schielende Auge zu trainieren. Das Schielen besteht bis heute. Nach einer Druckentlastung 1989 schlug das Einwärtsschielen in ein Auswärtsschielen um. Eine operative Korrektur möchte ich nicht mehr durchführen lassen, da die Wahrscheinlichkeit hoch ist, dass die OP, sobald es zum nächsten Hirndruck kommt, wieder umsonst war. Von Mitmenschen werde ich oft angesprochen, weil sie nicht wissen, ob ich sie anschaue oder nicht. Ich erkläre ihnen dann, dass ich immer mit dem nicht-schielenden Auge schaue. Leider kann ich bis heute nicht mit beiden Augen gleichzeitig gucken. Die Brille, die ich trage, soll die Differenz zwischen der Weit- und Kurzsichtigkeit der Augen etwas ausgleichen. Aus diesem Grund trage ich die Brille meistens draußen, wenn ich in die Ferne gucke.

Einen sehr informativen **Artikel zum Thema „Sehstörungen bei hydrocephalen Patienten"** hat Frau Prof. Dr. Renate Unsöld im ASbH Ratgeber „Hydrocephalus 3" (S. 48 – 52) geschrieben. Einen weiteren Artikel finden Sie im ASbH Ratgeber „Hydrocephalus bei Schülern 19" – **Unterstützung von Kindern und Jugendlichen mit Sehschädigungen** von Dr. Marion Wieczorek (S. 31 – 38).

Als ich im Kindesalter war, wurde im Kinderkrankenhaus regelmäßig ein EEG zur Messung der Hirnströme vorgenommen. Diese Untersuchung sollte Hinweise auf mögliche Krampfpotenziale (Epilepsie) geben. Einmal war das EEG pathologisch. Die damaligen Ärzte wollten mir Medikamente gegen die vermeintlichen Krampfanfälle geben. Da meine Mutter aber nie einen wirklichen Krampfanfall bei mir gesehen hat, gab sie mir diese Medikamente nicht. Bis heute habe ich keinen solchen Anfall gehabt. In der Literatur habe ich gelesen, dass von drei Kindern mit Hydrocephalus eines Krampfanfälle hat. Mein letztes EEG müsste inzwischen schon gut 15 Jahre zurückliegen.

34. Mein Umgang mit Hydrocephalus und Sport

Viele Eltern sind sehr unsicher, welche sportlichen Aktivitäten für ein Kind mit Hydrocephalus in Frage kommen. Für mich war Sport immer eine Art Therapie, an der ich Freude hatte. Ich glaube nicht, dass das bei der Vojta-Therapie der Fall gewesen wäre, zumal die Kinder dabei oft schreien, da sie als sehr belastend und schmerzhaft empfunden wird. Dieses Schreien, das gewissermaßen wie ein Pressen wirkt, kann zu einem übermäßigen Abfluss von Liquor und in der Folge zu einer deutlichen Überdrainage und damit zu Schlitzventrikeln führen. Insofern muss man abwägen, ob man Probleme mit dem Ventil riskieren möchte oder sich für eine andere Therapie wie beispielsweise Bobath oder Petö entscheidet. Mein Fazit ist: Sofern sich ein Kind mit Hydrocephalus gerne bewegt, sollten die Eltern es ein wenig loslassen, damit es sich ausprobieren kann. Ich selbst habe ein Gefühl dafür, was ich riskieren kann und wann es wirklich gefährlich für mich wird. Ich würde mich nicht als leichtsinnig bezeichnen, auch wenn das von anderen anders gesehen wird. Schließlich habe ich selbst auch kein Interesse daran, irgendwelche Probleme mit dem Shunt heraufzubeschwören. Rückblickend bin ich deshalb froh, dass ich mich in puncto Sport nie habe bremsen lassen. Durch meine Sportaktivitäten ist es nie zu Problemen mit dem Ventil gekommen. Auf der ersten Hydrocephalustagung von 1995 stellten Eltern die Frage, welchen Sport ihre Kinder machen dürften. Mein damaliger Neurochirurg war hier eher vorsichtig. Er schaute in meine Richtung und sagte grinsend zu mir: „Trampolin springen sollte man nicht gerade!" Ich habe ihn angeschaut und ihn dafür symbolisch „erschossen". Im Prinzip habe ich so ziemlich alles ausprobiert, was ich in Sachen Sport machen konnte. Ich nenne das oft scherzhaft „Stiftung Warentest für Shuntsysteme". Ich bin Rollschuh gelaufen, geritten, Trampolin gesprungen und Ski gefahren. Einmal regte sich mein damaliger Neurochirurg über einen anderen Vater (der auch Arzt war) auf, als dieser die Frage stellte, ob sein Sohn Wasserski fahren dürfe. Meine Mutter meinte dann prompt: „Aber Caroline ist auch schon mal Wasserski gefahren!" Ich dachte: „Jetzt fliegst du gleich raus!" Meinem Neurochirurgen hat es die Sprache verschlagen. In diesem Punkt bin ich mit ihm nie auf einen Nenner gekommen. Kinder, die sich gerne bewegen, können meiner Ansicht nach vorhandene körperliche Defizite leichter bewältigen, ohne das als ein lästiges Muss zu erleben. Therapien sind in der Regel defizitorientiert, was die Kinder auch als einen Mangel in ihrer Person erleben. Dinge, die jemand gerne macht – auch wenn er sie vielleicht nicht so gut kann –, werden nicht so schnell als ein Hinweis auf ein eigenes Defizit erlebt. Ich finde das sehr wichtig für die Entwicklung eines gesunden Selbstwertgefühls.

Therapien sollten immer auch im Verhältnis zum Nutzen stehen. Die Hoffnung, dass mit Therapien alle körperlichen Einschränkungen verschwinden, ist manchmal trügerisch. Eltern müssen auch lernen, mit den Grenzen, die nicht veränderbar sind, zu leben. Viel wichtiger finde ich deshalb, dass sich die Kinder mit ihren Einschränkungen angenommen fühlen und nicht nur das Gefühl vermittelt bekommen: „Mit mir stimmt etwas nicht", oder: „Ich bin weniger wert, wenn ich dieses oder jenes nicht kann."

35. Mein Umgang mit Hydrocephalus und Reisen

Von vielen Betroffenen wird die Frage gestellt, ob man mit dem Hydrocephalus beziehungsweise mit dem Ventil fliegen kann. In der Regel kann man diese Frage mit einem „Ja" beantworten (auch wenn es Ausnahmen gibt). Auf einem Flug bin ich einmal ins Cockpit zum Piloten gegangen, da ich wissen wollte, wie der Druckausgleich im Flugzeug funktioniert. Ich habe ihm den Hintergrund meiner Frage erklärt. Der Pilot sagte mir, dass im Flugzeug ein Druck wie in circa 2.500 m Höhe herrsche und der menschliche Organismus damit in der Regel gut zurechtkomme. Beim Starten und Landen kennen viele das Phänomen, dass die Ohren „zugehen". Das ist die Folge von Unterdruck, der bei jedem, egal ob mit oder ohne Hydrocephalus, auftritt. Ich selbst kenne leichte Anpassungsprobleme beim Starten oder Landen, die aber nur vorübergehend sind. Der Pilot fragte mich, ob ich tauchen könne. Ich verneinte dies, da es hier keinen Druckausgleich gibt und die Zunahme des Drucks für mich unter Wasser deutlich spürbar ist.

Bei manchen Ventilen, die von außen magnetisch verstellt werden können, besteht das Risiko, dass sie sich durch die Durchleuchtungskontrollen am Flughafen verstellen. Für diesen Fall habe ich eine Bescheinigung auf Deutsch und Englisch bei mir, aus der hervorgeht, dass ich nicht durch diese Kontrollen gehen kann und bei Bedarf eine manuelle Kontrolle gemacht werden muss. Bisher habe ich noch keine Probleme an Flughäfen gehabt, und die Bescheinigung wurde anstandslos vom Flughafenpersonal akzeptiert.

Grundsätzlich bestehen meiner Ansicht nach keine Bedenken, mit dem Hydrocephalus zu verreisen. Ich selbst treffe aber bestimmte Maßnahmen, die bei einem Notfall sinnvoll sind. So schließe ich grundsätzlich eine Reiserücktritts- und Auslandskrankenversicherung inklusive notfallmäßigen Rücktransports ab. Vor Antritt einer geplanten Reise lasse ich mir deren Unbedenklichkeit von meinem Hausarzt bescheinigen, da einige Versicherungen sich sonst gerne aus ihrer Verantwortung stehlen. Die Versicherungen reagieren sehr unterschiedlich auf eine Reisestornierung. Als ich 1990 einen ungeplanten Rückflug von London nach Düsseldorf antreten musste, war keine Zeit mehr, einen Arzt vor Ort zu konsultieren, der die Notwendigkeit des Rückfluges attestierte – aber genau das wird von einigen Versicherungen verlangt. Es ist deshalb sinnvoll, dies vorher zu klären. Ich habe mir nach meiner Rückkehr eine Bescheinigung von meinem Neurochirurgen geben lassen, der die Notwendigkeit des Rückfluges bestätigte. Daraufhin erstattete die damalige S.O.S.-Flugrückholung e.V. die Kosten des Linienrückfluges. Ein von ihr organisierter Rückflug hätte in diesem Fall zu lange gedauert. Was ich damals nicht wusste war, dass es Medikamente gibt, die den Druck kurzfristig senken können, um einen Tag überbrücken zu können. Heute würde ich niemals ohne Lasix zur kurzfristigen Hirndrucksenkung, Vomex A gegen die Übelkeit und Schmerztabletten verreisen. Mit diesen Medikamenten würde ich innerhalb Europas immer versuchen, in einem Notfall meine Heimatklinik in Deutschland zu erreichen, da ich damit rechnen müsste, dass Ärzte vor Ort mit meiner langen und komplizierten Krankengeschichte einfach überfordert wären.

Bei Fernreisen außerhalb Europas habe ich immer meinen Neurochirurgen darum gebeten, mir vor Ort einen kompetenten Kollegen zu nennen, den ich im Notfall aufsuchen könnte. Für diesen Fall habe ich ein Schreiben auf Englisch bekommen, das die wichtigsten Details enthält. Fernreisen riskiere ich aber nur, wenn meine Drucksituation absolut stabil ist.

Was jeder HC-Patient bei sich tragen sollte – egal ob auf Reisen oder in Deutschland –, ist ein Ventilpass, der darüber informiert, welches Ventil und welches Zusatzventil (beispielsweise Shuntassistenten) verwendet wird, auf welcher Druckstufe das Ventil steht und wo es platziert ist, dazu die Anschrift der behandelnden Klinik. Mittlerweile gibt es immer mehr Ventilfirmen, die spezifische Pässe für das jeweilige Ventil zur Verfügung stellen. In der Regel sollte der behandelnde Neurochirurg hierüber Bescheid wissen.

36. Aktiv in der Selbsthilfe

Eine Zeit lang war ich in der Selbsthilfe für Menschen mit Hydrocephalus aktiv. Ich organisierte gemeinsam mit meinem damaligen Neurochirurgen und der ASbH die erste bundesweite Tagung für Menschen mit Hydrocephalus. Es wurden Themen wie die neurochirurgische Behandlung, neurologische Erkrankungen wie zum Beispiel Epilepsie, die Auswirkungen von Hirndruck auf das Sehzentrum im Gehirn sowie Frühförderung für Kinder mit Hydrocephalus behandelt. Später gab es noch zwei Seminare für Erwachsene mit Hydrocephalus, bei denen es unter anderem um das Thema Schwangerschaft mit Hydrocephalus und rechtliche Aspekte wie den Schwerbehindertenausweis oder Frühverrentung ging. Die ASbH hat das Angebot für Eltern von Kindern mit Hydrocephalus weiter ausgebaut.

Später organisierte ich selbst regelmäßig regionale Treffen für Erwachsene mit Hydrocephalus. Diese Treffen wurden nicht nur von Hydrocepahlusbetroffenen, die schon ihr ganzes Leben mit der Erkrankung lebten, nachgefragt. Es kamen auch immer mehr Betroffene hinzu, die an einem sogenannten Altershirndruck oder ideopathischen beziehungsweise Normaldruckhydrocephalus (NPH) erkrankt waren.

Grundsätzlich finde ich den Gedanken der Selbsthilfebewegung gut, denn sie ermöglicht Menschen, die in einer ähnlichen Situation sind, sich auszutauschen. Die Betroffenen haben das Gefühl, dass sie mit ihrer Situation nicht allein sind. Oft finden sich in der Selbsthilfegruppe aber auch Menschen, die ihre Lebenssituation aktiv gestalten wollen. Das hat zur Folge, dass hier nicht selten gut informierte Patienten oder Eltern zusammenkommen. Dieser gegenseitige Austausch ist deshalb oft sehr fruchtbar. Die meisten Selbsthilfeverbände erstellen wertvolle Patientenratgeber und holen dafür kompetente Ärzte ins Boot. Daraus entsteht oft ein Synergieeffekt, denn die gut informierten Patienten schauen auch der Ärzteschaft ein bisschen besser auf die Finger. Die Zusammenarbeit von Patienten, Eltern, Ärzten und Hilfsmittelherstellern kommt letztlich besonders den Patienten zugute und ist deshalb extrem wichtig. Ein sehr wertvolles Angebot der ASbH sind die diagnostisch-therapeutischen Aufenthalte. Diese beinhalten eine interdisziplinäre medizinische Abklärung, Entwicklungsneurologie und Elternschulungen. Leider gibt es dieses Angebot bisher nur für Kinder. Ich bin sicher, dass auch Erwachsene von einem solchen Angebot profitieren würden.

Manchmal hatte ich aber den Eindruck, dass es einigen aktiven Personen in der Selbsthilfe eher um ihre persönliche Profilierung ging und sie deshalb die eigentliche Sache aus den Augen verloren haben. Das fand ich sehr schade.

37. Gesundheitspolitik, oder: Das Ende der Solidargemeinschaft

Die Bundesrepublik Deutschland ist noch immer ein Sozialstaat, der maßgeblich auch von der Solidargemeinschaft getragen wird. Das war auch einmal die Idee der gesetzlichen Krankenversicherung. Viele Gesunde haben die Krankheitskosten von wenigen Kranken getragen. Ein Prinzip, das auch finanziell schwächeren Menschen eine gewisse Absicherung ermöglicht. Auch war es so, dass jemand, der mehr verdient, prozentual mehr in die Versicherung einzahlt. Inzwischen gibt es aber die Idee der Kopfpauschale, nach der alle, unabhängig von ihrem Einkommen, den gleichen Beitrag zahlen sollen. Die Beiträge der Arbeitgeber werden eingefroren. Wenn die Beiträge der Versicherten nicht ausreichen, so die Theorie dieses Paradigmenwechsels, solle der Staat aus Steuermitteln die Defizite ausgleichen. Wenn jeder, unabhängig von der Höhe seiner Einkünfte, den gleichen Beitrag bezahlt, wird dies zwangsläufig zu einem Defizit bei den Krankenkassen führen. Da Steuermittel nur begrenzt sind, wird man versuchen zu sparen. Somit wird bei den Leistungen der Krankenkassen gespart. Wer muss die Leistungen der Krankenkasse in Anspruch nehmen? – Kranke Menschen! Es gibt Parteien, die sagen, wenn jemand mehr Gesundheitsleistungen möchte, kann er sich doch zusätzlich privat selbst versichern. Das Ganze hat nur für kranke und behinderte Menschen leider einen Haken – die private Versicherung möchte nur gesunde Versicherte haben. Also führt diese Leistungskürzung, die das Finanzloch stopfen soll, dazu, dass die medizinische Versorgung für kranke Menschen zwangsläufig schlechter werden muss. Das Solidarprinzip ist somit gekippt. Die Zeche zahlen ausschließlich die Kranken, denn Gesunde brauchen die Leistungen der Krankenkasse nicht.

Ich behaupte, dass dem Gesundheitskreislauf im Prinzip genug Geld zur Verfügung stünde, es zahlen aber nicht alle gleichermaßen ein.

Selbstständige und Beamte treten hier kaum in Erscheinung. Gleichzeitig erhalten aber auch diese Personen indirekt Mittel aus der gesetzlichen Krankenversicherung. Es tragen also immer weniger Versicherte die Kosten für immer mehr Menschen, die in das System nur eingeschränkt einzahlen. Auch sind die Kosten und Lasten ungleich verteilt. Das System scheint für einige immer noch ein Selbstbedienungsladen zu sein. Wo sparen beispielsweise Pharmaindustrie und Hilfsmittelhersteller? Ihre Produkte werden zu völlig überhöhten Preisen über den Selbstbedienungsladen „Krankenkasse" auf den Markt gebracht. So überschwemmen Pharmaunternehmen den Markt mit europaweit bis zu 1300 Patenten für ein Medikament, um den Preis hoch zu halten, und überziehen Unternehmen, die sogenannte Generika herstellen, mit Prozessen, um zu verhindern, dass diese billigere, aber genauso gute Medikamente auf den Markt bringen. Ich frage mich, wozu wir über 200 Krankenkassen mit Vorständen und Dienstwagen in Deutschland brauchen oder bis zu 15 Apotheken in einer Straße? Wir leisten uns hier einen korpulenten Verwaltungsapparat mit gut bezahlten Beamten, der völlig überflüssig ist. Pharmaindustrie, Hilfsmittelhersteller, Ärzteverbände und Krankenkassen haben starke Lobbyverbände und sind natürlich alle gleichermaßen bemüht, von dem Kuchen ein möglichst großes Stück abzubekommen. Und wo bleiben die Patienten? Wer vertritt ihre Lobby? Haben sie überhaupt eine?

Auch die Ärzte klagen über ihre schlechte Bezahlung. Vergleicht man das Einkommen von einem Chefarzt und einem Assistenzarzt oder einem Hausarzt und einem Radiologen, ist dies in manchen Fällen auch berechtigt. Nur sollten die Ärzte hier nicht ihre eigene Standesvertretung in die Pflicht nehmen? Maßgeblich ist diese für die Verteilung des Kuchens verantwortlich!

Es wird auch häufig gesagt, dass es für chronisch Kranke Belastungsgrenzen gibt, wie zum Beispiel die Einprozentregelung, nach der sie nur maximal ein Prozent ihres Bruttoeinkommens für Medikamentenzuzahlungen aufwenden müssen. Was nicht gesagt wird, ist, dass nicht verschreibungspflichtige Medikamente hier nicht berücksichtigt werden. Ohne meine Eltern wäre es für mich im Moment finanziell ein Problem, mir ausreichende Mittel wie Vomex A oder Ibuprofen leisten zu können.

Mir macht diese Entwicklung Angst. Medizinisch notwendige Behandlungen, heißt es, werden immer noch bezahlt. Meines Erachtens ist das aber schon lange nicht mehr der Fall. Die Krankenkassen drücken sich hier immer mehr vor ihrer Verantwortung, und die Politik schaut zu. Verlierer ist der Patient, und der zahlt im ungünstigsten Fall mit seinem Leben. Die Medizin wird immer mehr zu einer Zweiklassenmedizin. Die einen können für ihre Gesundheit bezahlen und sich ihre Gesundheit leisten, die anderen bleiben auf der Strecke. Als ich 2007 in San Fransisco war, ist mir die große Zahl der Obdachlosen aufgefallen. Etwa zehn Prozent der Bevölkerung in San Fransisco sind obdachlos. Auf eine Stadt wie Köln übertragen wären das 100.000 Menschen! Was mir aber besonders auffiel, war die Tatsache, dass sehr viele dieser Obdachlosen in San Fransisco Menschen mit Behinderung waren. In den USA besitzen derzeit über 30 Prozent der Bevölkerung keine Krankenversicherung. Ein soziales Netz wie in Deutschland gibt es nicht. Trotzdem strahlen viele Amerikaner Optimismus aus. Wenige jammern herum, und das private Engagement für andere ist dort sehr viel stärker ausgeprägt als in Deutschland. Auf der einen Seite macht das soziale Netz bei uns viele Menschen träge und bequem. Trotzdem jammern viele auf zum Teil hohem Niveau, wenn ich dies mit den Lebensbedingungen der Amerikaner vergleiche. Ich selbst bin froh, dass ich nicht in den USA geboren wurde. Ein soziales Netz scheint mir wichtig, um Menschen zu unterstützen, die unverschuldet in Not geraten sind. Krank werden kann jeder. Niemand hat die Gesundheit für sich lebenslang gepachtet. Richtig unüberlegt fand ich hier eine Bemerkung der

Schwester meiner Mutter. Sie meinte einmal, dass sie ja noch nie etwas von ihren Krankenkassenbeiträgen gehabt hätte. Ich wünschte, ich könnte meine Krankenkassenbeiträge bezahlen, ohne sie selbst nutzen zu müssen, und wäre gesund!

In der UN-Behindertenrechtskonvention, die auch die Bundesrepublik Deutschland unterzeichnet hat, sind die Rahmenbedingungen, die Menschen mit Behinderung unter anderem eine gleiche gesundheitliche Versorgung wie Menschen ohne Behinderung garantieren soll, festgeschrieben. Leider wurde diese Konvention hierzulande in großen Teilen bisher nicht umgesetzt. Bisher ist sie eine reine Absichtserklärung.

38. Wünsche für die Zukunft

Ich würde mir für die Zukunft wünschen, dass sich mehr junge Neurochirurgen für die Behandlung von Patienten mit Hydrocephalus engagieren. Im Moment scheint es so zu sein, dass immer mehr „alte Hasen" in den Ruhestand gehen und ihr Fachwissen nicht an jüngere Kollegen weitergeben können. Oft werden diese Ärzte von ihren Vorgesetzten daran gehindert, da auch diese kein Interesse an diesem Patientenkreis haben. Diese Patienten sind oft schwierig zu behandeln, da das Shuntsystem viel Angriffsfläche für Komplikationen bietet. Gleichzeitig sind die Lösungen technisch oft nicht spektakulär, sodass ein Neurochirurg, der sich dieser Patienten intensiv annimmt, wenig Anerkennung von Kollegen für sein Engagement bekommt. An einigen Unikliniken gibt es inzwischen pädiatrische Sprechstunden im Bereich der Neurochirurgie. Gerade in diesen Sprechstunden ist das Krankheitsbild „Hydrocephalus" mit all seinen Problemen stark vertreten, was automatisch eine gewisse Spezialisierung zur Folge hat. Leider sind diese pädiatrischen Spezialisten aber dann oft nicht mehr für erwachsene Patienten zugänglich. Diese müssen dann häufig auf die allgemeinen neurochirurgischen Sprechstunden ausweichen, in denen es in der Regel selten entsprechende Spezialisten gibt. Diese Entwicklung ist für erwachsene HC-Patienten mit schwierigen Krankheitsverläufen äußerst problematisch, weil sie dann teilweise nicht mehr wissen, wo sie hingehen können. Oft müssen sie hunderte von Kilometern zu einem spezialisierten Behandlungszentrum fahren, weil es nur eine Handvoll von ihnen gibt. Oder sie müssen sich mit einer Sondergenehmigung (deren Notwendigkeit in der Regel bei der Krankenkasse erstritten werden muss) in einer spezialisierten Kinderneurochirurgie in einer Kinderklinik behandeln lassen.

Technische Neuentwicklungen der Ventile sind ebenfalls schwierig. Sie sind langwierig und teuer und bringen offensichtlich nicht genügend Profit. Prof. Hans sagte mir beispielsweise, dass man seit über 30 Jahren versuche, einen funktionsfähigen Telesensor auf den Markt zu bringen, mit dem man den Hirndruck unter alltagsauthentischen Bedingungen messen könne. Bisher warten die Patienten aber vergeblich darauf. Ich hoffe, sie müssen nicht auf den Sankt-Nimmerleins-Tag warten. Denn eigentlich wäre dieser Telesensor nur ein „Abfallprodukt" aus der Autoindustrie! Hier werden solche Druckmesssensoren für Autoreifen eingesetzt, um Benzin zu sparen. Das scheint sich jedenfalls zu lohnen.

Auch den Gedanken für eine Hirnwasserableitung gab es schon früh. Was fehlte, waren geeignete Materialien. Erst als für das Militär Silikon entwickelt wurde, konnte man auch die Ventiltechnik auf den Weg bringen. Ich selbst würde mir Lösungen wünschen, bei denen man nicht immer nur operativ eingreifen muss, da gerade dies die Behandlung sehr belastend macht. Es bleibt bei den meisten ja nicht bei wenigen Operationen.

Die Hydrocephalusbehandlung führt ein Stiefkinddasein in den neurochirurgischen Kliniken, was sich vermutlich auch auf die Qualität der Behandlung dieser Patienten auswirkt. Hilfreich wären deshalb einheitliche Qualitätsstandards, in denen die Behandlung dieser Patienten festgeschrieben wird. Diese müssten offengelegt werden, nachvollziehbar und vergleichbar sein. Ein Beispiel wäre die Vermeidung und Behandlung von Shuntinfektionen. Es gibt Erkenntnisse, wie diese vermieden werden können. Sie werden jedoch nicht offengelegt. Schon die Prävention einer Shuntinfektion wird in den Kliniken höchst unterschiedlich gehandhabt. So habe ich bei PD Dr. Arnold in der Klinik einen hohen Standard zur Prävention von Shuntinfektionen erlebt, den ich so vorher in keiner Klinik erfahren habe. Aber auch die Behandlung selbst ist höchst unterschiedlich. So hatte ein Kinderchirurg vor Jahren bei einer Freundin von mir mehrfach eine mehrwöchige Außenableitung gelegt, obwohl das im Widerspruch zu wissenschaftlichen Erkenntnissen stand. Hier wären verbindliche Behandlungsrichtlinien hilfreich und mehr Transparenz für die Patienten.

Ich würde mich freuen, wenn eine Hydrocephalusstiftung gegründet würde, die einen Forschungspreis zur Entwicklung eines funktionsfähigen Telesensors oder anderer Neuerungen auf dem Markt ausschriebe. Vielleicht liest ja jemand dieses Buch, der mir bei der Einrichtung einer Stiftung behilflich sein könnte und damit Menschen mit Hydrocephalus unterstützen möchte. Darüber würde ich mich sehr freuen!

Schlussbemerkung und Danksagung

Nachdem Sie meine Geschichte gelesen haben, erinnern Sie sich noch einmal an den Satz vom Anfang: „Hydrocephalus ist wie ein Schnupfen, und der Neurochirurg gibt das Taschentuch dazu!", den ein Neurochirurg mir 1993 sagte. Ich bin sicher, Sie können sich jetzt vorstellen, wie dieser Satz auf mich damals gewirkt hat. Leider ist der betreffende Neurochirurg mittlerweile verstorben, sodass er keine Möglichkeit mehr hat, meine Geschichte zu lesen und vielleicht noch einmal über seinen Satz nachzudenken. Leider ist seine Haltung in diesem Punkt kein Einzelfall.

Dieses Buch sollte einen kritischen Blick auf die in vieler Hinsicht problematische Behandlungssituation dieser Erkrankung werfen. Es ging mir darum, nachdenklich zu machen und zu schauen, wo Dinge verändert werden sollten, damit für die Betroffenen die Behandlungssituation erträglicher wird.

Meine Behinderung hat mich deutlich geprägt und mich in vielerlei Hinsicht zu dem gemacht, was ich bin. Meine erlernten Verhaltensweisen – über die ich oft nicht glücklich bin – sind eine Folge aus meinen realen Erfahrungen mit Ärzten, Eltern, Lehrern und vielen weiteren Personen. Oft sind sie aus dem Willen, überleben zu wollen, entstanden. Zweifelsohne musste ich aufgrund vieler Krisen Verhaltensweisen verändern und mich nicht selten neu orientieren. Diese Veränderungen waren oft schmerzhaft, und ich musste mich entscheiden, ob ich mich zurückziehe, in Depressionen verfalle und aufgebe oder ob ich die Krisen nutze, um mein Leben aktiv und intensiv zu gestalten. Meine Geschichte sollte gezeigt haben, für welchen Weg ich mich entschieden habe. Und sicher wurde auch deutlich, dass in mir noch viel unverarbeitete Wut ist und ich nicht verleugnen kann, wie viel Kraft und Energie mich dieser Weg gekostet hat, wie ausgebrannt ich mich so manches Mal gefühlt habe. Ich frage mich immer, ob ich so weitermachen will. Ich hoffe, dass ich irgendwann die Chance bekomme, mit einigen Ereignissen in meiner Vergangenheit abzuschließen.

Die Auseinandersetzung mit der Behinderung „Hydrocephalus" war und ist für mich ein ständiger Kampf um Sicherheit, Autonomie und Selbstbestimmung: Werte, die durch die Erkrankung selbst und durch die Abhängigkeit von medizinischen Institutionen erschüttert werden.

So manches Mal habe ich gedacht, dass, wenn mein Verstand nicht so gut funktionieren würde, mich viele Dinge vielleicht nicht so belasten würden und manches einfacher wäre. Dann wüsste ich einfach nicht, auf was für einem schmalen Pfad ich mich oft bewege. Viele Ärzte und auch meine Eltern haben Probleme, mit meiner offensiven Art zurechtzukommen, dabei waren es maßgeblich ihre Verhaltensweisen, die mich dazu getrieben haben, ein gut informierter, mündiger Patient zu werden, alles zu hinterfragen und mich deutlich abzugrenzen, um mich zu schützen. Ich würde mir wünschen, dass ich ernst genommen werde und man mir auf Augenhöhe begegnet.

1995 gab mir der evangelische Theologe, Kunsttherapeut und Krankenhausseelsorger folgende Worte mit auf den Weg.

„Sei doch die, die Du bist.
Denen, die Dich schätzen, brauchst Du nichts zu beweisen.
Und fordere, was Dir zusteht!"

In diesem Sinne möchte ich alle Hydrocephalus-Betroffenen zu einem offensiven Umgang mit ihrer Behinderung und mit ihrem sozialen Umfeld ermutigen. Der Weg ist nicht einfach. Er ist steinig und hart, aber er ist veränderbar (auch wenn ich nicht weiß, ob ich diesen Kampf diesmal verlieren werde), denn …

> Wege entstehen dadurch, dass man sie geht.
> (Franz Kafka)

Zum Schluss möchte ich mich noch bei den Menschen bedanken, die meinen Lebensweg entscheidend geprägt haben. Ihrer Unterstützung habe ich zu verdanken, dass mein Leben an so mancher Stelle eine positive Wendung genommen hat.

Stephanie Kallerhoff
Prof. Dr. K.-E. Richard
Julia Urbahn
Andrea Heibel
Peter Baaken
Angelika Reminghorst
Alice Schneider
Nicole Mathea Ebbecke
Prof. Dr. A. Aschoff
Frau Dr. L. Vogt
Heike Sperber
Ernst-Friedrich Heider
Meinen Arbeitskolleginnen und -kollegen und meinem Chef
Meinen Eltern
Meiner Schwester Jenny
Meinen Pflegegeschwistern Phuong und Vu
Meinem Cousin John

Leben

Leben ist eine Gelegenheit, nutze sie.
Leben ist Schönheit, bewundere sie.
Leben ist Wonne, koste sie.
Leben ist ein Traum, verwirkliche ihn.
Leben ist eine Herausforderung, stelle dich ihr.
Leben ist Pflicht, leiste sie.
Leben ist eine Reise, vollende sie.
Leben ist ein Spiel, spiele es.
Leben ist teuer, schätze es.
Leben ist Reichtum, bewahre ihn.
Leben ist Liebe, genieße sie.
Leben ist ein Geheimnis, lüfte es.
Leben ist ein Versprechen, erfülle es.
Leben ist Leid, überwinde es.
Leben ist Kampf, nimm ihn an.
Leben ist eine Tragödie, sei gefasst.
Leben ist ein Abenteuer, wage es.
Leben ist Leben, erhalte es.
Leben ist Glück, erfahre es.

Anhang

Erläuterungen zur Erkrankung „Hydrocephalus" – Mit freundlicher Genehmigung von PD Dr. Kiefer (Uniklinik Homburg/Saar)

Ich möchte an dieser Stelle darauf hinweisen, dass Fragen, die sich aus dem Anhang ergeben können, nur im persönlichen Gespräch mit einem Arzt klären lassen. Eine E-Mail-Beratung dürfen auch Ärzte nicht durchführen.

Laut Dr. Kiefer sind die medizinischen Informationen in Teilen nicht mehr aktuell. Entwicklungen wie beispielsweise der Telesensor wurden hier bisher nicht berücksichtigt.

1. Allgemeines (Behandlung, Symptome)

Die Hirnwasserkammern des erwachsenen Menschen enthalten 150 – 200 ml Hirnwasser (medizinisch: Liquor). Diese Flüssigkeit wird aus speziellen Filtersystemen (medizinisch: Plexus choroideus) aus dem Blut als nahezu wasserklare Flüssigkeit abgepresst und in die Ventrikel ausgeschieden.

Der gesunde Erwachsene produziert ca. 500 ml Liquor pro Tag, also wesentlich mehr, als in die Ventrikel hineinpasst.

Daher ist es verständlich, dass genau die gleiche Menge an Liquor auch wieder vom Körper in die Blutbahn zurückresorbiert wird.

Von seiner Produktionsstätte fließt der Liquor durch die inneren Hirnwasserkammern des Gehirnes (Ventrikel), um am 4. Ventrikel im Bereich des Stammhirnes über 3 enge Kanälchen aus dem Inneren des Gehirnes an dessen Oberfläche zu gelangen. Das gesamte Hirn „schwimmt“ praktisch in Hirnwasser. Der Liquor, der das Hirn außen umgibt, befindet sich in den äußeren Liquorräumen (Bereich zwischen knöchernem Schädel und Hirnoberfläche).

Ein Hydrocephalus entsteht immer dann, wenn die Liquorproduktion und Resorption nicht im Gleichgewicht miteinander stehen.

Abgesehen vom extrem seltenen Plexuspapillom (ein Hirntumor), bei dem tatsächlich eine Überproduktion von Liquor stattfindet, ist die Ursache des Hydrocephalus meist eine gestörte Rückresorption des Liquors.

Warum kann es zum Rückstau von Liquor kommen?

Der Liquor gelangt gar nicht zu den Orten seiner Resorption (Paccionische Granulation), da die Passage dorthin gestört ist. Diese Passagebehinderung kann an zwei verschiedenen Punkten auftreten:

- innerhalb der Hirnwasserkammern (Okklusionshydrocephalus)

- nach dem Austritt des Liquors aus den Hirnwasserkammern durch Passagestörungen in den äußeren Liquorräumen, die das Hirn umgeben, oder durch einen direkten Schaden der Strukturen, die den Liquor in die Blutbahn zurückresorbieren sollen (kommunizierender Hydrocephalus). Ist die Ursache direkt den Liquorresorptionsorten zuzuordnen, so spricht man auch vom mal- oder aresorptiven Hydrocephalus

Ursache eines Hydrocephalus

Vermehrte Liquorproduktion: sehr selten, kommt beim Plexuspapillom (Hirntumor) vor
Gestörter Abfluss oder gestörte Rückresorption des Liquors in den Blutkreislauf

- Angeborene Fehlbildungen: Chiari-Malformation, Dandy-Walker-Malformation, offenes Rückenmark (Spina bifida/Meningozele/Meningomyelozele)
- Angeborene Aquäduktstenose
- Tumore und Zysten, die den freien Abfluss des Liquors behindern (zum Beispiel Kolloidzysten, Arachnoidalzysten, Lipom unter anderem Tumore der Pinealisregion, Hypophysentumore, sonstige Hirntumore)
- Gefäßmalformationen, die die freie Passage des Liquors stören oder den Druck in den Venen des Schädelinnern erhöhen und damit die Liquorresorption erschweren (fließender Übergang zum Pseudotumor cerebri = Benigne intrakranielle Hypertension)
- Hirnblutungen/Ventrikelblutungen/Subarachnoidalblutung
- Hirninfarkte im Bereich der hinteren Schädelgrube oder in der Nähe des Aquädukts
- Hirnhautentzündungen jeder Art/auf Infektionen beruhende Hirnzysten (Zystizerkose)

- Postoperativ: insbesondere nach Eingriffen an der hinteren Schädelgrube, selten bei Eingriffen am Großhirn
- Nach Hirnbestrahlung, insbesondere, wenn die hintere Schädelgrube bestrahlt wurde (beispielsweise tritt ein Hydrocephalus bei 10 bis 20 Prozent aller Patienten auf, die wegen eines Akustikusneurinoms mittels Gamma-Knife bestrahlt wurden)
- Neurosarkoidose
- bei spinalen Tumoren: durch erhöhtes Liquoreiweiß, durch erhöhten venösen Druck, durch gestörte Passage des Liquors zu den im Bereich des Rückenmarkkanals gelegenen Liquorresorptionsorten

Klinisches Erscheinungsbild

Das klinische Erscheinungsbild des Hydrocephalus kann sehr unterschiedlich sein, je nachdem, um welche Art des Hydrocephalus es sich handelt und wie schnell er sich entwickelt hat und letztlich natürlich auch durch die Höhe des Hirndruckes bestimmt werden. Man kann grob drei Kategorien von Hirndruckzeichen abgrenzen:

- Hirndruckzeichen
- Zeichen des Hirnabbaus
- sonstige Zeichen

Bei einem Patienten können sich durchaus auch Mischbilder von klinischen Zeichen der akuten Hirndrucksteigerung und Zeichen des chronischen Hydrocephalus mit Hirnabbau nebeneinander finden.

Hirndruckzeichen

Das klinische Bild wird dadurch bestimmt, dass der Druck im Kopf deutlich erhöht ist. Meist tritt dies bei sich rasch entwickelnden Krankheitsbildern auf. Zur Kompensation der sich aufweitenden

Hirnwasserkammern wird Flüssigkeit zwischen den Hirnzellen aus dem Schädel abgeführt und die Venen im Gehirn werden ausgepresst. Besteht dieser Zustand kurzfristig, so werden dabei nur wenige Hirnzellen geschädigt, da die Hirnzellen im Kopf nur dichter beieinander liegen.

Beim Vorliegen von Hirndruckzeichen kann höchste Eile geboten sein, da jenseits eines bestimmten Hirndrucks die Hirndurchblutung global beeinträchtigt wird und das Gehirn sich letztlich sogar aus dem Schädelinnern in den Rückenmarkskanal der Halswirbelsäule vorquetschen kann. Dies kann lebensbedrohlich sein!!!

Typische klinische Zeichen der akuten Hirndruckerhöhung sind:

- Kopfweh (im Frühstadium nur im Liegen, also über Tag besser werdend, später dauerhaft)
- Übelkeit/Erbrechen (oft Nüchternerbrechen)
- Nackensteifigkeit
- Sehstörungen, Papillenödem: Schwellung des Sehnervs
- Augenbewegungsstörungen/Fehlstellung der Augen/plötzlich auftretendes Schielen
- Ataxie
- Bewusstseinsstörungen bis hin zur Bewusstlosigkeit
- Cushing Reflex: Blutdruck hoch, Herzfrequenz niedrig
- Störung der Atmung, atypische Atemmuster
- Erhöhte Irritabilität: Lichtscheu, Geräuschempfindlichkeit

Therapie Allgemeines

Die Therapie eines Hydrocephalus kann sehr unterschiedlich erfolgen, je nachdem um welche Art Hydrocephalus es sich handelt. Bei kurzzeitigen und vorübergehenden Formen sieht die Therapie völlig anders aus als bei einem chronischen Hydrocephalus, der dauerhaft behandelt werden muss. In der modernen Neurochirurgie sind mehrere Verfahren etabliert, die es erlauben, einen Hydrocephalus dauerhaft zu behandeln.

- Shunttherapie
- Endoskopische Verfahren
- andere Möglichkeiten der Behandlung

Was ist ein Shunt?

Unter einem Shunt versteht man eine Einheit aus einem Silikonschlauch (lila, blau und grün dargestellt) und einem Ventil (rot in Abbildung). Meist werden aber die Begriffe Ventil und Shunt synonym verwendet, wenngleich dies auch rein vom Wort her nicht richtig ist. Bei den verschiedenen Abschnitten der Silikon-Schläuche verwendet man z.T. spezielle Bezeichnungen für den jeweiligen Abschnitt:

- Ventrikelkatheter (lila): Der Teil, der durch das Gehirn in die Hirnwasserkammer reicht
- Peritoneal/Kardial – Katheter (Bauch/Herz-Schlauch) (grün dargestellt): Der Schlauchanteil, der in die Bauchhöhle oder die Venen vor dem Herzen reicht.

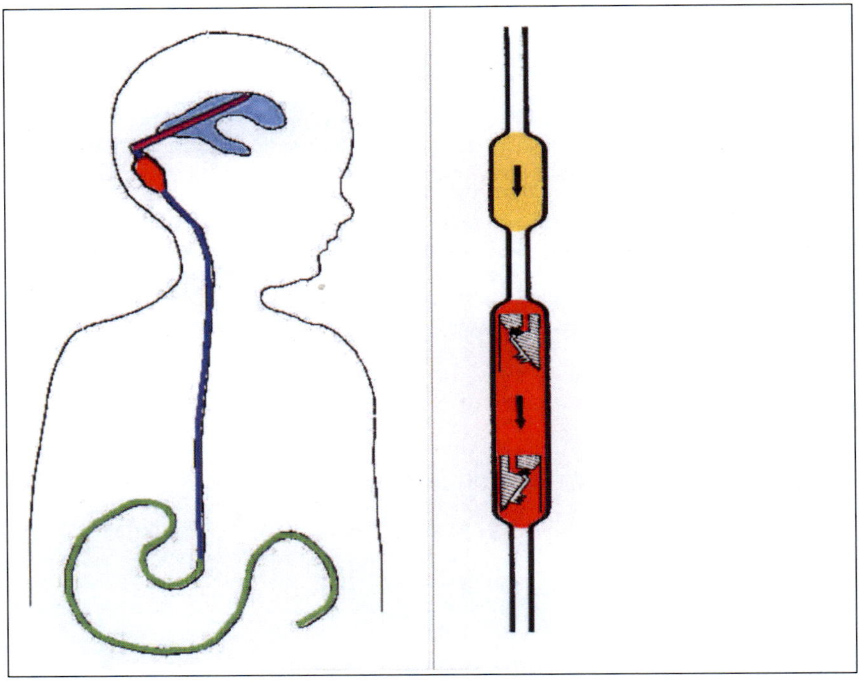

VA- und VP-Shunt, schematische Darstellung (li.), Ventil (re.)

Die meisten Shunts haben zusätzlich noch eine so genannte Vorkammer (gelb dargestellt). Hierbei handelt es sich praktisch um nichts anderes als eine Aufweitung des Schlauches, die dazu dient, dass man nach der Shuntimplantation ohne operativen Eingriff direkt aus dem Shunt Hirnwasser entnehmen kann bzw. den Hirndruck messen kann. Dem gleichen Zweck dienen Reservoirs, die in dem Bereich des Kopfes angebracht sind, wo der Shunt durch den Schädelknochen ins Schädelinnere vordringt. Diese Reservoire heißen meist Omaya oder Rickham Reservoir.

Verschiedene Ventile haben noch eine so genannte Pumpkammer. Hier kann der Arzt das Ventil pumpen, das heißt durch manuelle Kompression rasch eine kleine Menge Liquor durch das Shuntsystem befördern. Dies dient in erster Linie der Funktionsprüfung des Shunts. In einigen Fällen soll man hiermit auch teilverstopfte Ventile wieder besser durchgängig machen können. Es müssen an diesem Punkt aber mehrere Dinge hervorgehoben werden: Das Pumpen des Ventils ist nur eine sehr grobe Möglichkeit, die korrekte Funktion eines Shunts zu überprüfen, falsche positive oder negative Befunde sind hier keine Seltenheit. Zudem ist das Pumpen eines Ventils auch nicht ganz unkritisch zu sehen. Es kann dabei kurzfristig ein sehr hoher Sog im Shunt erzeugt werden, der dazu führt, dass Gewebe aus den Ventrikeln (Hirnwasserkammern) in den Shunt eingesogen werden und diesen verstopfen. Pumpen sollte also wirklich nur in ausgewählten Fällen erfolgen und von erfahrenen Neurochirurgen durchgeführt werden, da ansonsten eine irreversible Zerstörung des Ventils resultieren kann. *An dieser Stelle sei ausdrücklich davor gewarnt, dass Patienten ihren Shunt selbst pumpen beziehungsweise dies durch Angehörige/Eltern erfolgt.*

Das Ventil regelt, wie viel Liquor pro Zeiteinheit und ab welchem Druck abfließt. Alle heute auf dem Weltmarkt vorhandenen Ventile sind rein mechanisch gesteuert. Dies heißt, wenn eine bestimmte den Öffnungsdruck des Ventils überschreitende Druckdifferenz über dem Shunt anliegt, öffnet sich das Ventil. Die typischen Öffnungsdrücke von Ventilen liegen zwischen 3 und 20 cm H_2O. Welcher Öffnungsdruck für den jeweiligen Patienten adäquat ist, kann durch bestimmte Untersuchungen, die vor der Shuntimplantation erfolgen, zumindest näherungsweise eingegrenzt werden. Am häufigsten werden Öffnungsdrücke von 8 – 13 cm H_2O gewählt.

Zudem hat ein Ventil eine weitere wichtige Funktion: Es soll den Reflux verhindern. Hierunter versteht man, dass das Ventil verhindert, dass die Flüssigkeit im Shunt nicht zurückfließen kann. Im Extremfall zum Beispiel bei einem Handstand konnte bei einem in die Venen drainierenden Shunt kein Blut aus den Venen in den Shunt zurückfließen und damit auch nicht in die Ventrikel, was sonst fatale Folgen haben könnte.

Typischerweise wird bei einem Shuntsystem der „überschüssige Liquor“ in ein weiteres Körperkompartiment abgeleitet. Dort wird der Liquor dann in die Blutbahn zurückresorbiert und gelangt damit letztendlich genau dorthin, wo er bei jedem Gesunden auch hingelangt, wenn er auf natürlichem Wege resorbiert wird.

Wohin wird der Liquor abgeleitet?

International bevorzugt man heute als Ableitungsort der ersten Wahl die Bauchhöhle. Der Silikonschlauch wird dabei nicht in ein Organ des Körpers wie zum Bespiel den Magen oder Darm abgeleitet, sondern der Schlauch liegt lediglich in der freien Bauchhöhle zwischen den im Bauch befindlichen Organen.

Eine weitere Ableitungsmöglichkeit besteht in der Ableitung des Liquors in die großen Venen vor dem Herzen. Die Ableitung in die Venen war früher an einigen Zentren bevorzugt worden. Es zeigte sich jedoch jüngst, dass die Wahrscheinlichkeit für den Eintritt von Komplikationen bei der Ableitung in die Venen genauso hoch ist wie bei der Ableitung in den Bauchraum. Vergleicht man aber die Schwere der Komplikationen, so zeigt sich, dass diese bei einer Ableitung in die Venen höher ist als in den Bauchraum. Daher setzte sich jetzt allgemein durch, primär den Shunt zur Bauchhöhle abzuleiten.

Die gefürchtesten Komplikationen bei einer Ableitung des Liquors in die Venen sind: die Shuntinfektion und die Thrombenbildung am Katheter. Liegt ein Silikonschlauch in einer Vene, so besteht immer wenn sich Bakterien im Blut befinden die Gefahr, dass sich diese am Katheter anlagern können und dann dort verbleiben. Meist ist es dann nicht mehr möglich, diesen Bakterienherd mit Antibiotika zu sanieren. In der Regel muss dann der gesamte Shunt entfernt werden und ein neuer wird zu einem späteren Zeitpunkt, wenn die Infektion sicher abgeklungen ist, wieder implantiert. Daher muss man heute empfehlen, dass ein Patient, der einen Shunt hat, der in die Venen abgeleitet wird, bei jedem Ereignis, wo man mit dem Eindringen von Keimen in die Blutbahn rechnen muss (banale grippale Infekte, (zahn-ärztliche/chirurgische Eingriffe), mit Antibiotika vorbehandelt wird, um Bakterien, die bei dem Eingriff in die Blutbahn gelangen könnten, direkt abzutöten, bevor diese die Chance haben, sich am Katheter anzulagern.

Endoskopische Therapie

Eines vorweg: Zweifellos ist die endoskopische Therapie eines Hydrocephalus eine sehr elegante Therapieoption, da man hiermit die Krankheit behandeln kann, ohne dass der Patient einen Shunt benötigt, der per se ja ein Dauerimplantat darstellt. Es werden jedoch mehrere Fakten oft verschwiegen:

- **Komplikationen:**

Die Wahrscheinlichkeit für das Auftreten schwerer Komplikationen bei der endoskopischen Hydrocephalustherapie liegt unter 1 %, aber sie ist dennoch viermal höher als bei der Therapie desselben Hydrocephalus mittels Shunt.

- **Langzeiterfolge:**

Auch bei korrekter Indikationsstellung scheint die Anzahl der Langzeiterfolge wesentlich geringer, als mancherorts suggeriert wird. In dem ersten Jahr nach Durchführung des Eingriffes profitieren (je nach Studie) zwischen 70 – 90 Prozent der Patienten. Über die

Langzeiterfolge gibt es aber kaum Literatur. Eine in den letzten Jahren publizierte Untersuchung ergab allerdings, dass nach anfänglichem Erfolg immerhin 50 Prozent der Patienten, die sich einer endoskopischen Therapie unterzogen, am Ende doch im Zeitraum von fünf Jahren ein Ventil benötigten. Leider existieren bis dato noch keine durch größere klinische Studien abgesicherten Untersuchungsmöglichkeiten, die mit hoher Wahrscheinlichkeit voraussagen, ob ein Patient dauerhaft von einer endoskopischen Therapie profitiert. Hinweise deuten jedoch an, dass durch einen vergleichenden Infusionstest, der einerseits in dem Ventrikelsystem erfolgt und andererseits in den das Gehirn umgebenden Liquorräumen durchgeführt wird, hier eine bessere Unterscheidung möglich sein sollte, welche Patienten auf Dauer ohne Shunt auskommen und somit die endoskopische Therapie sinnvoll ist und welche Patienten über kurz oder lang doch einen Shunt benötigen und damit primär mit Shunt versorgt werden sollten, statt sie unnötig der Gefahr eines zusätzlichen Eingriffes in Form einer endoskopischen Operation auszusetzen.

Die Ursache des sekundären Versagens ist ebenfalls weitestgehend unklar. In erster Linie muss man annehmen, dass die Ursache des Hydrocephalus auf mehreren Dingen im Einzelfall beruhen kann. Einerseits nämlich auf einem Okklusionshydrocephalus (der gut endoskopisch zu therapieren ist) und andererseits auf einer zu geringen Rückresorption des Liquors in das venöse Blut (diese Form des Hydrocephalus ist nur mit Shunts suffizient zu therapieren). Sehr selten kann es auch vorkommen, dass das Loch, das man zur Umgehung eines Liquorpassagehindernisses mittels Endoskop schuf, später im Rahmen der Narbenbildung wieder zuwächst.

Letzten Endes bedeutet das für den Patienten, dass die heute zum Teil übliche Vorgehensweise des unkritischen Einsatzes des Endoskops bei allen Formen des Okklusionshydrocephalus und bei manchen Formen des kommunizierenden Hydrocephalus sicher überdacht werden muss. Unter der Voraussetzung, dass die anatomischen Gegebenheiten beim einzelnen Patienten ein endoskopisches

Vorgehen erlauben, sollte der Patient die Wahl haben zwischen Shunt und endoskopischer Therapie.

- **Indikation:**

Den Patienten wird heute teilweise suggeriert, dass man in der Hydrocephalustherapie weitgehend auf Shunts verzichten kann und in den meisten Fällen eine endoskopische Therapie als zu bevorzugende Methode angepriesen wird. Zweifellos ist es für den Patienten immer ein Vorteil, wenn ihm ein Dauerimplantat in Form eines Shunts erspart bleibt, aber es ist nichts gewonnen, wenn dadurch die effektive Therapie des Hydrocephalus dem Patienten versagt bleibt. Um eine endoskopische Therapie eine Hydrocephalus sinnvollerweise einsetzen zu können, müssen bestimmte Voraussetzungen gegeben sein. Idealerweise sollte der Patient einen Okklusionshydrocephalus haben (das heißt der Abfluss des Liquors ist im Bereich der inneren Liquorräume verstopft).

2. Geschichte der Hydrocephalusbehandlung

Vom Mittleren Reich Ägyptens bis zur Mitte des 20. Jahrhunderts

Der Begriff Hydrocephalus ist seit dem Altertum bekannt. **Hippokrates** prägte den bis heute gebräuchlichen Ausdruck und verstand darunter einen Symptomenkomplex aus Kopfschmerzen, Erbrechen, Sehstörungen, den er auf eine Flüssigkeitsansammlung im Gehirn zurückführte. Diese Flüssigkeitsansammlung betrachtete er als Folge einer Verflüssigung des Gehirns durch Krampfanfälle. Ob Hippokrates bereits Therapieversuche des Hydrocephalus unternahm, ist unter Experten heute umstritten.

Skelettbefunde aus dem Zeitraum 2500 vor Christus belegen, dass das Krankheitsbild auch bereits in Ägypten auftrat und nicht unmittelbar zum Tode der Kinder führte. Als bekannteste Persönlichkeit, die unter dieser Erkrankung litt, muss der Pharao **Ikhnaton** angesehen werden.

Galen (130 – 200 vor Christus) beschrieb als Erster die Ventrikelanatomie und vermutete bereits, dass der Plexus choroideus für die Liquorproduktion zuständig sein könnte.

Abulkassim Al-Zahrawie (10. Jahrhundert) beschrieb erstmals chirurgische Eingriffe zur Evakuation oberflächlicher, intrakranieller Wasseransammlungen wie beispielsweise bei Arachnoidalzysten oder Hygromen.

1510 zeichnete **Leonardo da Vinci** erstmals das menschliche Ventrikelsystem. Diese ersten Darstellungen wurden durch die Entdeckung des Aquädukts durch **Jakobus Sylvius** im Jahre 1515 ergänzt.

1551 beschrieb **Vesalius** bei der Obduktion eines zweijährigen Kindes erstmals den Hydrocephalus als eine das Gehirn von innen her vergrößernde Erkrankung, wobei sich der Überschuss des Wassers ausschließlich in den Ventrikeln befand. Er erkannte auch, dass mildere Formen der Erkrankung durchaus mit einer normalen geistigen Entwicklung einhergehen können.

Paccioni entdeckte 1701 die nach ihm benannten Granulationen. Er vermutete jedoch fälschlicherweise, dass deren Aufgabe die Liquorproduktion sei. Die korrekte pathophysiologische Darstellung, wonach diese Granulationen der Absorption des Liquors in die Sinus dienen, geht auf **Fantoni** (1738) zurück. **Albrecht von Haller** beschrieb 1747 die Liquorzirkulation erstmals korrekt.

Magendi (1769) vermutete erstmals mechanische Hindernisse im Bereich der Ventrikel bzw. im Subarachnoidalraum als Ursache des Hydrocephalus.

Robert Whytt of Edinburgh hob 1768 den Unterschied zwischen einer Hydrocephaluserkrankung, die noch im Kleinkindesalter vor dem Verschluss der Schädelnähte entstand, und einer Erkrankung mit späterem Beginn hervor.

Brigth erkannte die Diaphanie als diagnostisches Kriterium; **MacEwen** fügte den „cracked pot sound" als weiteres Krierium 1893 hinzu.

Die Therapie des Hydrocephalus konzentrierte sich in diesen Jahren vor allem darauf, das Schädelwachstum der Kinder zu reduzieren, was vornehmlich durch Kompressionsverbände und Gipsschalen versucht wurde. **Bruns** (1854) berichtete über diese Therapieverfahren ausführlich und zeigte, dass diese alle unbrauchbar waren, da sie zu Hautulzerationen, basalen, letalen Liquorfisteln als Folge einer Erhöhung des intrakraniellen Drucks unter anderem führten. Weitere konservative Therapieversuche umfassten bestimmte Diäten, Medikamente zur systemischen oder lokalen Reduktion der Liquorproduktion (Diuretika, Laxantien, Quecksilberzubereitungen). Auch die externe Bestrahlung wurde in diesem Kontext angewandt. Einzig die Anwendung von Acetazolamid erwies sich als tatsächlich geeignet, zumindest temporär die Liquorproduktion einzudämmen. Zweifellos wurde aber bereits im 19. Jahrhundert bekannt, dass nur operative Maßnahmen als Dauertherapie wirksam sein werden.

Der 23.10.1744 muss als erstes historisches Datum in der operativen Hydrocephalus-Chirurgie angesehen werden. **Le Cat** nahm zu diesem Datum die erste dokumentierte Ventrikelpunktion der Geschichte vor. Durch passagere Dochteinlagen entwickelte er die Methode zur ersten externen Drainage weiter. Wirklich erfolgreich konnten derartige Therapien aber erst nach der Entwicklung der Asepsis (Semmelweis 1847) angewandt werden. **Wernicke** nutzte 1881 erstmals eine aseptische Ventrikelpunktion mittels Trokarnadel, um über einen trigonalen Zugang eine externe Liquordrainage zu erzielen. **Quincke** (1891) führte die Serienlumbalpunktion und die Liquordruckmessung über Steigrohr ein. Er konnte damit bei passagerem Hydrocephalus nachvollziehbare Therapieerfolge erzielen. Weitere Zugangswege zur Ventrikelpunktion waren der transorbitale (**Langenbeck,** 1850), frontopolare (**Bergmann**), koronare (**Kocher**) und der okzipitale (**Krause** 1911; **Dandy** 1918). **Fredor Krause** gelang es schließlich 1911, externe Ventrikeldrainagen ohne Infektionen über 8 Wochen liegen zu lassen. Einen weiteren Meilenstein stellte **Ingrahams** (1941) Entwicklung geschlossener externer Drainagen dar. Pampus führte diese Methodik 1953 in Deutschland ein. Dieses grundsätzliche Prinzip zur temporären Liquordrainage wurde bis heute abgesehen von Details beibehalten.

Mikuliczs Name ist mit dem Beginn der Entwicklung permanenter Liquordrainagen in Verbindung zu bringen. 1893 implantierte er einen Glaswolledocht, der die Seitenventrikel mit dem Subarachnoidalraum bzw. subgalealen Raum verband.

1895 schlug **Gärtner** das Konzept, das auch heute noch seine Bedeutung für die moderne Shunttherapie behalten hat, vor. Er sah eine Drainage des Liquors in ein extrathekales Niederdruck-Kompartiment (venöses, lyphatisches System oder Bauchhöhle) vor. 1908 folgte **Kausch** diesem Konzept. Ventrikelableitungen in die Peritonealhöhle erfolgten allerdings klinisch nur selten erfolgreich, da regelmäßig Überdrainagen zu fatalen Folgen führten. In gleicher Weise scheiterten die Versuche von **Heile** (1914), der Ableitungen zur Pleurakuppe oder Peritonealhöhle favorisierte, aber meist an der Überdrainage scheiterte.

Das erste Tiermodell des Hydrocephalus geht auf **Dandy und Blackfan** (1913) zurück. Sie okkludierten verschiedene Engstellen des Ventrikelsystems mit Baumwollfäden.

Payr (1908) verfolgte einen anderen Weg: Er implantierte Patienten auto- oder heterologe Arterien (und später Venen mit intakten Venenklappen zur Vermeidung eines Reflux bei Ableitung in den Sinus sagitalis superior), die vom Seitenventrikel ausgehend im Interhemisphärenspalt endeten. Autoptisch gesichert ist, dass diese bis zu elf Jahre offen blieben.

Als Balkenstich wurde eine von **Anton und Bramann** (1908) beschriebene chirurgisch geschaffene Verbindung zwischen III. Ventrikel und Interhemisphärenspalt durch den Balken bezeichnet. Bei der „posterioreren ventriculostomy" eröffnete **Dandy** den Boden des III. Ventrikels (damals unter Opferung des Sehnervs), und wies damit einen Weg zu einem der heute gängigsten Verfahren in der Therapie der Aquäduktstenose.

Mixter inspizierte 1923 bei einem Patienten mit einer Art Endoskop die Ventrikel und perforierte den Boden des III. Ventrikels. **Scarff und Stookey** kombinierten die Eröffnung des Bodens des III. Ventrikels mit einer Fenestrierung der Lamina terminalis. Sie benutzten dazu einen transfrontalen Zugang („anteriore ventriculostomy").

Die heute noch gültige Technik der III. Ventrikulozisternostomie wies 1947 bereits **McNickle**, indem er über ein präkoronares Bohrloch und über das Foramen Monroi zum Boden des III. Ventrikels gelangte und hier eine Perforation zur Ableitung des Liquors in die präpontine Zisterne vornahm.

1918 entwickelte **Dandy** mit der Extirpation des Plexus choroideus ein neues Therapieverfahren, das immer wieder bis 1957 angewandt wurde. Trotz tierexperimentem Erfolg und der Verwendung endoskopischer Techniken (**Putnam**, 1934) konnte sich das Verfahren aber wegen häufiger Rezidive und einer hohen Letalität nicht durchsetzen.

1920 war es erneut **Dandy,** der ein weiteres Verfahren in der chirurgischen Hydrocephalustherapie einführte, das gerade Ende der 90er Jahre eine Renaissance erlebte. Er behandelte Aquäduktstenosen mittels einer retrograden Rekanalisierung. Er nannte es III. bis IV. Interventrikulostomie. **Lecksell** griff die Idee 1949 auf und versuchte die Rekonstruktion des Aquädukts durch orthograde Implantation von Plastik oder Metallröhrchen. Da diese frühen Formen der Aquäduktoplastie jedoch noch mit hohen Mortalitätsraten verbunden waren, konnten sie sich damals nicht durchsetzen. Weitere intrathekale Verfahren waren **Lanzorthes'** anteriorer ventrikulo-kallosaler Shunt (1953) und **Burmeisters** Katheterverbindung zwischen Ventrikel und suprachiasmatischer Zisterne (1959).

Eine Zufallsbeobachtung der sehr seltenen Spontanruptur eines Ventrikels brachte **Torkildsen** 1938 auf die Idee des ersten an einer großen Patientenanzahl erfolgreich zu reproduzierenden Therapieverfahrens mittels einer Schlauchverbindung. Bei der Torkildsen Drainage wurde der Liquor aus den Seitenventrikeln in die Zisterna magna abgeleitet. Es erwies sich als suffiziente Therapie für Aquäduktstenosen und fand bis Mitte der 60er Jahre Verwendung.

Die moderne Hydrocephalustherapie begann 1949: **Frank Nulsen** entwickelte ein Kugel-Konus-Ventil mit einer Pumpkammer aus Gummi zwischen den beiden Kugel-Konus-Konstruktionen. Im Mai desselben Jahres implantierte **Eugen Spitz** dieses Ventil über einen Polyethylen-Katheter in der Vena cava superior (Childrens Hospital Philadelphia). 1955 konstruierten **Robert Pudenz und der Ingenieur Ted Heyer** ein distales teflon-beschichtetes mit transversalen Schlitzen versehenes Ventil, das ebenfalls präkardial implantiert wurde.

Ein Ingenieur aus Philadelphia, **John D. Holter**, entwickelte in einem verzweifelten Kampf um das Leben seines unter einem angeborenen Hydrocephalus leidenden Sohns das Hydrocephalusventil schlechthin, das schließlich für die Akzeptanz der Shunttherapie in der Neurochirurgie sorgte, innerhalb weniger Wochen. Er entwickelte ein Doppelt-Silikon-Schlitz-Ventil mit einer Helix-Feder. Wiederum war es Eugen Spitz, der dieses neue Ventil im März 1956 erstmals implantierte. Noch im Sommer des gleichen Jahres begann die industrielle Massenproduktion dieses besser als „Spitz-Holter-Ventil" bekannte Ventil. Wesentlich zum Durchbruch der Ventile überhaupt dürfte die Verwendung von Silikon als Hauptbestandteil des „Spitz-Holter-Ventils" beigetragen haben. Das praktisch zeitgleich in Europa von **Engelsman** (Groningen, Niederlande) entwickelte Kugel-Konus-Ventil mit distalen Schlitzen wurde dagegen nur sechsmal von **Sikkens** implantiert.

1958 traf **Rudi Schulte,** ein vor kurzem emmigrierter deutscher Uhrmacher, auf Pudenz und Heyer. Er verbesserte das Design ihres „Distal-slit-Ventils" indem er es mit multiplen längsgerichteten Schlitzen versah. 1960 entwickelte Schulte schließlich ein Membran-Ventil.

Ein „Distal-slit-Ventil" zur ventrikuloperitonealen Implantation wurde 1958 von **Ames** vorgestellt, das in den 70er Jahren von **Raimondi** noch optimiert wurde und als Raimondi-Uni-Shunt bekannt wurde. Die vier Grund-Designs (Kugel-Konus, Membran, distal-slit, proximal-slit) der noch heute gängigen Hydrocephalusventile wurden folglich innerhalb gerade eines Jahrzehnts entwickelt.

Nachdem seit der erfolgreichen Einführung der modernen Hydrocephalus-Shunts in den späten 50er Jahren ein echter Durchbruch in der Therapie des Hydrocephalus gelungen war, gerieten andere Verfahren mehr und mehr in Vergessenheit. Voraussetzung für die heute als Alternative zum Shunt bei bestimmten Formen des Okklusionshydrocephalus zur Verfügung stehenden endoskopischen Verfahren war die Entwicklung moderner Endoskope 1959 durch **Hopkins. Guiot** bereitete den endoskopischen intraventrikulären Verfahren den Weg in Europa (1963). 1973 schließlich entwickelte **Fukushima** die Fiberendoskopie. Es sollten jedoch noch 20 Jahre vergehen, bis Endoskope für die Neurochirurgie entwickelt wurden, die einerseits einen akzeptablen Durchmesser (5 bis 7,5 mm) und andererseits eine suffiziente Ausleuchtung und optische Darstellung des OP-Situs aufwiesen und zusätzlich über einen Arbeitskanal verfügten, über den Mikroinstrumente wie Mikro-Forgatty-Katheter, Laser, Diathermie u.a. zur mikrochirurgischen Manipulation vor Ort verfügbar waren. Wegweisend war hier die Arbeit von Zamorano. Jetzt konnten einerseits die von McNickle (1947) entwickelte III. Ventrikulostomie sowie jüngst auch die von Dandy (1920) und Leksell (1949) entwickelte Aquäduktoplastie auf minimal invasivem Weg durchgeführt werden. Diese Verfahren stellen heute bei bestimmten Formen des Okklusionshydrocephalus eine echte Alternative zum Shunt dar. Es darf aber – trotz dass die Rate der schwere Komplikationen bei beiden Verfahren unter 1 Prozent liegt – nicht verschwiegen werden, dass bei den endoskopischen Verfahren die Rate schwerer Komplikationen viermal höher ist als bei der Verwendung moderner Hydrocephalus-Shunts.

3. Häufig gestellte Fragen und Antworten

Frage: Kann ich mit einem Ventil verreisen?

Antwort: Grundsätzlich bestehen keinerlei Bedenken, dass ein Patient mit einem korrekt funktionierenden Ventil verreist. Bedenken Sie jedoch bitte, dass ein Ventil zu jedem Zeitpunkt versagen könnte. Im eigenen Interesse sollten Sie vor dem Reiseantritt Ihren behandelnden Arzt aufsuchen und eine Routinekontrolle durchführen lassen.

Bedenken Sie auch, dass nicht in allen Ländern der Welt der gleiche medizinische Standard vorherrscht wie in Mitteleuropa. Achten Sie darauf, dass Sie Unterlagen über Ihr spezifisches Krankheitsbild und die bisher durchgeführten Therapien wenigstens in englischer Sprache mitführen.

Sinnvoll ist es auch, eine Reiserücktrittsversicherung zu haben und eine Versicherung, die eventuell notwendige Behandlungskosten im jeweiligen Urlaubsland übernimmt.

Frage: Gibt es spezifische Urlaubsländer, die gemieden werden sollten?

Antwort: Informieren Sie sich über den medizinischen Standard Ihres Reiselandes. Sollte dieser deutlich unter dem von Mitteleuropa liegen, so konsultieren Sie bitte Ihren Arzt vor der Reise. Er kann Ihnen möglicherweise Kontaktadressen im Urlaubsland benennen, wo Sie mit einem qualifizierten Neurochirurgen Kontakt aufnehmen können, der Ihr spezifisches Krankheitsbild gut behandeln kann.

Zu achten ist in jedem Fall darauf, dass extrem heiße Gebiete besser gemieden werden. Beim Wassersport ist auf das erhöhte Risiko eines Krampfanfalles zu achten.

Beachten Sie bitte auch, dass Sie alle Medikamente mit sich führen, die Sie ständig benötigen.

Frage: Kann ich mit einem Hydrocephalusventil eine Flugreise antreten?
Antwort: Ja! Sie sollten aber in jedem Fall Ihren Ventil-Pass mit sich führen, da es ansonsten bei den üblichen Kontrollen am Flughafen möglicherweise zu Problemen kommen kann, da Ihr Ventil Metallteile enthält, die von den üblichen Sicherheitskontrollen an Flughäfen bemerkt werden. Insbesondere Patienten, die ein einstellbares oder programmierbares Ventil haben, sollten das Sicherheitspersonal am Flughafen darauf hinweisen, dass Magnetfelder diese Ventile verstellen können. Bestehen Sie in diesen Fällen auf einer Leibesvisitation.

Frage: Muss ein Ventil regelmäßig erneuert werden?
Antwort: Nein! Anders als bei anderen Implantaten wie zum Beispiel einem Herzschrittmacher beinhaltet ein Ventil keine Batterien, die sich automatisch mit der Zeit erschöpfen. Zu beachten ist jedoch, dass ein Ventil aus mechanischen Einzelteilen, zum Beispiel aus Federn, die den Ventilmechanismus bedienen, besteht. Diese Bauteile können natürlich nach einer gewissen Zeit versagen.

Für den einzelnen Patienten ist es allerdings kaum vorhersehbar, wie lange das bei ihm implantierte Ventil hält. Dies hat nichts mit dem bei ihnen implantierten Ventiltyp zu tun, sondern ist vielmehr davon abhängig, wie häufig das Ventil pro Tag sich öffnen oder schließen muss. Bei einzelnen Patienten muss sich ein Ventil mehrere tausendmal pro Tag öffnen und schließen. Bei diesen Patienten sind natürlich die beweglichen Ventilteile schneller einer Materialerschöpfung unterlegen als bei Patienten, bei denen sich ein Ventil nur wenige Male pro Tag öffnen oder schließen muss.

Aus diesem Grund ist es notwendig, dass sich jeder Patient, der ein Ventil implantiert bekam, sich in regelmäßigen Abständen bei seinem behandelnden Neurochirurgen vorstellt.

Frage: Führt ein Hydrocephalus zu einer verkürzten Lebenserwartung?
Antwort: Nein! Der Hydrocephalus per se ist eine Erkrankung, die heute durch moderne Operationsmethoden gut behandelt werden kann. Meistens ist auch die dem Hydrocephalus zugrunde liegende Ursache gutartiger Natur. In solchen Fällen hat das Krankheitsbild keinen negativen Einfluss auf die Lebenserwartung. Voraussetzung hierfür ist natürlich eine suffiziente Therapie der Erkrankung. Setzt man dies voraus, so ist die Lebenserwartung in keiner Weise eingeschränkt. In seltenen Fällen können aber auch Hirntumore die Ursache eines Hydrocephalus sein. In diesen Fällen kann manchmal das Grundleiden und nicht der Hydrocephalus per se einen Einfluss auf die Lebenserwartung haben. Es sei aber nochmals betont, dass in den meisten Fällen die Grunderkrankung völlig harmlos ist, sodass man mit dem Krankheitsbild „,Hydrocephalus'" alt werden kann.

Scheuen Sie sich nicht, wenn Sie diese Frage quält, sie eingehend mit Ihrem behandelnden Neurochirurgen zu besprechen.

Frage: Ist es richtig, dass sich ein Hydrocephalusventil nur öffnet, wenn der Hirndruck erhöht ist?
Antwort: Nein. Die Antwort auf diese Frage ist ein bisschen schwer zu verstehen. Wir kennen natürlich in der Medizin die normalen Grenzen des Hirndrucks genauso wie die des Blutdrucks. Das Problem ist, dass wir fast in der gesamten Naturwissenschaft alle Messgrößen auf einen bestimmten willkürlich festgesetzten Nullwert beziehen. Die Angabe der Höhe von Bergen erfolgt zum Beispiel, indem man willkürlich das Niveau des Meeresspiegels als null Meter annimmt. Beim Messen von Druckwerten in der Medizin muss man auch solch einen willkürlichen Nullpunkt festlegen: Es ist der Atmosphärendruck als der Druck der uns umgebenden Luft. Bezogen auf diesen sollte der gesunde Hirndruck im Liegen zwischen 5 und 15 cm H_2O liegen. Im Stehen herrscht im Kopf ein geringer Unterdruck bis – 5 cm H_2O.
... und jetzt wird es schwierig:

Ein Hydrocephalusventil ist vollständig in den Körper implantiert. An keinem Punkt könnte ein derartiges Ventil den Druck der uns umgebenden Luft als Referenzwert ermitteln. Man muss sich daher ein bisschen behelfen: Beim gesunden, normalgewichtigen Patienten entspricht der Druck in der Bauchhöhle und der Druck des venösen Blutes knapp vor dem Herzen in etwa dem Atmosphärendruck. Genau dieser Druck an diesen Stellen des Körpers muss das Ventil als Referenzdruck verwenden. Unter ungünstigen Umständen, zum Beispiel beim Tragen sehr enger Kleidung, kann aber der Druck im Bauch deutlich höher sein als der Atmosphärendruck. Das Ventil muss dann quasi gegen diesen erhöhten Druck arbeiten. Dies führt dann dazu, dass der Hirndruck zwangsläufig höher sein wird, denn ein Ventil stellt nur eine Druckdifferenz zwischen den Hirnwasserkammern und dem Körperkompartiment her, wohin der Liquor drainiert wird.

(Naturwissenschaftler mögen mir diese sehr vereinfachte Darstellung verzeihen, ich weiß selbst, dass es aus physikalischer Sicht anders darzustellen ist).

Frage: Gibt es denn dann kein Ventil, dass das Manko mit dem Referenzdruck nicht hat?
Antwort: Bisher leider nein. Es wird zwar intensiv daran geforscht, entsprechende Systeme herzustellen. Keines davon ist aber zurzeit auch nur in der Nähe der Serienreife, sodass man wohl noch etliche Jahre hierauf warten muss. Für mich besteht aber kein Zweifel daran, dass in 15 bis 20 Jahren entsprechende Ventile verfügbar sein werden.

Frage: Sind Nachsorgeuntersuchungen notwendig?
Ja: Im ersten Jahr nach der Shuntimplantation erfolgen meist zwei Nachuntersuchungen. Die erste ca. sechs bis zwölf Wochen nach der Operation, die zweite nach einem Jahr. Danach sind die jährlichen Nachuntersuchungen notwendig. Bei sehr stabilem Krankheitsverlauf

können die Untersuchungsintervalle später auf zwei oder drei Jahre erweitert werden.

Frage: Welche Besonderheiten gibt es, wenn der Liquor zum Herzen hin abgeleitet wird?
Antwort: An dem Schlauchsystem des Ventils, das in den Venen kurz vor dem Herz endet, können sich Blutblättchen absetzen. Mit der Zeit kann sich hieraus eine Art Thrombus entwickeln. Hierdurch kann eine lebensbedrohliche Situation entstehen. Aus diesem Grund sollte einmal pro Jahr eine Ultraschalluntersuchung des Herzens erfolgen. Um auch kleine Thromben zu erkennen, muss ein so genanntes transösophageales Echo erfolgen. Die Einnahme von Medikamenten, die die Blutplättchenanlagerung verhindert, ist gegebenenfalls zu erwägen, gilt aber keineswegs als Standard. Sprechen Sie diesbezüglich Ihren behandelnden Neurochirurgen an.

Ein weiterer wichtiger Punkt ist, dass sich an dem Schlauchsystem, das sich in den Venen befindet, Bakterien festsetzen können. Dies geschieht, wenn sich große Mengen an Bakterien im Blut befinden. Selbst beim täglichen Zähneputzen gelangen bereits Bakterien in die Blutbahn. Der gesunde Organismus kann diese aber sofort unschädlich machen, sodass keine Gefahr für den Shunt besteht. Unter bestimmten Umständen gelingt es dem Körper aber nicht, die Bakterien alle unschädlich zu machen, zum Beispiel bei einer Schwäche der Körperabwehr oder bei sehr großen Bakterienmengen. Dann besteht Gefahr für den Shunt. Um dies zu verhindern, sollte ein Patient auch bei banalen grippalen Infekten über zehn Tage Antibiotika einnehmen. Sind chirurgische oder zahnärztliche Eingriffe geplant, so sollte prophylaktisch ein Antibiotikum eingenommen werden. Am besten sollte man mit der Antibiotikaeinnahme einen Tag vor dem geplanten Eingriff beginnen und diese wenigstens über drei Tage fortsetzen.

Frage: Kann ich als Patient, der ein Ventil, hat überhaupt noch Sport treiben?
Antwort: Diese Frage kann nicht generell beantwortet werden. Dies hängt von der Grundkrankheit ab und in welchem Umfang Sie vorhaben, Sport zu betreiben. Fragen Sie hierzu konkret Ihren Arzt. Generell lässt sich aber sagen, dass die meisten Patienten mit Hydrocephalusventil, – abgesehen von Extremsportarten –, auch weiter Sport treiben können.

Frage: Wird mich ein Hydrocephalusventil behindern?
Antwort: Die allermeisten Menschen, die ein Ventil implantiert bekamen, merken hiervon nichts. Bei einigen Patienten bildet sich um den Schlauch des Ventils eine derbe Narbe. Dies führt zu einem Spannungsgefühl im Bereich des Schlauchverlaufes. Andere Patienten empfinden bei Wetterwechsel leichte Narbenschmerzen. Bei sehr wenigen Patienten kommt es auch nach der Implantation eines Ventils in den Bauchraum zu bewegungsabhängigen, nicht aber zu dauerhaften Schmerzen im Bauch. Letzterer verliert sich bei den meisten Patienten drei Monate nach der Implantation des Ventils. In Fällen wo derartige Schmerzen dauerhaft sind oder in ihrer Intensität unerträglich sind, muss die Ableitung des Liquors in die Venen vor dem Herzen erfolgen.

Einige Patienten mit sehr gutem Gehör könnten, wenn das Ventil in der Nähe des Ohres implantiert ist, beim Öffnen und Schließen des Ventils ein leises Klicken hören. Dies ist absolut harmlos.

Frage: Was ist besser, den Liquor zum Herzen hin abzuleiten oder den Liquor in die Bauchhöhle abzuleiten?
Antwort: International ist es jetzt zum Standard geworden, den Liquor – wenn immer möglich – in die Bauchhöhle abzuleiten, da die Anzahl schwerer Komplikationen, die (wenn auch äußerst selten) hier auftreten können, geringer ist als bei einer Ableitung zum Herzen hin. Hinsichtlich der Gesamtanzahl beziehungsweise Wahrscheinlichkeit

einer Komplikation unterscheiden sich beide Verfahren dagegen nicht. Einige Patienten vertragen allerdings den Silikonschlauch in der Bauchhöhle nicht, dann ist die Ableitung zum Herzen notwendig. Auch Patienten, die schon mehrfach am Bauch operiert wurden und wo sich innerliche Narben gebildet haben, sollten in erster Linie eine Ableitung zum Herzen erhalten.

Frage: Ich habe einen Hydrocephalus/Ich habe ein Ventil, kann ich dennoch ein Kind bekommen?
Antwort: Ja, es sollten jedoch mehrere Dinge beachtet werden, bevor Sie schwanger werden. Einige wenige Formen des Hydrocephalus können vererbt werden. Aus diesem Grund sollte eine Frau, die vorhat, schwanger zu werden, sich einer genetischen Beratung unterziehen. Hier kann mit einer weit reichenden Sicherheit vorhergesagt werden, ob das Kind auch einen Hydrocephalus haben wird. Im Einzelfall muss dann beraten werden, ob bei der gegebenen Situation eine Schwangerschaft angestrebt werden kann oder ob man besser darauf verzichtet. Hervorgehoben werden muss an diesem Punkt auch, dass das Krankheitsbild Hydrocephalus manchmal nur ein Krankheitssymptom einer komplexen Missbildungserkrankung sein kann. Gegebenenfalls können es Gründe sein, die völlig unabhängig vom Hydrocephalus sind, die eine Schwangerschaft als wenig ratsam erscheinen lassen. Im Einzelfall sollten Sie Ihren Gynäkologen und Ihren Neurochirurgen befragen.

Frage: Ich habe einen Hydrocephalus/Ich habe ein Ventil und bin schwanger: Was ist zu tun?
Antwort: Dies ist zunächst mal keine Katastrophe, darf aber andererseits auch nicht auf die leichte Schulter genommen werden. Zunächst sollten Sie möglichst frühzeitig Ihren behandelnden Gynäkologen darüber in Kenntnis setzen und zusätzlich Ihren behandelnden Neurochirurgen aufsuchen. Dies sollte möglichst innerhalb der ersten drei Monate der Schwangerschaft erfolgen. Idealerweise sollte

die Entbindung an einer Klinik erfolgen, die sowohl über eine gute geburtshilfliche Abteilung mit angeschlossener Kinderklinik für die Versorgung von Neugeborenen verfügt. Am besten sollten Frauen, die einen Hydrocephalus haben, daneben auch noch darauf achten, dass die Klinik, an der Sie Ihr Kind entbinden möchten, auch über eine neurochirurgische Abteilung verfügt, die Erfahrungen mit dieser besonderen Situation hat. Meistens findet man derartige optimale Voraussetzungen nur an großen Kliniken oder Universitätskliniken. Sehr wichtig zu wissen ist auch, dass bestimmte körperliche Beschwerden wie zum Beispiel Übelkeit und Erbrechen oder die in der Spätschwangerschaft auftretenden so genannten Gestosen („Schwangerschaftsvergiftungen") den klinischen Folgen eines Shuntversagens so sehr ähneln können, dass definitiv nur in der interdisziplinären Zusammenarbeit von Neurochirurg und Gynäkologe entschieden werden kann, ob das jeweilige Krankheitssymptom eine Folge der Schwangerschaft oder Zeichen einer Hirndruckerhöhung ist.

Also: Niemals alles nur auf die Schwangerschaft zurückführen.

Frage: Ist ein Hydrocephalus eine Erbkrankheit?
Antwort: In den meisten Fällen nein. Es sind jedoch einige Fälle bekannt geworden, wo die Krankheit Hydrocephalus vererbt wurde. Insbesondere die Aquäduktstenosen können vererbt werden.

Frage: Hat ein Hydrocephalus eine Auswirkung auf die Lebenserwartung?
Antwort: Das reine Krankheitsbild Hydrocephalus für sich genommen, hat bei korrekter Diagnostik und Therapie keinen erkennbaren negativen Einfluss auf die Lebenserwartung. Manchmal ist aber der Hydrocephalus nur die Folge einer anderen Erkrankung, die per se einen negativen Einfluss auf die Lebenserwartung hat. So können zum Beispiel bestimmte Tumoren im Gehirn zu einem Hydrocephalus führen. Während man dabei den Hydrocephalus gut behandeln

kann, kann es bei manchen Formen von Hirntumoren unmöglich sein, diese nach heutigem Wissen der medizinischen Wissenschaft zu heilen.

Es muss jedoch hervorgehoben werden, dass die meisten Patienten, die unter einem Hydrocephalus leiden, diesen nicht wegen eines Hirntumors haben, sondern dass andere völlig harmlose Grunderkrankungen der Auslöser des Hydrocephalus sein können. Für die Mehrzahl der Patienten gilt daher das oben Gesagte, nämlich dass der Hydrocephalus für sich genommen keinen negativen Einfluss auf die Lebenserwartung hat.

Frage: Was ist ein Shunt?
Antwort: Unter einem Shunt versteht man die Gesamtheit aller Schläuche und sonstiger Bauteile, die zur Ableitung des Liquors dienen. In den meisten Fällen handelt es sich dabei um einen dünnen Silikonschlauch, der in den Seitenventrikel der Hirnwasserkammern eingeführt ist und unter der Haut des Schädels, des Halses und des Bauchs verläuft. Innerhalb des Verlaufes dieses Silikonschlauches ist ein Ventil dafür verantwortlich, dass nur eine kontrollierte Menge Liquor abläuft. Die Lokalisation des Ventils an sich kann dabei variabel sein. Viele Ventile werden am Hinterhaupt knapp hinter dem Ohr implantiert, andere im Bereich der Brustwand.

Frage: Ich habe gehört, dass es eine Vielzahl unterschiedlicher Ventile gibt, welches ist das für mich geeignete?
Antwort: In der Tat gibt es über 100 verschiedene Ventile derzeit auf dem Weltmarkt. Betrachtet man zusätzlich, dass die meisten Ventile in verschiedenen Druckstufen angeboten werden, so hat der Neurochirurg insgesamt über 400 verschiedene Ventile zur Auswahl. Grob kann man diese 400 Ventile jedoch in verschiedene Unterkategorien einteilen. Es gibt die einfachen Ventile der ersten Generation, diese sind durchaus in der Lage, unkomplizierte Formen des Hydrocephalus suffizient zu behandeln. Bei den Ventilen

der zweiten und dritten Generation unterscheidet man verschiedene Gruppen: Die Liquorfluss gesteuerten Ventile (so genannte autoregulierende Ventile), die Antisiphon-Ventile und die gravitationsgesteuerten Ventile. Die beiden letzten Gruppen werden als hydrostatische Ventile zusammengefasst. Außerdem gibt es noch Ventile, die von außen (also ohne neuerliche Operation) auch nach deren Implantation bezüglich ihres Öffnungsdruckes noch eingestellt werden können. Häufig werden diese einstellbaren Ventile als programmierbare Ventile bezeichnet. Diese Bezeichnung ist jedoch irreführend, da diese Ventile nicht wie ein Computer ganz spezifisch an die Bedürfnisse des Patienten angepasst und entsprechend programmiert werden können (was das Wort suggeriert), sondern vielmehr nur der Öffnungsdruck des Ventils ohne erneute Operationen verändert werden kann. Dies kann in manchen Fällen von Vorteil sein.

Bedenken Sie jedoch immer: Je einfacher das Ventil ist, desto weniger störanfällig ist es auch, daher ist auch nicht immer das allerneuste und allerteuerste Ventil gleichzeitig auch das für jeden Menschen am besten geeignete Ventil.

Eine generelle Aussage zu treffen, welches Ventil für den jeweiligen Patienten das am besten geeignetste ist, ist nicht möglich. Zweifellos ist jedoch klar, dass bei den meisten chronischen Formen des Hydrocephalus gravitationsgesteuerte Ventile zurzeit wohl die geeignetsten sind. Im Einzelfall kann jedoch nur der behandelnde Neurochirurg entscheiden, welches Ventil für den jeweiligen Patienten das am besten geeignete ist.

Alleine anhand der Anzahl der auf dem Weltmarkt vertretenen Ventile erahnen Sie aber schon, dass Sie hier von zehn Neurochirurgen fünf verschiedene Antworten erhalten könnten, wobei jeder sicher ein bisschen Recht hat. In der Regel sind aber die Zentren, die sehr viele Ventile pro Jahr implantieren, auch jene Kliniken, die sich am besten in diesem „Ventil-Dschungel“ auskennen. In Deutschland gibt es fast in allen Bundesländern sehr erfahrene Zentren.

Frage: Der Ausdruck Normaldruck-Hydrocephalus verwirrt mich, wieso kann bei einem normalen Hirndruck ein Hydrocephalus entstehen?

Antwort: Der Ausdruck Normaldruck-Hydrocephalus (abgekürzt: NPH) ist historisch begründet. Er wurde in den sechziger Jahren von Herrn Dr. S. Hakim, der dieses Krankheitsbild erstmals entdeckte, geprägt. Zu diesem Zeitpunkt war es noch nicht möglich, den Hirndruck über mehrere Tage kontinuierlich aufzuzeichnen. In der Zwischenzeit weiß man, dass es sich bei dem so genannten Normaldruck- Hydrocephalus beileibe nicht um einen Hydrocephalus mit stets normalem Hirndruck handelt.

Vielmehr kommt es insbesondere nachts zu einem stark schwankenden Hirndruckverlauf und hierbei treten häufig dann eben doch Hirndruckspitzen in krankhafter Höhe auf. Korrekterweise müsste man daher diese Form des Hydrocephalus als intermittierenden Normaldruck-Hydrocephalus, beziehungsweise intermittierenden Hochdruck-Hydrocephalus bezeichnen. Es ist jedoch die Summe aller kurzfristigen nächtlichen Hirndruckerhöhungen, durch die auf lange Sicht das Hirn dann doch Schaden nimmt und daher Ausfallerscheinungen auftreten. Es besteht somit kein Zweifel daran, dass bei einem aktiven Normaldruck-Hydrocephalus eine Behandlung erforderlich ist.

Frage: Bei mir wurde durch eine Computertomographie beziehungsweise durch eine Kernspintomographie die Diagnose eines Hydrocephalus gestellt. Wie rasch muss ich mich in einer neurochirurgischen Abteilung oder bei meinem behandelnden Neurologen vorstellen?

Antwort: Diese Frage kann nicht generell beantwortet werden. Einige sehr akut verlaufende Hydrocephalus-Formen bedürfen einer unmittelbaren Therapie. Viele Formen des Hydrocephalus verlaufen jedoch langsam chronisch fortschreitend. Bei Letzteren ist keine unmittelbare Lebensgefahr gegeben, sodass eine Therapie innerhalb der nächsten Wochen vertretbar ist. Im Einzelfall sollten Sie jedoch in jeden Fall mit Ihrem behandelnden Arzt in Kontakt treten.

Frage: Ich habe von einem Sinus-Shunt gehört, was verbirgt sich dahinter?
Antwort: Hierbei handelt es sich um die Wiederentdeckung einer Anfang des 20. Jahrhunderts eingeführten Therapieform. Jedoch haben sich die hierfür zur Anwendung kommenden Implantate grundlegend verbessert. Wie bei jedem Ventil wird dabei der Liquor aus dem Seitenventrikel ausgeleitet und in einen großen venösen Blutleiter des Schädels abgeleitet. Dieses Verfahren wird erst seit wenigen Jahren verwendet. Die Erfahrungen mit diesem Operationsverfahren sind daher bisher sehr begrenzt. Das Verfahren kann keineswegs heute schon als Standardtherapie gelten.

Frage: Was ist eine Aquäduktoplastie?
Antwort: Hierbei handelt es sich um eine besondere Form der Therapie einer Aquäduktstenose. Hierbei versucht man die Engstelle im Aquädukt über einen minimalinvasiven operativen Eingriff zu erweitern. Auch diese Therapieformen werden erst seit wenigen Jahren angewandt, sodass eine Bewertung dieses Verfahrens zurzeit auch noch nicht allgemeingültig möglich ist.

Frage: Was ist ein LOVA Hydrocephalus?
Antwort: Der Begriff LOVA Hydrocephalus ist eine Bezeichnung für eine Unterform der Aquäduktstenosen. Typisch und kennzeichnend für den LOVA Hydrocephalus ist, dass der Schädel der betroffenen Patienten meist deutlich vergrößert ist. Die Therapie dieser besonderen Hydrocephalus-Formen erfordert Spezialkenntnisse und sollte nur an Zentren erfolgen, die hiermit auch Erfahrung haben. Bei inadäquater Behandlung sind die Risiken von schwerwiegenden Nebenwirkungen der Therapie erheblich. In kompetenten Zentren jedoch kaum höher als beim „gewöhnlichen" Hydrocephalus.

Frage: Wenn ein Hydrocephalusventil unter der Haut vom Kopf bis zum Bauchraum durchgezogen werden muss, muss dann die Haut über diese gesamte Strecke aufgeschnitten werden?
Antwort: Nein, es müssen in der Regel nur zwei bis drei Hautinzisionen erfolgen. Jede davon sind meist nur wenige Zentimeter groß und man bemüht sich, diese so zu platzieren, dass sie kosmetisch wenig beeinträchtigend sind. Mit speziellen Instrumenten werden dann die Silikonschläuche unter der Haut zwischen diesen Hautinzisionen durchgezogen. Die Silikonschläuche selbst und das Ventil sind so klein, dass sie in der Regel postoperativ praktisch nicht auffallen. Der Außendurchmesser der Silikonschläuche selbst beträgt in etwa zwei Millimeter. Der des eigentlichen Ventils kann unterschiedlich groß sein, je nachdem welches Ventil ausgewählt wurde.

Frage: Was muss ich bei so genannten einstellbaren oder programmierbaren Ventilen beachten?
Antwort: Die so genannten einstellbaren oder programmierbaren Ventile ermöglichen es, den Öffnungsdruck des Ventils auch nach dessen Implantation noch zu verändern. Es handelt sich demzufolge quasi um eine Fernsteuerung. Diese Fernsteuerung des Ventils erfolgt über ein magnetisches Feld. Ältere Ventile (insbesondere die der Firma Sophysa SA) konnten durch im Alltag anzutreffende Magnetfelder verstellt werden. Hier können zum Teil Kopfhörer, elektrische Türöffner und andere Dinge, mit denen man täglich in Kontakt kommt, bereits zu einer ungewollten Verstellung des Ventils führen.

Diese Gefahr ist bei den seit 1990 in Europa eingeführten neuen einstellbaren Ventilen nicht mehr in dem Maße vorhanden. Diese werden nur durch starke Magnetfelder in ihrer Einstellung verändert. Je nach Typ des Ventils müssen diese starken Magnetfelder auch noch direkt über dem Ventil rotieren. Ein typisches starkes Magnetfeld, das auch ein modernes einstellbares Ventil ungewollt beeinflussen kann, ist die Kernspintomographie. Daher ist absolut notwendig, nach jeder Kernspintomographie die Einstellung des Ventils noch am selben Tag überprüfen zu lassen. Ansonsten findet man im Alltag kaum Magnetfelder, die stark genug sind, diese neuen Ventile in ihrer Einstellung zu beeinflussen. In der Arbeitswelt gibt es aber technische Anlagen, die hierzu durchaus in der Lage sein könnten. Daher ist es unbedingt notwendig, dass Sie mit Ihren behandelnden Neurochirurgen Ihr berufliches Umfeld genau besprechen, um eventuelle Gefahrenquellen zu erkennen. Wenn Sie in Ihrem Arbeitsumfeld einem sehr starken Magnetfeld ausgesetzt sind, ist es meist günstiger, ein nicht verstellbares Ventil zu verwenden. Bekannt ist beispielsweise, dass die Magnetfelder, die in Elektroloks im Führerstand auftreten, so groß sind, das sie diese Ventile beeinflussen können. Der Zugführer wäre demzufolge hier gefährdet. Als Fahrgast eines Elektrozuges müssen Sie jedoch keine Befürchtungen haben.

Lichtblick am Horizont: Seit wenigen Monaten ist ein verstellbares Ventil am Markt, das durch einen speziellen Mechanismus davor geschützt ist, durch Magnetfelder ungewollt beeinflusst zu werden. Ein zweiter Hersteller wird ein ähnlich gesichertes verstellbares Ventil in wenigen Monaten auf den Markt bringen.

Frage: Ich habe einen Hydrocephalus. Ist damit zu rechnen, dass nach der Behandlung noch irgendwelche Symptome bestehen bleiben?

Antwort: Diese Frage kann leider nicht allgemeingültig beantwortet werden. Je länger das Krankheitsbild besteht, umso mehr Hirnsubstanz geht verloren. Diese untergegangene Hirnsubstanz kann auch durch eine erfolgreiche Therapie nicht wiederhergestellt werden. Man spricht von einem strukturellen Hirnschaden. Andererseits wird durch einen Hydrocephalus ein Teil des Hirns durch die Druckerhöhung nur komprimiert bzw. gequetscht. Eine suffiziente Therapie vorausgesetzt kann dieser Teil des Gehirnes, der strukturell noch vorhanden ist, seine Funktion, die durch den permanenten oder intermittierenden erhöhten Hirndruck beeinträchtigt war, nach erfolgreicher Therapie wieder aufnehmen. Im Einzelfall ist es jedoch kaum möglich, vorherzusagen, wie viele Hirnfunktionen für immer verloren sind und wie viel Regenerationspotenz besteht. Die Erfahrung zeigt, dass im Frühstadium des chronischen Hydrocephalus bis zu 70 Prozent der Patienten eine mehr oder weniger ausgeprägte Verbesserung ihrer vorbestehenden Behinderungen erfahren werden. Handelt es sich dabei um einen spät entdeckten chronischen Hydrocephalus, so ist die Wahrscheinlichkeit einer klinischen Besserung nur noch in etwa bei der Hälfte der Patienten gegeben. Dennoch sollte nicht außer Acht gelassen werden, dass das oberste Ziel der Therapie nicht nur die Beseitigung eventuell bereits bestehender Symptome ist, sondern dass vielmehr das Fortschreiten der Erkrankung das oberste Behandlungsziel sein muss. Das muss an diesem Punkt nochmals hervorgehoben werden, dass ein chronischer Hydrocephalus in der Regel einen langsam progredienten Verlauf nimmt und im Laufe von Jahren die betroffenen Patienten schwerste und dann auch irreversible Hirnschädigungen davontragen.

Ein weiterer Punkt darf nicht verschwiegen werden: Insbesondere der Hydrocephalus des älteren Menschen tritt meist in Kombination mit anderen Krankheiten des Gehirnes auf zum Beispiel einer Durchblutungsstörung des Gehirns oder einem Morbus Parkinson. Die Symptome des Hydrocephalus können sich dabei mit den Symptomen, die von der Durchblutungsstörung oder dem Morbus Parkinson ausgehen, überschneiden, sodass es oft kaum möglich ist zu differenzieren, ob zum Beispiel eine Gangstörung ausschließlich oder zu einem gewissen Prozentsatz auf den Hydrocephalus oder aber auf die auch vorhandene Hirndurchblutungsstörung zurückzuführen ist.

Frage: Was ist ein Pseudotumor cerebri?
Antwort: Hierbei handelt es sich um eine zum Teil erhebliche Erhöhung des Hirndrucks, die unbehandelt bis zur Erblindung der Patienten führen kann. Trotz des erhöhten Hirndrucks sind die Ventrikel

dabei meistens nicht erweitert. Häufig ist es auch sehr schwer, die eigentliche Ursache dieser Erkrankung festzustellen. Man weiß heute, dass es sich bei einem Pseudotumor cerebri meist um einen Aufstau venösen Bluts im Kopf handelt. Bei der Abklärung dieses Krankheitsbildes sollte daher unbedingt geklärt werden, ob zum Beispiel durch eine Thrombose einer Vene der Abfluss des Blutes aus dem Gehirn nicht mehr in ausreichendem Ausmaß möglich ist. In wenigen Fällen ist es dann möglich, diese Abflussbehinderungen zu beseitigen. Meistens allerdings muss man sich damit behelfen, dass man den Hirndruck dadurch senkt, dass man den Liquor aus dem Gehirn ablässt. In der Regel sind hierfür auch spezielle Ventile notwendig. Auf die Einzelheiten dieses besonderen Krankheitsbildes einzugehen fehlt hier der hierfür notwendige Platz.

Frage: Was ist ein programmierbares Ventil?
Antwort: Hierbei handelt es sich um Ventile, deren Öffnungsdruck über eine Art „Fernsteuerung" auch nach deren Implantationen noch verändert werden kann. Diese Ventile haben zweifellos den Vorteil, dass man den Öffnungsdruck des Ventils an die spezifischen Bedürfnisse des jeweiligen Patienten anpassen kann. Andererseits muss aber bedacht werden, dass diese Ventile, da sie in der Regel durch Magnetfelder in ihrem Öffnungsdruck ferngesteuert werden, auch ungewollt von Magnetfeldern aus der Alltagsumgebung verstellt werden können. Gerade für ältere Menschen ist es daher manchmal eher problematisch, wenn derartige Ventile verwendet werden, da sie hier diese potentielle Gefahr stets bedenken müssen. Völlig falsch ist die Annahme (was sogar indirekt in manchen wissenschaftlichen Publikationen behauptet wird), dass mit diesen Ventilen das Problem der Überdrainage aus der Welt geschafft wurde.

Frage: Was ist ein Bioglide-Katheter?
Antwort: Hierbei handelt es sich um einen Silikonkatheter, der mit einem bestimmten Polymer auf der Oberfläche beschichtet ist und

von dem man annimmt, dass dadurch die Wahrscheinlichkeit einer Ventilinfektionen vermindert werden könnte. Zudem deuten erste Untersuchungsergebnisse darauf hin, dass Patienten, die mit herkömmlichen Silikonschläuchen hin und wieder Bauchschmerzen haben, bei Verwendung dieser speziellen Katheter von derartigen Beschwerden nicht mehr gequält werden. Es muss allerdings einschränkend gesagt werden, dass die Erfahrung, die in Mitteleuropa mit diesem Katheter besteht, noch gering ist, sodass eine abschließende Bewertung sicherlich verfrüht wäre.

Frage: Ich habe von Antibiotika imprägnierten Kathetern für Ventile gehört, was hat es hiermit auf sich?
Antwort: Seit Anfang dieses Jahres wird von der Firma Codmann ein Katheter vertrieben, dessen Oberfläche mit einem Antibiotikum versehen ist. Dieses Antibiotikum wird über einen Zeitraum von etwa vier Wochen von diesem Katheter abgegeben. Man erhofft sich hiervon, dass dadurch die Zahl der Infektionen, die unmittelbar nach der Implantation von Ventilen (mehr als 90 Prozent der Ventilinfektionen entstehen bei der Implantation) entstehen können, reduziert werden kann. Da dieser Katheter jedoch erst seit wenigen Monaten auf dem Weltmarkt verfügbar ist, sind die hier vorliegenden Erfahrungen sehr beschränkt. Im Labor konnte zwar nachgewiesen werden, dass dieser Katheter in der Tat das Bakterienwachstum hemmen konnte, größere Anwendungsbeobachtungen am Menschen fehlen jedoch. Diese Katheter tragen den Namen Bactiseal.

Frage: Ich habe gehört, dass die Implantation eines Ventils die komplikationsträchtigste Operation im Fachgebiet der Neurochirurgen ist, was muss man hiervon halten?
Antwort: In der Tat war die Implantation eines Ventils bis vor wenigen Jahren eine der Operationen, die die häufigsten Komplikationen in der Neurochirurgie nach sich zog. Im Wesentlichen waren es Infektionen des Ventils und das Phänomen der Überdrainage, worauf sich

eine Vielzahl von Komplikationen zurückführen ließe. Das Problem der Überdrainage kann heute, durch die gravitationsgesteuerten Ventile, als weitestgehend gelöst betrachtet werden. Im Hinblick auf die Ventilinfektionen hat sich ebenfalls eine deutliche Verbesserung gegenüber den vorausgegangenen Jahrzehnten ergeben. Eine konsequente perioperative Antibiotikagabe und eine Verbesserung der Operationstechnik haben hier zu einer deutlichen Reduktion der Ventilinfektionen geführt. Inwieweit Neuentwicklungen von Kathetern, die zum Beispiel mit Antibiotika imprägniert sind oder deren Oberfläche speziell beschichtet ist, um das Anheften von Bakterien zu verhindern, bleibt abzuwarten. Sicher kann man aber sagen, dass eine Klinik, die mit modernen Managementformen der Hydrocephalustherapie gut vertraut ist und wo wenigstens 20 bis 30 Ventile pro Jahren neu implantiert werden, auch über die notwendige Routine verfügt, um die Wahrscheinlichkeit einer Komplikation drastisch zu vermindern. Lebensbedrohliche oder zu bleibenden schweren Schäden führende Komplikationen treten an solchen Kliniken in weniger als einem Prozent der Fälle auf.

Weitere Informationen finden Sie unter www.kiefer.ws Uni Homburg/Saar (Herr Dr. Kiefer)

Glossar

Atrium cordis	Vorhof (re./li. des Herzens)
Antisiphon/Shuntassistenten	werden verwendet, um die durch die Schwerkraft entstehende Sogwirkung zu unterbinden (Überdrainage)
Arachnoidalcyste	Zyste der weichen Hirnhaut
Arnold-Chiari-Fehlbildung	Hemmungsmissbildung des Kleinhirns
Aquäduktstenose	Einengung des Aquaeductus mesencephali
Aquaeductus mesencephali	ein Verbindungskanal zwischen dem III. und IV. Ventrikel
Chromosomen	Träger des Erbguts im Zellkern
Compliance	Kooperatives Verhalten des Patienten
CT	Computertomographie
Dandy-Walker-Fehlbildung	Missbildungskomplex im Bereich des Kleinhirns und der IV. Hirnkammer
Endokrinologie	Wissenschaft von den Hormonen
Epilepsie	Oberbegriff für Anfallsleiden verschiedener Ursachen
Fontanelle	natürliche Lücke des Schädeldaches
cmH_2O	Messeinheit für Hirndruck
Hydrocephalus	angeborene oder erworbene Erweiterung der Liquorräume des Gehirns
Intrakranieller Druck (ICP)	Druck im Schädelinneren gemessen in mmWS

Intrauterin	in der Gebärmutter befindlich
Kongenital	vorgeburtlich
Liquor cerebro-spinalis	Nervenwasser
Lumbal	die Lendenwirbelsäule betreffend
LP-Shunt	Lumbo-Peritonealer-Shunt
Meningitis	Hirnhautentzündung
MRT	Magnetresonanztomographie
Normaldruckhydrocephalus	wird auch als „Altershirndruck" bezeichnet
Opticusatrophie	Folge einer Schädigung des Sehnervs
Papille	Eintrittsstelle der Sehnerven in den Augapfel
Peritoneum	Bauchfell
Plexus chorioideus	spezielles Gewebe in den Hirnventrikeln zur Liquorproduktion
Posthämorrhagisch	blutungsbedingt
Pränatal	vorgeburtlich
Retardation	Zurückbleiben in der körperlichen und geistigen Entwicklung
Schlitzventrikel	schmaler als normale Ventrikel Bei Shuntbehandlung eines Hydrocephalus Ausdruck einer übermäßigen, andererseits aber auch effektiven Ableitung des Nervenwassers
Shunt	Ventilsystem durch Drainage des Liquors
Sonogramm	Ultraschallbild
Spina bifida	„offener Rücken" – angeborene Querschnittlähmung
Stauungspapille	Änderung des Sehnerveneintritts bei Druckerhöhung im Schädelinneren

Stenose	Einengung
Thorax	Brustkorb
Thrombose	Blutgerinnselbildung
Traumatisch	verletzungsbedingt
Tumor	Geschwulst
VA-Shunt	Ventrikulo-Atrialer-Shunt
VP-Shunt	Ventrikulo-Peritonealer-Shunt
Ventrikel	mit Nervenwasser gefülltes Hohlraumsystem im Gehirn
Ventrikulostomie	gelegentliche mögliche Alternative zum Shunt, ein kleines Loch wird in den Boden des 3. Ventrikels gebohrt, um den Fluss der Hirnflüssigkeit direkt umzuleiten

Literaturverzeichnis

Ratgeber der Arbeitsgemeinschaft Spina bifida und/oder Hydrocephalus e.V.

Ein anderes Wunschkind, 1995
ISBN 3-980-3513-0-0

Hydrocephalus 3, 1996
ISBN 3-980 3513-1-9

Üben – Fördern – Beraten, 1998
Hilfen für Kinder mit Hydrocephalus u. Spina bifida
ISBN 3-980 3513-5-5

Hydrocephalus im Erwachsenenalter, 2000
Ergänzung zum Ratgeber Hydrocephalus 3
ISBN 3-980 3513-7-8

Pflegetagebuch, 2004
Für Kinder mit Hydrocephalus
ISBN 3-934 821-06-5

Hydrocephalus und Du, 2004
ISBN 3-934 821-04-9

Hydrocephalus bei Schülern, 2008
Hilfen bei Schwierigkeiten im Schulalltag
ISBN 978-3-934821-10-1

Ihr Kind mit Hydrocephalus, 2006
Ein praktischer Ratgeber
ISBN 3-934821-09-X

Normaldruckhydrocephalus (NPH)
Infofaltblatt

Angeli
Die Anfänge der Arbeitsgemeinschaft Spina bifida und Hydrocephalus
ISBN 978-3-934821-14-9

Wie erkläre ich es meinem Kind?
Eine Kinderbroschüre zum Thema Hydrocephalus
Fa. B. Braun,
Asculap AG & Co. KG, 78532 Tuttlingen
Tel.: 07461-95-0, Fax: 07461-95-2600
Titel: Tom & Gavin

Erfahrungsbericht von Caroline Hintzen
In: Hydrocephalus 3, ASbH, 1996
ISBN s.o.

Wenn der Kopf streikt, Bericht zum Thema Umgang mit Schmerzen
Von Caroline Hintzen erschienen in der Zeitschrift „Zusammen" 4/2001

Nur ein Schnupfen? Bericht zum Thema Selbstbestimmung
Von Caroline Hintzen erschienen in der Zeitschrift „Zusammen", 10/2001

Thomas Gordon: **Patienten Konferenz – Ärzte und Kranke als Partner,** 1997

Friedrich H. **„Missbildung und Familiendynamik",** Vandenhoeck u. Ruprecht Verlag 2000, ISBN-13: 978-3525457290

Friedrich Schulz von Thun: **Miteinander Reden 1 – Störungen und Klärungen**

Michaela Huber, **„Trauma und die Folgen, Teil 1"**, Junfermannverlag 2009

Michaela Huber, **„Wege der Traumabehandlung, Teil 2"**, Junfermannverlag 2006

Mario Prosiegel, Stefanie Böttger, **„Neuropsychologische Störungen und ihre Rehabilitation"**, Pflaumverlag 2007 (4. Auflage)

Verena Kast, **„Der schöpferische Sprung – Vom therapeutischen Umgang mit Krisen"**, DTV Verlag 1999

Wolfgang Schmidbauer, **„Die hilflosen Helfer – Über die seelische Problematik der helfenden Berufe"**, Rowohltverlag 17. Neuauflage 2009

Seidler, G.H. **„‚Wasserkopf'" Individuelle und familiale Bewältigungsversuche einer Behinderung bzw. eines Stigmas"**, Krankengymnastik 1985

Seidler, G.H. **„Individuelle und familiale Bewältigungsversuche des Stigmas „‚Wasserkopf'" sowie Aspekte der Arzt-Patient-Beziehung"**, in: D. Voth (Hersg.): Hydrocephalus im frühen Kindesalter, Stuttgart 1983

Daniel N. Stern, **„‚Tagebuch eines Babys'" – Was ein Kind sieht, spürt, fühlt und denkt"**, Piper Verlag 2009

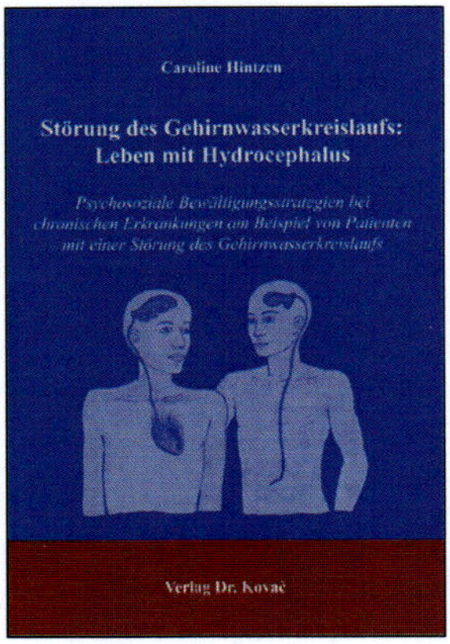

Ilse Achilles von, **„... und um mich kümmert sich keiner: Die Situation der Geschwister behinderter und chronisch kranker Kinder“**, Reinhardt Verlag München, 2005

BAG-Selbsthilfe, **„Die Rechte behinderter Menschen und ihrer Angehörigen“**, 36. Auflage, 2009, http://www.bag-selbsthilfe.de/

Gerhard Geckle, **„Mustermappe Vorsorge und Patientenverfügung“**, Haufe-Lexware Verlag, April 2009

Andreas Schindler, Alexander Wirich, Gerhard Ruby, **„Das Behindertentestament“**, Zerb Verlag, September 2008

Informationen zum „Persönlichen Budget“ unter www.bmas.de

Landschaftsverband Rheinland, **„Verschiedene Informationen u.a. zum Schwerbehinderten-Ausweis, Kündigungsschutz, Persönliches Budget, Teilhabe am Arbeitsleben etc.“ unter**
http://www.lvr.de/soziales/

Caroline Hintzen
Störung des Gehirnwasserkreislaufs (Leben mit Hydrocephalus)
Psychosoziale Bewältigungsstrategien bei chronischen Erkrankungen am Beispiel von Patienten mit einer Störung des Gehirnwasserkreislaufs
Ein Fachbuch (Eine empirische Studie)
ISBN 3-8300-0724-8, Verlag Dr. Kovac, 2003
Preis: 38,– € (kleine Auflage)
Erhältlich bei: www.amazon.de oder im Fachbuchhandel

Zum Inhalt

Ein Wasserkopf! Die Angst, die sich mit der Diagnose Hydrocephalus verbindet, verschwindet nie. Alle sind davon in unterschiedlicher Weise betroffen. Dabei wurde in den letzten Jahrzehnten viel über die Intelligenz- und körperliche Entwicklung von Kindern mit Hydrocephalus geschrieben. Doch die psychosozialen Belastungen und deren Bewältigung, welche die Hydrocephaluserkrankung bei Jugendlichen und jungen Erwachsenen auslöst, hat bisher kaum Beachtung in der Fachliteratur gefunden.

Caroline Hintzen schließt mit diesem Buch eine klaffende Lücke. Denn eindrucksvoll und zum Teil erschütternd berichten hier junge Betroffene von sozialen Kontakten, die aufgrund häufiger Krankenhausaufenthalte (20 – 60 Operationen) und körperlicher Defizite verloren gehen. Aber es sind auch Berichte, die den Lebensmut und die Kraft beschreiben, die man braucht, um die ständigen Hänseleien in der Schule, das Unverständnis bei Arbeitskollegen und die Konflikte in der Familie zu bewältigen.

Die scheinbare Normalität aufgrund der „Unsichtbarkeit" der Behinderung wird hier so manches Mal zum Problem. Einschränkungen werden nicht ernst genommen, Überforderung oder Rückzug sind oft die Folge. Besonders die Schilderungen einer Betroffenen, die jahrelang in einem Heim für geistig Behinderte untergebracht war und die später noch ein Hochschulstudium absolvierte, zeigen die katastrophalen Folgen einer „Abschiebepolitik", die behinderungsbedingte Defizite nicht ernst nimmt.

Ziel dieser Arbeit ist es, auf die Situation der medizinischen und psychosozialen Versorgung in der Hydrocephalusbehandlung aufmerksam zu machen und eine Studie anzuregen, welche zur Erstellung eines interdisziplinären Behandlungskonzeptes dienen soll.

Mit Vorworten von Prof. Dr. K.-E. Richard (Facharzt für Neurochirurgie, ehemals an der Uniklinik in Köln und Düsseldorf)
Prof. Dr. G-H. Seidler (Facharzt für Psychiatrie, Leiter der Abteilung für Psychotraumatologie der Unklinik Heidelberg)

Aus den Vorworten:

„Die Arbeit stimmt nicht nur nachdenklich … Sie wühlt auf dadurch, dass sie deutlich macht, dass die technischen Möglichkeiten der Medizin … nicht Hand in Hand gehen damit, das technisch Erreichte psychosomatisch und psychotherapeutisch angemessen zu begleiten." **(Prof. Dr. G.-H. Seidler)**

„Die problematischen Therapieverläufe sind ein mahnender Hinweis darauf, dass die Medizin trotz aller bisherigen Fortschritte in der Behandlung des Hydrocephalus noch einen weiten Weg gehen muss." **(Prof. Dr. K.-E. Richard)**

Adressen

Arbeitsgemeinschaft Spina bifida und Hydrocephalus e.V.
Bundesgeschäftsstelle
Grafenhof 5, 44137 Dortmund
Tel.: 0231-861050-0, Fax: 0231-861050-50
asbh@asbh.de (Tagungen, diagnostisch-therapeutische Aufenthalte)
www.hydrocephalusseite.de (Literaturverzeichnis)
www.sternchenforum.de (Forum)
www.hydrocephalus-muenster.org (Forum/Klinikliste)
www.leben-mit-hydrocephalus.de/ (Seite von Caroline Hintzen)

Elterninitiative Apert-Syndrom und verwandte Fehlbildungen e.V.
Beethovenstr. 24, 58566 Kierspe
www.apert-syndrom.de

Deutsche Syringomyelie und Chiari Malformation DSCM e.V.
Horst Schauer, Im Palmengarten 6, 67112 Mutterstadt
www.deutsche-syringomyelie.de

Bundesarbeitsgemeinschaft für unterstützte Beschäftigung
Dachverband der Integrationsfachdienste in Deutschland
Schulterblatt 36, 20357 Hamburg
Fon: +49 (0)40 / 432 53 12-3, Fax: +49 (0)40 / 432 53 12-5
www.bag-ub.de

Zentralstelle für Arbeitsvermittlung
Anlaufstelle für chronisch kranke und behinderte Studienabsolventen
Villemombler Str. 76, 53123 Bonn
Telefon 0228-713-1375, Fax 0228-713-1057

Reiner.Schwarzbach@arbeitsagentur.de
Informationen für behinderte Studieninteressenten
www.behinderung-und-studium.de

Bundesarbeitsgemeinschaft SELBSTHILFE von Menschen mit Behinderung und chronischer Erkrankung und ihren Angehörigen e.V. (BAG SELBSTHILFE) e. V.
Kirchfeldstr. 149, 40215 Düsseldorf
Telefon: +49 211 31006-0, Telefax: +49 211 31006-48
E-Mail: info@bag-selbsthilfe.de
www.bag-selbsthilfe.de

FortSchritt – Bundesverband für Konduktive Förderung e.V.
Christine Filius, Friedrichsau 2, 89073 Ulm
www.bundesverband-fortschritt.de

NAKOS
Nationale Kontakt- und Informationsstelle zur Anregung und Unterstützung von Selbsthilfegruppen
Wilmersdorfer Str. 39, 10627 Berlin
Telefon: 030 / 31 01 89 60, Fax: 030 / 31 01 89 70
www.nakos.de

Kindernetzwerk e.V. – für Kinder, Jugendliche und (junge) Erwachsene mit chronischen Krankheiten und Behinderungen
Hanauer Straße 8, 63739 Aschaffenburg
Tel.: 06021/1 20 30 und 0180/5213739, Fax: 06021/12446
www.kindernetzwerk.de

Bundesverband für körper- und mehrfachbehinderte Menschen e.V.
Brehmstr. 5–7, 40239 Düsseldorf

Tel. 0211-64004-0, Fax: 0211-64004-20
www.bvkm.de

Bundesverband Legasthenie und Dyskalkulie e.V.
Postfach 1107, 30011 Hannover
Tel. 0700-285285285, Fax: 0700-285285285
www.bvl-legasthenie.de

Bundesverband Selbsthilfe Körperbehinderter e.V.
u.a. Infos zum Thema Reisen mit Behinderung
Altkrautheimer Str. 20, 74238 Krautheim/Jagst
Tel.: 06294-4281-0, Fax: 06294-4281-79,
zentrale@bsk-ev.org

Bundesvereinigung Lebenshilfe für Menschen mit geistiger Behinderung e.V.
Postfach 701163, 35020 Marburg
Tel. 06421-491-0, Fax: 06421-491167
www.lebenshilfe.de

Bund zur Förderung Sehbehinderter e.V. (BFS)
Düsseldorfer Str. 50, 41460 Neuss
Tel. 02131-1763091, Fax: 02131-1763092
www.bfs-ev.de

Unabhängige Patientenberatung Deutschland
Beratung zu Patientenrechten, Fachanwälten, Kassenleistungen etc.
Rubensstr. 84, 12157 Berlin-Schöneberg
UPD Beratungstelefon: 0800 0 11 77 22
www.upd-online.de

Arbeitskreis Medizingeschädigter – AKMG – e.V.
Salzstraßse 18, 88316 Isny im Allgäu
Telefon: 0 75 62 – 39 95, Telefax: 0 75 62 – 98 14 58
E-Mail: kontakt@akmg.de
http://www.akmg.de/Kontakt.html

Deutsche Dystonie Gesellschaft e.V.
Theodorstr. 41 P, 22761 Hamburg
Tel. 040-875602, Fax: 040-87082804
E-Mail: info@dystonie.de

Deutsche Epilepsievereinigung e.V.
Zillestr. 102, 10585 Berlin
Tel. 030-3424414, Fax: 030-3424466
www.epilepsie.sh

Deutsche Gesellschaft der Hörgeschädigten – Selbsthilfe und Fachverbände e.V.
Paradeplatz 3, 24768 Rendsburg
Tel. 04331-589750, Fax: 04331-589751
E-Mail: info@deutsche-gesellschaft.de

Deutsche Schmerzhilfe e.V.
Sietwende 20, 21720 Grünendeich
Tel.: 04142-810434, Fax: 04142-810435
E-Mail: info@schmerzhilfe.de

Deutsche Schmerzliga e.V.
Adenauerallee 18, 61440 Oberursel
Tel.: 0700-375375375, Fax: 0700-37537538
www.schmerzliga.de

Deutscher Blinden- und Sehbehindertenverband e.V.
Rungestr. 19, 10179 Berlin
Tel.: 030-285387-0, Fax: 030-285387-20
www.dbsv.org

Deutscher Gehörlosen-Bund e.V.
Bundesgeschäftsstelle, Bernadottestr. 126, 22605 Hamburg
Tel.: 040-4600362-0, Bildtel.: 040-4600362-13, Fax: 040-4600362-10
info@gehoerlosen-bund.de

Deutscher Schwerhörigenbund e.V.
Breite Str. 23, 13187 Berlin
Tel.: 030-47541114, Fax: 030-47541116
dsb@schwerhoerigkeit.de

Deutscher Verein der Blinden und Sehbehinderten in Studium und Beruf e.V. – DVBS*
Frauenbergstr. 8, 35039 Marburg
Tel.: 06421-94888-0, Fax: 06421-94888-10
info@dvbs-online.de

Lernen Fördern – Bundesverband zur Förderung Lernbehinderter e.V.
Gerberstr. 17, 70178 Stuttgart
Tel.: 0711-6338438, Fax: 0711-6338439
post@lernen-foerdern.de

Schädel-Hirnpatienten in Not e.V.
Bayreuther Str. 33, 92224 Amberg
Tel.: 09621-63666, Fax: 09621-63663
Notrufzentrale: 09621-64800
schaedel-hirn@t-online.de

Sozialverband VdK Deutschland e.V.
Rechtsberatung zu Sozialrechtlichen Fragestellungen
Wurzerstraße 4 a, 53175 Bonn
Telefon 0228 82093-0, Telefax 0228 82093-43
www.vdk.de

Psychotherapie-Informations-Dienst (PID)
Am Köllnischen Park 2, 10179 Berlin
Tel.: 030 / 2 09 16 63 30, Fax: 030 / 2 09 16 63 16
E-Mail: pid@dpa-bdp.de
www.psychotherapiesuche.de

Interessenvertretung Selbstbestimmt Leben in Deutschland e.V. – ISL
Krantorweg 11, 13503 Berlin
Telefon: 030 – 4057 – 1409, Telefax: 030 – 4057 – 3685

Verbraucherzentrale Hamburg e.V.
Infos zu Patientenrechten
Kirchenallee 22, 20099 Hamburg
Tel. (040) 24832-0, Fax (040) 24832-290
E-Mail: info@vzhh.de

VIELFALT e.V.
Information zu Trauma und Dissoziation
Postfach 10 06 02, 28006 Bremen,
E-Mail: vielfalt(@)vielfalt-info.de
Tel. 0421 – 7 94 94 34
www.vielfalt-info.de

Gesellschaft für Neuropsychologie (GNP) e.V.
Geschäftsstelle
Postfach 1105, 36001 Fulda
Tel.: 0661-901 96 65, Fax: 0661-901 96 92
E-Mail: fulda@gnp.de
www.gnp.de